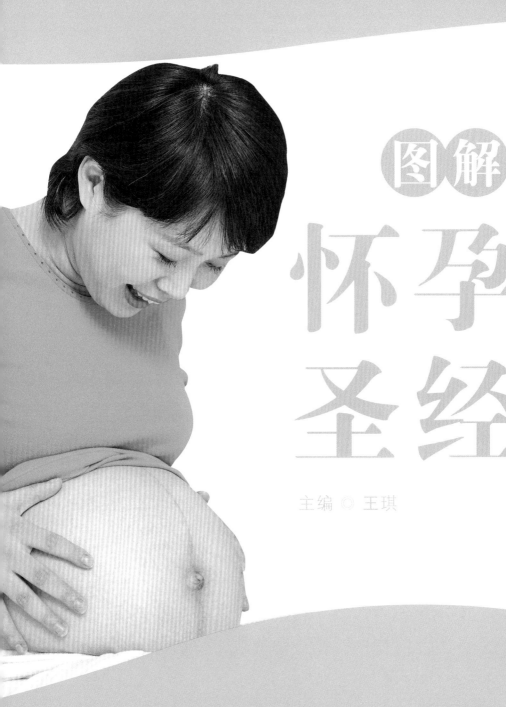

图解

怀孕圣经

主编 ◎ 王琪

军事医学科学出版社
·北京·

图书在版编目（CIP）数据

图解怀孕圣经 / 王琪主编. —— 北京 : 军事医学科
学出版社, 2015.8
　　ISBN 978-7-5163-0673-4

　　Ⅰ.①图… Ⅱ.①王… Ⅲ.①妊娠期—妇幼保健—图
解 Ⅳ.①R715.3-64

中国版本图书馆CIP数据核字(2015)第192599号

图解怀孕圣经

策划编辑：孙　宇		**责任编辑**：曹继荣	

出　　版：军事医学科学出版社

社　　址：北京市海淀区太平路27号

邮　　编：100850

联系电话：发行部：（010）66931051,66931049

　　　　　　编辑部：（010）66931127,66931039,66931038

传　　真：（010）63801284

网　　址：http://www.mmsp.cn

印　　刷：北京彩虹伟业印刷有限公司

发　　行：新华书店

开　　本：710mm×1000mm　　1/16

印　　张：14.75

字　　数：439千字

版　　次：2015年10月第1版

印　　次：2015年10月第1次印刷

定　　价：59.00元

前言

　　孩子是爱情的结晶，所有的父母都希望自己的下一代将会是一个聪明、漂亮、健康的宝宝。那么，怎样才能安度怀孕这个准妈妈和胎儿生命中的特殊时期？怎样才能孕育出健康聪明的宝宝？怎样才能无微不至、科学全面地照顾好准妈妈？本书以周为阅读单位，全面介绍怀胎十月中准妈妈与腹中宝宝每周的变化，以及膳食营养、注意事项、科学胎教、准爸爸必读，详细讲解了准妈妈、准爸爸们在怀孕期所遇到的各种问题以及应对方法。

　　怀孕历程：怀胎十月是一个神奇的历程，这一历程是一天天走过来的，是一件件细碎的小事连接的，对于孕妇，生活的方方面面都会影响腹中的胎儿，因此孕妇应注意生活中每个细小的环节，并耐心地应对，让孕期生活轻松愉快。本专题解决每周孕期困惑，增强孕妇信心，回答所有与胎儿有关的疑问，随手翻翻，就能让你的孕期烦恼烟消云散。

　　营养指南：孕期是胎儿脑细胞、神经细胞、骨骼生长的重要时期，孕妇营养的好坏，直接影响孩子的身体健康。要想让孩子拥有一个健康的身体，孕妇需要注意孕期保健，保证营养供给。本专题给出科学合理的孕期保健食谱，能够补充孕妇所需全部营养。

　　注意事项：妊娠期内孕妇的身心会发生很大的变化，作为孕妇就要正视这些细节变化，要知道哪些事能做，哪些事不能做。本专题全面介绍了孕期每周需要注意的问题，全都为您考虑周全。

胎教课堂：根据宝宝每周的发育状况，和孕妈妈准爸爸一起，在280天的怀孕期间，每一天都和胎宝宝进行胎教互动课程，包括音乐、语言、艺术、智力、意念、情绪、营养、抚触等系统、科学、完美的胎教内容，帮助胎宝宝健康快乐的成长，为胎宝宝和孕妈妈营造一种幸福、温馨的氛围。

准爸爸必读：怀孕的妻子由于激素分泌变化的关系，情绪敏感且起伏大，您最好分分妙妙都为她做些贴心的事，让她感觉您的在意，并且尽可以地陪她去做产前检查、上产前课程，平时则要乐于听她述说种种怀孕的大事小事，带她在空气新鲜的地方走走，散散心，让她知道您对她以及肚子里的宝宝是多么的关心。

本书图文并茂，能帮助准妈妈们轻松下来，安慰准妈妈忐忑不安的心情，化解准妈妈始料未及的困扰，教给准妈妈许多快乐孕期的小窍门，希望本书的出版能向准妈妈、准爸爸们提供全面的帮助。

编者

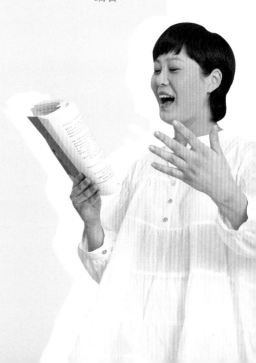

目录
CONTENTS

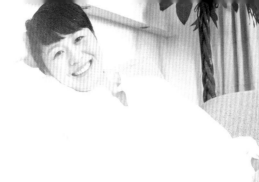

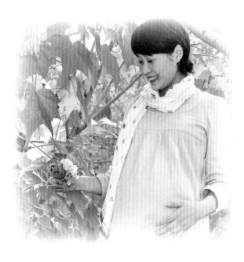

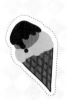

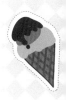

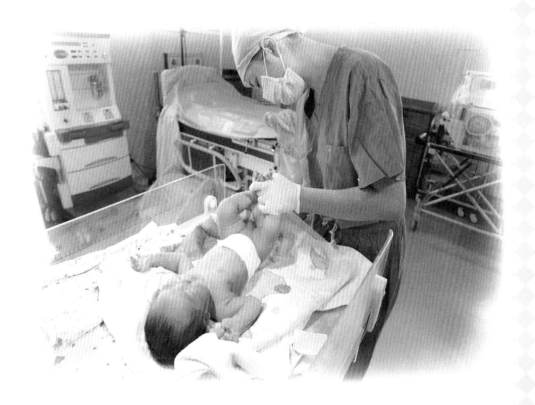

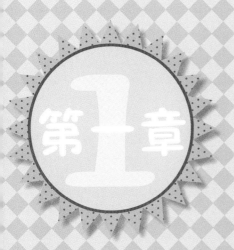

第1章 宝贝，所有的行动都是为了你

——孕前准备与保健

想做爸爸妈妈的朋友们，你们下定决心准备要一个小宝宝了吗？如果答案是肯定的，那么，先不要急着行动，当心欲速则不达！在怀孕前，你们还有很多事情要做。

在每一个想做父母的心里，无疑都希望自己能拥有一个健康、聪明的宝宝。那么，如何才能做到这一点呢？这就要求夫妻双方都要掌握相关的孕前知识，在怀孕前合理地、科学地安排生活，使身体和精神都达到最佳状态，为孕育宝宝做好充分的准备工作。

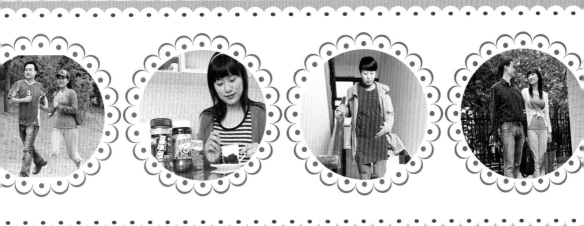

一、你现在适合怀孕吗

每个女性都想拥有一个健康、聪明的小生命，都想体验一下做妈妈的感觉。但是，在决定怀孕之前，你一定要认真考查一下，看自己目前的状况是否适合怀孕，这是决定你的孕程是否顺利、胎儿是否健康的重中之重。

★孕育的最佳年龄

23～30岁是女性生育的最佳年龄段，这一时期的女性全身已发育成熟，卵子质量高。年龄在30～35岁的男性所生育的后代是最优秀的。男性精子素质在30岁时达高峰，然后能持续5年的高质量。

由此不难看出，男女生育的优化年龄组合应是前者比后者大7岁左右为宜。父亲年龄大，智力相对成熟，遗传给下一代的"密码"更多些；母亲年龄稍小，精力旺盛，会给胎儿创造一个更良好的孕育环境，有利于胎儿的发育生长。

★你超龄了吗

一般来说，35岁后妊娠被定为高龄妊娠。与年轻妈妈相比，高龄孕妇各种疾病的发生率增加2～10倍，流产或者早产的几率比较高，并可能生出畸形儿或者患妊娠性糖尿病、高血压等各种疾病。

因此，如果条件允许的话，最好在年轻健康时分娩。但也不必因为是高龄分娩而寝食不安。只要有计划地妊娠，进行完善的产前管理，产妇和婴儿都可以健康地度过分娩。

★体重是否标准

孕妇体重过重会增加许多危险的合并症，对母婴的健康威胁极大，比如严重的妊娠高血压综合征可能会导致妊娠中止，使孕妇发生流产、难产和死胎的可能性大大增加；体重过重还可能使孕妇发生妊娠期糖尿病和孕育巨大胎儿的可能性增加。而且，体重过重

还容易引起孕妇宫缩无力、分娩困难，常常需要施行剖宫产。

所以，想当新妈妈的女性应注意合理饮食，不可过量。怀孕后猛吃的做法不可取。但切勿节食，否则会影响胎儿的生长发育。

★新婚初期莫怀孕

现在不少人因为工作、事业等问题，结婚都比较晚，因此一些新婚夫妇想在婚后早点有个孩子，但在新婚这段时间最好不要马上怀孕。

新婚期间，家庭事务多，既要操办又要应酬，都很劳累，自身状况难免有所下降；再加上在新婚蜜月里，精神兴奋，性生活频繁，男方的精子和卵子发育不十分健康，如果这时怀孕，势必造成胎儿的发育不良。尤其是举办婚礼，要招待、宴请贺喜的亲朋好友，新郎新娘免不了要陪吃陪喝，而烟中的尼古丁和酒中的乙醇可直接或间接地使发育中的精子和卵子受到不同程度的损害，甚至发生畸变。这种受到损害的精子和卵子结合形成的受精卵，往往发育不正常，容易导致宝宝的智力低下等问题。

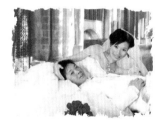

新婚初期，新郎新娘的身体状态都不是最佳，不宜怀孕。

现在提倡少生优生，晚婚的朋友为了自己和孩子的健康，可以在结婚几个月之后再怀孕生子。一般来说，新婚夫妇在婚后半年怀孕较好，这时夫妇间基本适应，生活有了规律，有了较充分的心理准备和物质准备。

★你曾经使用过避孕措施吗

平时服用避孕药的妇女如果想怀孕，最好在停用避孕药6个月以后再受孕，让体内残留的避孕药完全排出体外。如果停药时间过短，体内的避孕药不能完全排出，可能会造成胚胎发生某些缺陷；而在此期间，可以

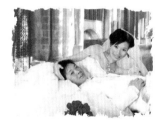

图解怀孕圣经

爱心小贴士

未婚先孕危害大

现在许多恋人，未婚就同居或发生性关系，造成怀孕后不得不进行人工流产。许多婚前怀孕的人是在恶劣环境下受孕，双方精神高度紧张，无性生活知识，也无性生活卫生准备，甚至可能在身体有病的情况下性交，这很容易造成女方泌尿生殖系统感染，也可对优生构成潜在威胁。未婚先孕人工流产后，不敢像已婚人士一样请休病假，又担心男友会抛弃自己，种种心理压力的出现，容易引发神经衰弱、月经异常、痛经等身心疾病，并可引起子宫内膜炎、输卵管阻塞，还可能造成婚后不孕等不良后果。因此，最好不要未婚先孕。

采用非药物方法避孕，如使用避孕套。

★小心妇科病的影响

妇科炎症是妇女的常见病，女性的多种器官都可以发生急性和慢性炎症，常见的妇科炎症主要有阴道炎、宫颈炎和盆腔炎。

阴道炎患者的白带内有病原体（滴虫、真菌、细菌），常常使精子的活动能力和成活率降低，结果便是难以怀孕。阴道炎的正规治疗，通常需要治疗1～3个月。

宫颈是精子进入子宫的唯一通道，宫颈

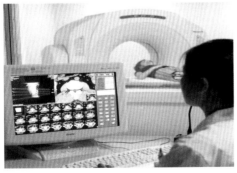

如果在孕前患有妇科病，最好的办法是寻求医生的帮助。

有炎症后，宫颈内的黏液黏度会发生变化，精子就难以进入子宫，所以和阴道炎一样，患宫颈炎（宫颈糜烂）后不容易受孕。

盆腔感染后的表现常常是小腹隐痛、腰痛、白带增多，不孕。有时急性发作时，会发热、肚子剧烈疼痛。

如果在怀孕前患有这些疾病，应该到医院由医生指导治疗，千万不要按着广告买药自己治，因为你还不知道你是什么病呢。如果不幸是在治疗期间怀孕了，还要考虑治疗的药物会不会对胎儿有影响，应该先咨询一下医生。

★人工流产后不要急于怀孕

人流后，子宫、卵巢等生殖器官以及机体都有一个恢复的过程，要恢复到正常状态，需一段时间和进行适当的调养。人流后若很快再次怀孕，受精卵在尚未恢复好的子宫内膜上再次着床，就会容易发生自然流产。

一般来说，人流后半年至一年后再怀孕较好。其一，人体和生殖器官能得到充分的休息、调养和功能的恢复，各方面功能正常对受孕怀胎、母子健康以及优孕、优生、优育大有裨益。其二，如果第一次人流是因孕卵异常或患病所致，那么两次妊娠相隔越远，再次发生异常情况的几率就越低。

★春节期间不宜怀孕

春节一到，普天同庆，老少亲朋，欢聚一堂，热闹非凡。但春节期间最好不要怀孕。《医学百科》中说："选择最有利因素对受孕及受精卵的影响。俗话说，酒后不入室，是有一定道理的。酒精对生殖细胞有不良作用，使受精卵质量下降，生下的孩子体力弱，智力低下。

再说，精子的质与量，不仅关系到能否受孕，也影响受精卵的发育，甚至胎儿的健康成长。新春佳节之际，夫妻都忙忙碌碌，睡眠少，疲乏时多，若酒后同房，一旦受孕，胎儿畸形或智力低下者多。若女方也饮酒则更为可怕。法国图克曼及迪普莱报告：孕妇酗酒是胎儿先天性畸形、先天智力低下等缺陷的原因之一。专家们还发现，酗酒者比不酗酒者生出畸形儿的几率高2倍。这些被称为"胎儿酒精中毒综合征"的孩子，身材短小，体重不够标准、头围小、眼裂短、鼻梁低而短，内眼角有皱褶，鼻唇沟不明显，上唇狭窄，下巴偏小、上眼皮下垂、斜视，还多患先天性心脏病，并且反应迟缓、胆小怕事，呈白痴状态。触目惊心的科学调查提醒人们，春节期间，若饮酒频繁等切莫怀孕。

★不要在身体疲劳时怀孕

身体疲劳时怀孕会严重地阻碍着优生，它主要降低人类精子质量。男子的睾丸对外界刺激非常敏感，对劳累的反应尤其强烈，而劳累完全可能破坏精子的功能。精子质量随现代生活方式而日趋疲劳且日趋恶化。能引起疲劳的现代生活因素很多，比较明确的有如下14种。

_频繁地性交。

_过于集中并持久的脑力劳动。

_远程而紧张的旅行结婚。

_激烈地争吵或生气。

_剧烈的体育运动。

_陪坐久久不散的宴席。

_过度的体力劳动。

_摆宴席招待较多的客人。

_沉迷于夜生活。

_操办或参加旧式婚嫁礼仪。

_常赴舞会并频下舞场。

_久卧病床。

_长途旅行。

_连续的夜班。

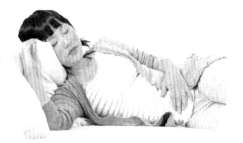

身体虚弱的女性，不要着急怀孕，应将身体调养到最佳状态后再怀孕。

因此，要想优生，上述诸项可致疲劳的现代生活方式要有一定节制。

二、遗传问题要咨询

在孕前，非常有必要由专业医生对遗传病患者（或可疑患者）及其家属，提出有关疾病的问题，就该病的发病原因、遗传方式、诊断、治疗、预后，以及患者子女再患此病的风险等问题进行解答，并对生育问题提出建议和指导。

★遗传咨询的主要内容

通过遗传咨询，可减轻患者及其亲属的心理压力，帮助他们正确对待遗传病、了解发病概率，采取正确的预防、治疗措施，有助于优生。

遗传咨询的主要内容有：遗传病患者的治疗；所生的小孩有先天异常时是否为遗传病，如为遗传病，再生下一个孩子发生同样异常的可能性；本人患遗传病时是否能生育，如果能生育，孩子发病的概率高不高；以往生过患儿，现又怀孕，能否及早测出胎儿是否异常等。

★这些遗传病患者不宜生育

有些遗传病患者由于所患的遗传病比较严重，子女有较多的几率发病，而又没有很好的治疗方法，因此最好在婚前做绝育手术，或采取严格的避孕措施，以免婚后生育有病的后代。患以下遗传病的患者不宜生育。

1 各种严重的显性遗传病

如强直性肌营养不良(有全身肌肉萎缩，以面、颈、肩、上肢比较明显，同时伴有白内障与毛发脱落)；遗传性痉挛性共济失调（有步态不稳、言语障碍、视神经萎缩、眼球震颤等表现）；软骨发育不全（侏儒、四肢短小、面部畸形）等。夫妻一方患病的，子女大约有半数会发病，所以不能生育。

图解怀孕圣经

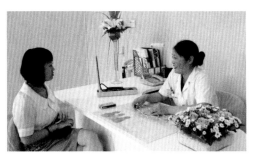

在孕前，对遗传问题详细地向医生进行咨询，有利于优生优育。

2 严重的隐性遗传病

如苯丙酮尿症、小头畸形等。夫妻中如果一方患病，则子女一般并不患病。但如果双方都患同种疾病，子女就有很高的发病几率，甚至都发病。

3 较严重的多因子遗传病

如先天性心脏病、精神分裂症、原发性癫痫、唇裂与腭裂、糖尿病等，其子女也有一定的发病几率，所以也不宜生育。

★遗传决定宝宝的身高

父母的身高对子女的高矮非常有影响，甚至起决定性的作用，这是由遗传决定的。一般来说，父母双方都是矮个子，其子女一般来说也是矮个子；如果一方高，另一方矮，其子女往往是高个子。的确，高与高结合生高，矮与矮结合生矮，是身高遗传的法则。

不过，身高遗传法则并不是绝对的。一般来说，身高的遗传度为 0.75，也就是说，身高 75% 取决于遗传，仅 25% 取决于环境。

爱心小贴士

怎样预测宝宝未来身高

子女成人身高可以用下列公式计算：

儿子成年身高（厘米）= [（父身高＋母身高）×1.08] ÷2

女儿成年身高（厘米）=（父身高×0.923＋母身高）÷2

这样，宝宝未来的身高大致可算出来。

不过，遗传只能决定身高生长的潜力，但此种潜力能否得到正确发挥则有赖于各种环境条件（如营养、体育锻炼、疾病防治、生活规律制订、心理健康等等）。

★宝宝应该长得像谁

有的说"孩子长得与父母中异性的一方更像"。但其实从眼睛、鼻子、嘴等面部特征到体形特征，孩子是同时从父母那里继承各种身体要素的遗传因子。由于从妈妈或爸爸那里所获得的遗传因子的影响力是相同的，所以异性一方影响力更大的说法并不科学。

无论你希望还是不希望，父母的所有特征实际遗传给孩子的可能性比率都是相同的。孩子是否体现出某些遗传特征，主要取决于这种特征是显性遗传还是隐性遗传。所谓显性遗传，是指在其中一方的遗传因子的影响下就能表现出特征的遗传；而所谓隐性遗传，是指需要爸爸和妈妈的遗传因子结成对才能表现出特征的遗传。举例来说，如果妈妈是 B 型血，爸爸是 A 型血，孩子是 O 型血的话，则孩子所继承的 O 型就是所说的隐性遗传。也就是说，其实妈妈是 BO 型血、爸爸是 AO 型血，两人的 O 型的遗传因子结成对而被孩子所继承。因此，觉得父母长相中的缺点更容易遗传给孩子，可能是因为那些认为是缺点的地方更被留意，而越发觉得长得像的缘故吧。

父母血型的遗传		
父母血型	**宝宝可能血型**	**不可能血型**
A×A	A、O	B、AB
A×B	A、B、AB、O	
A×O	A、O	B、AB
A×AB	A、B、AB	O
B×B	B、O	A、AB
B×AB	A、B、AB	O
B×O	B、O	A、AB
AB×O	A、B	O、AB
AB×AB	A、B、AB	O
O×O	O	A、B、AB

★ 会遗传的容貌特征

我们都毫无例外地秉承父母的某些外貌特征来到人间。而这种遗传并不像"克隆"动物那么一模一样。在已知的10大特征性遗传中，有些是"绝对"地像，有些是像又不像，有些像得微不足道。

1 接近百分之百的"绝对"遗传

肤色：遗传时不偏不倚，让人别无选择。它总是遵循"相乘后再平均"的自然法则，给你打着父母"中和"色的烙印。比如，父母皮肤较黑，有白嫩肌肤的子女较少；若一方白，一方黑，那么，在胚胎时"平均"后便给子女一个不白不黑的"中性"肤色。

下颌：是不容"商量"的显性遗传，"像"得让你无可奈何。比如父母任何一方有突出的大下巴，子女们常毫无例外地长着酷似的下巴，"像"得有些离奇。

双眼皮：也属"绝对"性遗传。有趣的是，父亲的双眼皮，几乎百分之百地留给子女们。甚至一些儿童出生时是单眼皮，成人后又"补"上像他父亲那样的双眼皮。另外，大眼睛、大耳垂、高鼻梁、长睫毛，都是五官遗传时从父母那里最能得到的特征性遗传。

2 有半数以上几率的遗传

肥胖：父母肥胖，使子女们有53%的几率会成为大胖子；若一方肥胖，几率便下降到40%。这说明，胖与不胖，大约有一半由人为因素决定，完全可以通过合理饮食、充分运动使下一代的体态匀称。

秃头：造物主似乎偏袒女性，让秃头只传给男性。比如，父亲有秃头，儿子有50%的几率，就连母亲的父亲，也会将自己秃头的25%的几率留给外孙们。

青春痘：这个让少男少女耿耿于怀的容颜症，居然也与遗传有关。父母双方若长过

秃顶、双眼皮、脸形都会遗传。

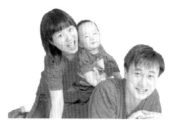

宝宝的智力与父母遗传关系很大，但通过后天的努力是可以改变的。

青春痘，子女们长青春痘的几率将比无家族史者高出20倍。这对只要青春不要"痘"的男女们，自然很有防治价值。

★ 智力也能遗传

在一个家庭中，父母亲双方有一方智力低下的，他们所生的子女中智力低下的发生率明显高于父母亲智力均正常所生的子女；同样，父母亲都是智力低下，他们所生的子女智力低下的发生率更高。这说明了智力与遗传的关系。

虽然智力和某些遗传基因有关，但也受着外界环境的影响。如果父母有意识在智力方面给予培养，加上本身主观努力，刻苦求学，亦能补救遗传缺陷。

在以往多子女的家庭中，同一个家庭的子女，有的孩子长大后作出了惊人的成就，而有的则一生平平。这也充分说明了遗传固然能传给下一代某些天赋，但后天因素如家长的教育，父母的行为对孩子的影响，以及个人学习和实践、刻苦的程度等是造成智力差异的重要因素。

★ 有些遗传可以经后天改变

虽然有些遗传是难以改变的，但有些遗传经过后天的塑造，是能够得到改善的。

1 声音

通常男孩的声音大小、高低像父亲，女孩的声音像母亲。但是，这种受父母生理解剖结构所影响的音质如果不美，多数可以通过后天的发音训练而改变。这使某些声音条件并不优越的人，可以通过科学、刻苦的练习而圆一个甜美嗓音的梦。

图解怀孕圣经

2 萝卜腿

酷似父母的那双脂肪堆积的腿，完全可以通过健美运动而塑造为修长健壮的腿。倒是双腿若因遗传而显得过长或太短时，就无法再塑，只有听任自然了。

三、不可不知的优生知识

优生是人类生育质量的保证。即通过采取种种措施，使人类能够生育健康和优秀的后代。众所周知，目前世界上有相当数量的家庭为孩子的低能、痴呆、身体残缺或先天疾病而苦恼。这些病症的发生，不仅给家庭带来巨大的精神压力，也给社会增加了负担。因此，为了获得一个健康、聪明的孩子，为了家庭的幸福，准备做父母的青年朋友，必须重视优生，应该花点时间了解一些优生的知识。

★向医生咨询优生方法

实行优生，就是按照科学的方法，采取一系列措施，保证出生的后代素质优良。只有学习和了解优生知识，如了解最佳生育年龄、最佳受孕时机，了解影响优生的因素有哪些，做好围产期保健和分娩监护等，才能减少病残儿的出生，达到优生的目的。所以，年轻的准爸爸妈妈们需要向专科医生进行咨询，懂得优生知识，了解遗传常识，尊重科学，并做出优生计划，才能生出一个身体健康、智力优良的小宝宝。

★进行预防性优生

要想优生，必须要提前行动，重点在预防，要做好以下几个方面的工作。

1 进行孕前咨询

为了保证母婴的健康，应重视孕前咨询。如果女方患有慢性病，应积极治疗，待疾病控制，身体能够胜任妊娠负担或不具有传染性时再受孕。又如，长期接触对胎儿有毒性的物质，长期服用某些药物或由于职业原因长期接触某些化学物质，可能影响卵子或精子的发育，并使体内蓄积会对胎儿产生毒性作用的物质，故在受孕前一段时间应避免接触这些物质。

2 接受孕期指导

接受孕期指导应从早孕开始，其主要内容包括对孕妇营养、保健、用药等各方面的具体指导，可以预防妊娠合并症，避免胎儿受不利因素影响而造成发育缺陷甚至流产，有利于母婴健康。

3 重视产前诊断

产前诊断是预测胎儿在出生前是否患有某些遗传病或先天畸形的方法。其理想效果是限制群体中所带有有害基因的繁衍。对一些患有严重遗传性疾病的胎儿，确诊后可终止妊娠，以减少家庭及社会的负担。产前诊断是实现预防性优生的重要途径。

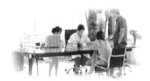

孕前咨询很重要，专业医生能帮助你解决很多隐藏在你身体中的问题。

★优生禁忌需注意

忌近亲结婚：近亲结婚会导致胎儿畸形、孩子智力下降，容易患有多种先天性疾病。

忌同病相怜而结婚生子：夫妻双方患有

同一种疾病，很容易将这种疾病遗传给后代。

忌婚前不体检：婚前体检是结婚所必须履行的手续，它也是夫妻双方婚后生活和谐幸福的保障。在婚前体检中，还可以检查出夫妻双方是否有影响优生优育的问题，防患于未然。

忌对生育知识缺乏必要的了解：有不少新婚夫妻由于对生育知识缺乏了解，婚后几年仍不见生子。他们对此焦急万分，甚至相互埋怨，导致家庭不和睦。

忌高龄妊娠：对女性来说，最佳怀孕年龄应在25～30岁，超过35岁再怀孕，同样会影响孩子的健康和智力。男性年龄可以适当高点，但也不宜太高。

孕妇忌滥用药物：孕妇滥用药物会直接影响体内胎儿的生长发育，同时会造成早产、流产或死胎等现象。确实需用药时，应在医生的指导下服用。

孕妇忌病毒感染：病毒感染不仅会影响母体的健康，而且会对胎儿构成一定的危险。

孕妇忌性生活无度：怀孕对女性来说是一个重要时期，在这一阶段中，夫妻应节制性生活，尤其是怀孕初期3个月和怀孕后期2个月，更应特别注意，否则容易引起流产或早产。

孕妇忌接触有害有毒物质：孕妇过多地接触化学农药、铅、X射线等会使胎儿畸形，也可能使胎儿患白血病、恶性肿瘤等疾病。

孕妇忌玩宠物：孕妇玩宠物有可能使孕妇感染上疾病，如孕妇感染弓形体，会直接传染胎儿，导致胎儿畸形。

忌带病怀孕：女性患有心脏病、肝炎、结核病、肾炎以及精神病时，切勿急于怀孕，

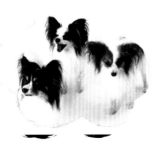

宠物虽然可爱，但孕妇最好不要和宠物在一起，以免感染。

因为这时怀孕对母与子都不利。应先治疗疾病，然后在医生指导下怀孕。

孕妇忌妊娠期过分补养：有不少女性在怀孕期间拼命地增加营养，过分贪吃。而营养过剩会使胎儿过大，母体过于肥胖，对分娩和女性的健康都有消极影响，所以孕妇需合理摄入营养。

专家咨询台

如何预防缺陷儿出生

最好的预防出生缺陷儿的办法是，在孕前先治好身上的疾病，提高孕期的免疫力，尽量避免在孕期用药，并做好围产期的保健。围产期是指妊娠满7个月到产后7天这一围绕分娩前后，关系到母子生命和健康，后代的身体、智力发育的重要时期。围产期保健是在孕、产妇系统保健的基础上，增加了对胎儿健康进行的预测和监护，以减少围产儿死亡率、病残儿发生率和孕产妇合并症，是实现优生的重要保证。

★警惕导致胎儿畸形的因素

以下因素都有可能导致胎儿畸形，准备怀孕生子的父母们要有足够的警惕性。

放射损伤：怀孕前3个月以内的孕妇应避免X线透视等放射性检查。平时工作接触放射性物质者应在离开放射环境6个月后再怀孕。

接触毒物：孕妇在怀孕期间应该完全避免与汞、铅、苯、砷、一氧化碳、有机磷、有机氯等有毒物质接触。

缺乏微量元素：如果孕妇体内缺乏锌、镁、铜、碘等微量元素，易使胎儿发育不良。

触摸猫狗：前面已经提过猫狗身上易寄生弓形体，孕妇如果经常接触猫狗，会感染弓形体而引起流产、早产、死产或胎儿畸形。

洗烫水澡：孕妇如果经常泡洗烫水澡（40℃以上），可能会影响胎儿中枢神经系统的发育。

图解怀孕圣经

看电视过久：电视机的显像管具有少量辐射，对怀孕前3个月的孕妇来说，不宜长时间地看电视。

患有严重疾病：患有糖尿病、高血压、肺结核等疾病的妇女不宜怀孕。

不良的饮食嗜好：孕妇吃变质发芽的土豆，经常饮用可乐、咖啡、嗜好烟酒等，都会给下一代造成不良后果。

★ 加强营养，促进优生

胎儿的孕育，从一个直径不到0.2毫米的受精卵，发育成长为3千克重的婴儿，其营养全靠母体供给。因而，孕妇的营养对胎儿的成长至关重要。孕妇营养不足，就易发生流产、早产、死胎或胎儿畸形，还会使胎儿发育不成熟、胎儿体重偏低，出生后易患病、死亡率高，长到上学年龄有30％表现为智力落后。要想优生，孕期就必须加强营养。

首先，要注意补充蛋白质，以保证胎儿脑细胞发育的需要。蛋白质有动物蛋白与植物蛋白之分：动物蛋白有鸡蛋、鸡肉、瘦猪肉、牛肉、鱼、动物肝肾等，植物蛋白有豆类及豆类制品等。

其次，要注意补充维生素，多吃新鲜的蔬菜和水果等。

第三，要补充富含钙、铁、磷、碘、锌等矿物质的食物。因为妊娠期胎儿发育时会大量需要这些微量元素和矿物质。

总之，要想优生，孕妇在妊娠期一定要加强营养，孕妇的饮食要选配得当，不要偏食，要吃些易消化、刺激性小而富含营养的食物。

★ 小心药物对胎儿的影响

许多药物是用于预防和治疗疾病的一种化学物质，具有一定的化学活性，在一定剂量下可以起到治疗作用。当剂量过大时有可能有毒性作用。也就是说，药物或多或少都具有不良反应或毒性，如果应用不当，就会出现药物中毒现象。

药物中除胰岛素、肝素和缩宫素外，其他药物几乎都能通过胎盘到达胎儿体内，导致胎儿中毒。一般来说，准妈妈用的药物主要通过以下3个方面影响胎儿。

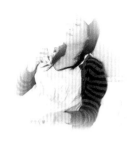

在生活中能够导致胎儿畸形的因素很多，孕妈妈要注意提高自身的身体素质。

药物通过胎盘，对胎儿直接起致畸作用。

药物影响胎盘的功能，从而间接影响胎儿。

药物作用于准妈妈的身体，间接影响胎儿。

因此，孕期在正确选择、合理用药的同时，宜采用疗程短、有效剂量最小的药物，从而最大限度地避免或降低药物对胎儿的致畸作用。

★ 影响胎儿发育的环境因素

环境因素影响胎儿发育的途径主要是通过母亲的呼吸道、消化道及皮肤接触3种途径，使有害的物质通过母体进入胎儿体内。

1 生活接触

主要是通过环境介质（空气、水、土壤）、食物以及其他生活接触而影响胎儿发育，如由于水质污染而引起的先天性水俣病；由于地质条件所决定的土壤缺点而导致的克汀病等；由于工业生产造成的大气污染、食品污染、营养缺乏或过剩，以及烟酒等不良嗜好对胚胎和胎儿生长发育的影响。

2 职业接触

在工作状态下接触的各种对胚胎或胎儿发育有影响的化学物质，如接触二硫化碳的女工，下一代出生缺陷率明显增高；以及物理因素如噪声、电离辐射等都会影响胎儿的生长发育。

3 母体感染

母亲感染风疹、肝炎、流感及腮腺炎等病毒，或弓形虫感染者，均可影响胎儿的发育。同时，孕妇如果直接摄入或接触（注射）药物，也可以通过母体影响胎儿的发育。

四、孕前准备要做好

要想有个健康聪明的孩子，做合格的父母，孕前的准备工作是不可忽视的。就像栽树、种花、种庄稼之前，先要施基肥、翻整耕地一样，夫妇双方在孕前也需要合理、科学地安排生活，把生理、心理状态调整到最佳，以迎接"种子"，为怀上合格优良的胎儿而努力。

★ 做个全面的孕前计划

如果你想要个宝宝，应先拟订一份详细的孕前计划，这样可为生出一个健康宝宝做好充分的准备。

1 第一步：调整自己的生活方式

准爸爸首先要戒烟禁酒，喜欢喝咖啡的准妈妈，也要把量限制在一天一杯之内，至

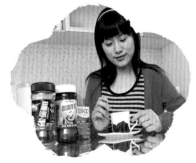

在怀孕前，要调整好自己的生活方式，尽量少喝或不喝咖啡。

于可乐等饮料最好彻底清出食谱，代之以新鲜果汁或蔬菜汁；远离不安全环境，如果工作中经常接触化学物质、超强电磁波等，在准备受孕期间，要特别小心。尤其是准妈妈在生活中应尽量少接触染发剂；一天超过8小时以上的微机操作显然也是不健康的；多去户外透透新鲜空气，并要养成良好的膳食习惯。

2 第二步：做个全面体检

评估一下自身的健康状况，如发现疾病应尽快医治，以免服用的药物对日后怀孕产生不良影响。制订有规律的运动计划也是必不可少的，晨跑、瑜伽、游泳等运动形式都是不错的选择，即便是每天慢跑和散步也有利于改善体质。需要注意的是，运动不应求强度，应注重坚持。

3 第三步：调整性生活频率

在计划怀孕的阶段里，要适当减少性生活的频率，提高性生活的质量。

★ 及时改变避孕措施

一般来说，男用避孕套、宫颈帽、阴道隔膜等屏障隔离避孕法对胎儿生长、发育没有不利影响，但是口服避孕药及宫内节育器对妊娠可能产生不利影响，因此女性如果是服用避孕药进行避孕，在孕前6个月就要停用；如果是放置宫内节育器的，要在怀孕前2～3个月取出，这样，待子宫内膜得以修复后怀孕，可避免流产、胎盘异常的发生。

★ 要有足够的心理准备

有心理准备的孕妈妈与没有心理准备的孕妈妈相比，前者的孕期生活会顺利、从容得多，妊娠反应一般也轻得多。养育孩子是夫妻双方共同的责任和义务，怀孕前所谓的心理准备，是对夫妻双方而言的——彼此之间的关心与体谅应从孕前就开始。

对于准妈妈而言，怀孕是一件有风险的事情，不少女性对怀孕产生过度的紧张感，分娩的痛苦、怀孕期间的种种不便和艰辛、各种可能发生的疾病等等问题都会给准妈妈带来心理压力；怀孕后女性的体形会发生变化，原来凹凸有致的身材，不可避免的就会"大腹便便"，产后体形难以恢复正常，这些都

会引起女性很大的心理变化，甚至使女性在孕期或产后患上抑郁症。所以，在心理上对怀孕本身和孕期的变化都必须做好充分的心理准备。

★保持孕前心理和谐

为了生一个健康聪明的宝宝，在怀孕前夫妻双方要保持心理和谐。夫妻情绪、心态、精神、心境等方面的状态，对于妇女怀孕和母子健康都有着微妙的影响。

夫妻经过协商均同意怀孕时，双方都要心情舒畅，精神振奋，持乐观态度，并对怀孕充满信心，对生男生女都持欢迎的态度。

要善于调节家庭、夫妻以及人际关系上的各种因素，特别是要善解夫妻间的矛盾，以求保持良好的孕前心情，做到心理平衡，和睦相处。

妇女不要对怀孕抱有担心的心理，什么生男生女、生孩子痛苦、怀孕影响体形美、生了孩子加重经济负担，以及没有照顾孩子的经验等等，都不要过虑。一切都会过去，都会好的。

夫妻的性生活要和谐、美满。夜深人静，居室清洁，心境恬和，感情恩爱，交合缠绵，当思维、语言、行为、情感等方面都达到高度协调一致时性交怀孕，出生的孩子会集中父母的身体、容貌、智慧、性格、品德等方面的优点。

★做好生理准备

生理准备主要包括生理机能的调适、身体素质的调养、饮食的调理、性生活和性器

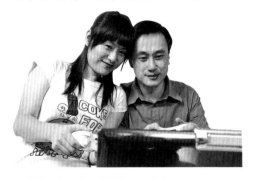

在孕前，夫妻双方要保持和谐的感情。

官的卫生保健，也可以说是身体的全面调适，以更好的生理机能接受怀孕，以利于母体健康和胎儿发育。

1 生理机能的调适

夫妻双方都要时刻注意卫生，采取必要的保健措施，使身体保持最佳健康状态。准备怀孕前男女双方都要进行身体检查，一旦发现有关疾病和不够理想的生理机能问题，就要及时进行治疗、调养和机能锻炼。要保证精液质量正常和卵子成熟的质量以及生殖器官的健康。

2 身体素质的调养

在准备怀孕前，夫妻双方都要注意身体素质的锻炼，使身体健康，精力充沛；再加上两性协调的性生活和健康化的节律，使精子和卵子保持最佳性状，这对新生命能获得优良遗传基因有利。

3 饮食调理

在准备怀孕前，夫妻双方都要注意饮食的调理，多吃一些营养丰富而全面的食品，特别是男性要吃些有利于精子健康的食品，女子要吃些有利于补血的食品，以利于怀孕。男女均要忌烟酒。

★孕前运动好处多

传统的观念告诉我们，女性怀孕时大都会尽量减少体育活动或运动。而随着科学与医学的进步，越来越多的证据表明，夫妻双方在计划怀孕前的一段时间内，若能进行适

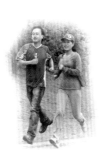

孕前运动能帮助夫妻将身体调适到最佳状态。

宜而有规律的体育锻炼与运动，不仅可以促进女性体内激素的合理调配，确保受孕时女性体内激素的平衡与精子的顺利着床，避免怀孕早期发生流产，而且可以促进胎儿的发育和日后宝宝身体的灵活程度，更可以减轻孕妇分娩时的难度和痛苦。同时，适当的体育锻炼还可以帮助丈夫提高身体素质，确保精子的质量。

对于任何一对计划怀孕的夫妻而言，应该进行一定阶段有规律的运动后再怀孕。例如：夫妻双方计划怀孕前的 3 个月，共同进行适宜与合理的运动或相关的体育锻炼，如慢跑、柔软体操、游泳、太极拳等，以提高各自的身体素质，为怀孕打下坚实的基础。特别是体重超过正常标准的女性，更应该在计划怀孕前准备好一个周密的减肥计划，并严格执行。丈夫们应该帮助自己的妻子合理安排饮食，与妻子共同锻炼身体或运动，以达到怀孕前身体素质的要求。

★制订适宜的健身计划

在确定好受孕的月份后，提前半年，你就可以为自己和爱人量身订制一套好的健身计划，并开始实施。

1 运动量的安排

你要自己每天中速步行 30 分钟，当然也要建议爱人每天也有同样的运动量，如果条件许可，可以夫妻俩一起进行。如果你们的条件允许，夫妻二人也可以坚持每天进行健美活动，但运动量同样需要把握，每周运动 3 次，每次最多不超过 30 分钟。

2 选择哪些运动项目

孕前健身的项目不能太激烈，可选择以慢跑、散步、健美操、瑜伽等舒缓的有氧运动为主。

★把握好运动锻炼的分寸

虽然，我们说锻炼会给孕育带来很多好处，但是如果运动不当，这对孕育可是有百害而无一利的。所以孕前运动要有所讲究。

不当的锻炼可能会使机体受到损伤，为了避免不应有的伤害，在这里，我们要告诫各位夫妻，在锻炼时要遵循因人而异、量力而行的运动原则。

同时，应注意锻炼过程中要遵守循序渐进、持之以恒、全面锻炼的原则，不能三天打鱼，两天晒网，更不能选择爆发力强，且易致人疲劳的运动等。

总之，孕前运动要讲究合理性，把握好孕育前运动的分寸，避免孕育前损伤。

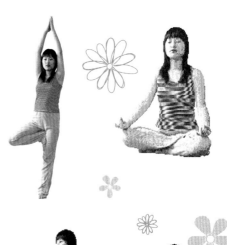

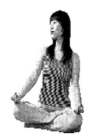

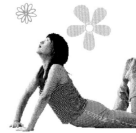

在郭遇秋女士看来，瑜伽是孕前健身项目中不错的选择。

孕前运动的注意事项

要想保证运动的效果，每周至少锻炼3次，每次不少于30分钟；在开始运动之前，一定要进行热身运动；同样在运动结束前，也要进行有效的放松运动。

运动时要穿着舒适的运动服装，女性要穿有支撑的胸罩、性能好的运动鞋等。在运动中身体会需要大量水分，所以运动期间要喝足量的水。

总之，孕前运动不能盲目，否则不仅不利于孕育，反而对健康不利！

★ 简单易行的运动方式

如果你以前并不经常锻炼，那么就不要急于开始大运动量的练习，可以从常规生活的一些细小变化开始。这些变化会提高你的基本健康状况。比如上班或逛商店的时候爬楼梯而不用电梯，回家的时候跑步上楼，就是在电梯上也要多活动一下。这些都会提高心跳的速度，为身体提供氧气、消耗脂肪，并全面提高肌肉的柔韧性。

或者你可以改变一下外出旅行的方式：每周骑自行车出去旅行1次，不要再驾车；走路去车站；提前1～2站下车，然后走到目的地，改变一下通常周末散步的方式，一口气跑上5分钟，然后再交替进行轻松的散步，这样效果会更好。

如果没有时间或条件去健身房或锻炼班进行运动，你可以每天2次，每次仅仅用上10分钟做一些简单的锻炼，运动一下腿部，胳膊和肩，背、肩和大腿的下部，这样也会提高整体健康水平。开始的时候每种练习只做一遍，几周后就可以每种练习做两遍，然后再做下一种练习了。

1 腿部练习

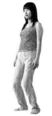
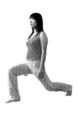

站立，脚打开，与臀部同宽，脚趾指向前方；轻轻地下弯膝盖；收腹且骨盆前倾。

右脚前迈，同时吸气；左膝下落，距离地面15厘米以内；女性的右膝应垂直于右脚。保持这个姿势约6秒钟，然后站起，同时呼气；这个动作做6～8次。然后换为左腿，重复整个练习。

2 摆臂练习

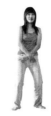

站立，脚打开，两脚距离大于肩宽；脚尖呈45°角向外打开；挺胸收腹，双手在会阴处交叉；慢慢弯曲膝盖至图中所示位置。

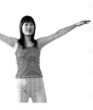

深深吸气，慢慢将手臂向外旋出，至身体两侧，然后到头顶；同时伸直膝盖，并垂直站立。

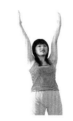

将胳膊旋转回原来的位置，同时呼气。重复此动作10次，保持动作的连贯。

3 背部伸展

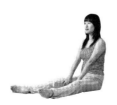

坐下，后背挺直，双腿展开，收腹；将手放松置于大腿内侧；正常呼吸。

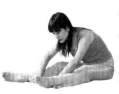

放松肩部，然后从腰部抬高，臀部向前倾，将手放在地面上；当感到腹股沟部稍有紧张的时候，后背和大腿的背部落下，保持8～10秒钟，重复6～8次。

★物质准备莫疏忽

准妈妈怀孕后身体会发生变化，所以要提前准备好各种衣物和日常生活用品。第一，要准备好合适的内衣，选择吸水性强、用伸缩性材料制成的内衣，最好是纯棉产品。第二，要准备好宽大的外衣，适宜怀孕中将会鼓起来的肚子，夏天最好做孕妇裙。第三，要准备好合适的鞋子，孕妇不能穿高跟鞋，但是平底鞋也不理想，因为走路时的振动会直接传到脚上，一般鞋跟要2厘米左右比较合适，重量要轻，另外要准备一两双稍大一点的鞋子，因为怀孕后期容易出现脚部水肿。

婴儿的衣物准备也很重要，应该给婴儿准备三套以上的小褥子和换洗的衣物，至于尿布则需要得更多了，一般在20块以上。需要指出的是，春夏秋季阳光充裕、气候温暖，婴儿的尿布、衣物等很快会晒干。但是冬季则不同了，因此没有暖气设备的房屋，一定要增设火炉，以供烘烤小孩衣物用。

★孕期费用早预算

怀孕期间花费最大的是生活费用。从怀孕开始，要增加孕妇的营养，并且在怀孕的不同时期，应适当调整孕妇的饮食，以满足孕妇对营养物质的需求。在计划怀孕时，应将这部分开支考虑在内。

女性的身体外形会随着怀孕而发生改变。因此，就须通过穿着打扮来修饰身体的变化，如设计裁剪良好的孕妇装，保护孕妇和胎儿

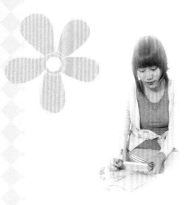

孕育的过程要花费不少金钱，应该早做预算。

的腹带等等。这些服装或用品的专用性非常强，当怀孕结束后就不会再使用，所以在购买时，价格因素占有重要的地位，但是更重要的是这些物品使用的舒适性。在计划孕期费用时，应适当考虑这方面的开支。

在孕产期，为保证胎儿和孕妇的安全，同时为生产做必要的准备，例行的产前检查是不能免的。怀孕期间，有可能会出现许多意想不到的事情，如前置胎盘、早产等等。在计划时，应将这些可能出现的意外考虑在内，做适当的心理和费用准备，以免在事到临头时，慌乱不堪。

为了保证母儿的安全，孕妇应在医院分娩，因此应考虑到分娩时的手术费用、住院费用以及新生儿出生后的费用。

在计划孕期和生产时的费用时，应适当地准备宽绰一些，以备临时急需。

五、必不可少的检查与免疫

怀孕时，如果准父母存在某些疾病，如肺结核、病毒性肝炎、淋病、尖锐湿疣、糖尿病、高血压、贫血等，则可能会给孕育带来不利的影响，会给准妈妈和宝宝带来危险，所以，在怀孕前，准妈妈一定要和准爸爸去医院检查身体，并要在疾病治愈或得到控制后，遵医嘱再怀孕，以免将来追悔莫及！

★自己做一个健康评估

在去医院进行孕前检查前，可以自己先给身体做一个健康评估，夫妻双方都回想一下：

自己和爱人是否患过或是正在患什么样的疾病？

现在的身体状况如何？

有什么身体状况正困扰着自己？

……

好好地想想，大致了解自身的孕育条件，做到心中有数，以便为医院的正式检查提供参考。

如果准妈妈在做孕前检查时查出有疾病，也不要沮丧，及时求助于医生，积极进行治疗。准妈妈还要注意，要关注自己的流产史，要爱护自己的身体。做准爸爸的也应该注意这一点，不要让妻子做无谓的流产，无论是人工流产还是自然流产，对女性身心的伤害都是很大的。如果准妈妈打算孕育的时间是流产后不足一年的时间，建议你先不要怀孕，因为这对你的健康及孕育均不利，所以应谨慎。如果你有习惯性的自然流产史，那么则要小心了，及时到医院进行生殖健康的全面检查，找到原因，积极治疗，这对优生优育、保证女性的健康很有益。

★ 提前进行孕前检查

打算要宝宝的夫妻，应提前 3 个月或半年到医院进行身体检查。如果双方患有不适合怀孕的疾病，应及时治疗。尤其是女方如患有心脏病、肾脏病、高血压等，则应考虑能否承受孕产全过程。如果病情较轻，可在医生指导下妊娠；重者则需要内科医生的会诊，如不适合妊娠应在避孕情况下积极治疗。

★ 孕前需治疗的疾病

在孕前，如果患有某些慢性疾病，如女方患有精神病、糖尿病、癫痫、甲状腺功能异常等，则需治愈后才可妊娠。

像乳腺或盆腔内良性肿瘤以及经常发作的慢性阑尾炎等，最好在怀孕前进行手术根除。如果孕期加重再行治疗，不论麻醉或手术中的问题，都会对胎儿产生影响。恶性肿瘤均应治疗后再妊娠。

男女一方患有肺结核、病毒性肝炎、淋病、尖锐湿疣等传染性疾病时，在传染期均不宜受孕。女方如患肝炎已不传染，但肝功能不良，需要在医生指导下受孕。

总之，孕前父母身体的健康对孕育小生命有着至关重要的影响，尤其是女性朋友，你们的身体是孕育小生命的主体，因此，其健康状况不容忽视，一定要注重孕前生活保健，注重体检，积极治疗各种疾病，这才能为怀上健康的宝宝提供有益的保证。否则，就会影响孕育，给女性的身体健康、家庭幸

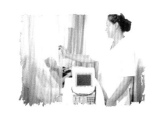

应将一些疾病治愈后再怀孕。

福带来不利影响。

★ 孕前可服用的药物

虽然，孕前用药确实有着这样那样的坏处，但在某些特殊情况下，准爸爸和准妈妈们则需要在医生的指导下服用一些药物，如斯利安是预防神经管缺陷的药物，我国卫生部建议，所有新婚妇女从结婚时起到怀孕后 3 个月，都应该服用"斯利安片"；经产妇再次怀孕时，也应从孕前开始服用此药，因为斯利安可预防神经管畸形的发生。另外，如果准妈妈孕前有轻度贫血，要在医生指导下补充一些铁剂；如果缺碘，也要在医生指导下补碘。

当然，无论是在孕前，还是孕期，或者产后，尤其是准妈妈，需在孕前 6 个月之内和孕期及哺乳期用药，最好去医院听取医生的建议后再用药，千万不要擅自做主，乱服药物，以免给自己和宝宝造成危害，遗憾终生。

专家咨询台

慎服中药

因为中药是复方药物，对于生殖细胞的影响不容易被察觉，而许多人始终认为中药没有什么不良反应，可服用作为补身体用，甚至随便去药房抓药使用。其实事实不是这样的，有一些草药、中成药也不能随便服。比如满天星、肥皂草、象耳草等。它们中的皂苷成分有杀精作用；朱槿花、吊灯花等植物成分对睾丸、附睾、精囊等有较强的抑制作用，且可阻碍生精过程。所以打算怀孕的朋友们，希望你们注意这个问题，不要乱服中药、中成药等药物。

★孕前忌服的药物

有的女性因患疾病或其他的原因，长期服用某些药物，在怀孕前必须停服。药物中的激素、抗生素、止吐药、抗癌药、治疗精神疾患类药物等，都会不同程度地对生殖细胞有影响，卵子从初期到成熟期约需要14天，在此期间，最容易受药物的影响，长期服用上列药物的女性不要急于怀孕。一般来说，在停药20天后受孕就会消除药物对怀孕的影响。但有些药物的影响时间会更长些，最好在准备怀孕时请医生指导，然后再确定受孕时间。

使用避孕药的女性，准备受孕前，至少要停药半年才能受孕。安眠药对男女双方生理功能和生殖功能都有损害，如安定、利眠宁、丙咪嗪等，都能作用于大脑，影响脑垂体促性腺激素的分泌。

男性服用安眠药能使睾酮生成减少，导致阳痿、遗精和性欲减退，影响生育能力。女性服用安眠药则影响下丘脑功能，引起性激素浓度的改变，造成月经紊乱或闭经，并发生性功能障碍，甚至造成暂时性不孕。准备生育孩子的夫妻在一个月前都不宜服用安眠药。如果有失眠等症状时，最好采取加强锻炼、增加营养、调整生活节律等方法解决，以利优生。

★及时清除体内毒素

在怀孕前，对于体内已存在的各种毒素，也不必太过恐慌。在日常生活中把健康饮食放在首位，多吃可以清除毒素的食品，并加强身体锻炼，这样可以有效清除体内有害物质。下列几类食品都可以帮助排出体内的毒素。

1畜禽血

猪、鸭、鸡、鹅等动物血液中的血蛋白被胃液分解后，可与侵入人体的烟尘发生反应，以促进巨淋巴细胞的吞噬功能。

2韭菜

又称起阳草，其粗纤维可助吸烟饮酒者排泄体内毒物。

3海鱼

含多种不饱和酸。能阻断人体对香烟的

反应，增强身体的免疫力。

4豆芽

无论黄豆、绿豆，发芽时产生的多种维生素都能够消除体内的致畸物质，并且促进性激素生成。

★这些检查必须做

在孕前，下面所列的这些检查尽量要做，为了将来宝宝的健康，不要怕麻烦。

1染色体检查

染色体异常可直接影响生育功能和生育质量，在孕前进行染色体检查，可了解夫妻双方的生育功能和预测生育染色体疾病后代的风险，以采取积极有效的干预措施，从而达到优生的目的。夫妇家族中有生育过明显遗传性疾病、先天性畸形儿、严重智力低下儿或有反复自然流产史、死产史的，应做相应的染色体检查。孕前3个月可通过静脉抽血进行染色体检查。

2梅毒血清与艾滋病病毒检查

这是两种性传染病的检查。梅毒会影响胎儿，但幸好梅毒可以治疗，只要完全治愈便可安心怀孕；艾滋病则麻烦了，但起码我们不要让这种成人的"黑死病"影响到下一代，不要让无辜的艾滋病宝宝来到这个世界。

3乙型肝炎检查

乙型肝炎本身不会影响胎儿，即使妈妈是高传染性或是乙型肝炎抗原携带者，新生儿也可在出生后立刻打免疫球蛋白保护。但是在孕前知道一下自己是否为乙型肝炎抗原携带者总是比较安心，如果既不是携带者也没有抗体，可以先接受乙型肝炎疫苗预防注射，预防胜于治疗。

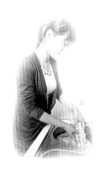

豆芽也是孕前女性的适宜食品。

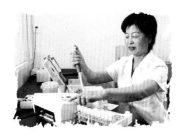

虽然这些检查很繁琐，但为了自己和将来的宝宝，还是不要怕麻烦，尽量将需要做的检查都做齐。

4 生殖系统检查

男性泌尿生殖系统的毛病对下一代的健康影响极大，因此这个隐私部位的检查必不可少。如果觉得自己的睾丸发育可能有问题，一定要先问一下父母，自己小时候是否患过腮腺炎，是否有过隐睾，睾丸外伤和手术、睾丸疼痛肿胀、尿道流脓等情况，将这些信息提供给医生，并仔细咨询。

5 常规血液检查

这项检查可以知道血红素的高低，如有贫血可以先治疗；也可以知道血小板的数值，血小板与凝血功能有关，过多过少都会出血，所以有血小板问题的人要先治疗才适合怀孕；这项检查还可测得红细胞的大小（MCV），有助于发现地中海贫血携带者。地中海贫血携带者红细胞会比较小，MCV会小于80，而这种疾病为隐性遗传疾病，要父母亲都为带因者，下一代才会受影响。因此，如果孕妈妈的MCV小于80，则准爸爸也须抽血。如果双方都是小于80，则须做更进一步的检查，如只有一方MCV小于80，则不用担心。这是一种可以产前便诊断出的遗传性疾病，所以近年来新生儿患有地中海贫血者已经非常少了。

6 口腔检查

研究发现，孕妇牙周疾病越重，发生早产和新生儿低体重的几率越大。建议孕妇在怀孕前应进行口腔检查，去除牙菌斑，消除牙龈炎症。将口腔疾病在怀孕之前治愈，不仅能避免孕期不必要的麻烦，而且对宝宝和孕妈妈的健康也是有好处的。一般来说，全面的口腔检查可以在孕前6个月进行。

7 TORCH检查

多年临床资料发现，流产、死胎或胎儿畸形等，许多与母体病毒感染有关。因此，

为安全起见，孕前应做相应的检查。目前需检查的几种病原体是弓形体（T）、风疹病毒（R）、巨细胞病毒（C）、单纯疱疹病毒H型（H）以及其他病毒（O），合称为TORCH。这些病毒对成人往往影响不明显，甚至感染了也不会出现症状，但是对分化、生长中的胎儿却可带来巨大的伤害。

专家咨询台

男士孕前精液检查

准爸爸孕前检查最重要的就是精液检查，不少男性朋友嫌取精液麻烦而不愿检查，诚然，取精液做检查是比较麻烦的，但是，与妻子的生育力检查相比，精液检查已经算是很方便的了。

★ 进行必要的免疫工作

目前，我国还没有专为准备怀孕阶段的女性设计的免疫计划。但是专家建议有两种疫苗最好能够安排在孕前进行注射，即风疹疫苗和乙肝疫苗。要知道，准妈妈一旦感染上这两种疾病，会殃及宝宝，所以，应该提前注射这两种疫苗。

1 接种风疹疫苗

风疹病毒通过呼吸道传播，如果怀孕时感染风疹，有25%的孕早期准妈妈会出现先兆流产、死胎等严重后果，还可能导致胎儿畸形，所以，最好的预防方法就是在孕前进行风疹疫苗的注射。因为疫苗产生抗体需要2～3个月，因此，注射时间最好在孕前3个月进行。一般注射后，即可达到终身免疫。还需提醒的是，目前，在我国使用最多的是风疹、麻疹、腮腺炎3项疫苗，即注射一次疫苗可同时预防这3项疾病，所以打算怀孕前6个月就应去咨询医生，进行身体检查，在确定没有感染风疹病毒时，进行风疹疫苗的合理注射。

2 接种乙肝疫苗

乙型肝炎在我国算是高发病，母婴垂直传播是这种疾病的重要传播途径之一。要知道，这种病一旦传染给孩子，他们就会有

85％～90％的人发展成慢性乙肝病毒携带者，其中有25％的人可能会在成年后转化成肝硬化或肝癌。

如果准妈妈从没有注射过乙肝疫苗或是身体检查时乙肝表面抗原呈阴性，并在自身没有患乙肝的情况下，这时就要接种乙肝疫苗。注射时间是按照0、1、6的程序注射。也就是说从第一针算起，在此后1个月时注射第二针，在6个月时注射第三针。加上注射后产生抗体需要的时间，应该在孕前9～10个月进行注射。

另外，还有一些疫苗，打算孕育的夫妻可根据自己的需求，向医生咨询，作出合理的选择，不可盲目注射。

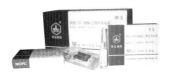

孕前接种乙肝疫苗很有必要。

爱心小贴士

接种疫苗要遵医嘱

准妈妈如果有接种疫苗的需求，应该向医生说明自己怀孕的情况，以及以往、目前的健康状况和过敏史等，让专科医生决定究竟该不该注射，这才是最安全可靠的方法。同样，准备怀孕的妈妈应该在注射疫苗时间清楚医生，多久后怀孕才安全，方可计划怀孕，尽可能避免接种疫苗对胎儿的影响。

六、丈夫应该这样做

怀孕，并不是女人一个人的事情，健康宝宝来源于一个健康的精子和卵子的结合。因此要孕育出一个健康、聪明、活泼、可爱的小宝宝，不仅是妈妈的责任，且和爸爸也有密不可分的关系。

★做好心理准备

在怀孕前，丈夫也要做好心理准备，以迎接宝宝的到来。

1接受未来生活空间的变化

小生命的诞生会使自己感觉生活空间和自由度较以前变小，往往会因此感到一时难以适应。

2接受未来情感的变化

无论夫妻哪一方，在孩子出生后都会自觉或不自觉地将自己的情感转移到孩子身上，从而使另一方感到情感的缺乏或不被重视。

3接受家庭责任与应尽义务的增加

怀孕的妻子需要丈夫的理解与体贴，尤其平时妻子可以做的体力劳动，在孕期大部分都会转移到自己身上。

★孕前"护精"不可少

保持适当的运动、定期体检接种疫苗、学会清洁自己是准爸爸孕前"护精"的三项原则。

1保持适当的运动

运动不仅可以保持健康的体力，还是有效的减压方式。压力大的男性更可以考虑每天运动30～45分钟。要注意的是，运动应以不引起疲劳为准，应穿宽松的衣服，有利于散热。

2定期体检接种疫苗

男性的免疫能力其实并不如女性可靠。定期体检可以预防很多疾病，接种疫苗则可以预防一些传染病，特别是可能影响生殖健康的传染病。

3学会清洁自己

男性应该养成好的卫生习惯，因为隐私部位有时更容易藏污纳垢。应每天对包皮、阴囊进行清洗，保持生殖器官的清洁。

★远离烟酒

烟草中的有害成分通过血液循环可以进入生殖系统而直接或间接发生毒性作用。对准爸爸而言，吸烟不仅会影响到受孕的成功率，而且也会严重地影响受精卵和胚胎的质量。另外，长期大量的吸烟者更容易发生性

图解怀孕圣经

功能障碍，也间接地降低了生育能力。酗酒可造成机体酒精中毒，影响生殖系统，使精子数量减少，活力降低，畸形精子、死精子的比率升高，从而会影响受孕和胚胎发育。因而为了下一代，准爸爸不要铤而走险，在准备怀孕前至少要提早3个月到半年开始戒烟，并且少饮酒为好。

★有益精子健康的8条饮食建议

有人把韭菜当伟哥来助性，但韭菜中农药的残留量会比较大，要适量食用，并在食用前将韭菜洗净，否则会对精子造成伤害。

长得过于肥大与鲜艳的瓜果蔬菜，是用催生激素催化而成，对精子的生长有害，最好不要多吃。

虽然水果皮有丰富的营养，但果皮的农药含量也最高，所以一定要削皮吃。

一般的蔬菜要先洗干净，再放入清水中浸泡一段时间，然后再下锅。有皮的蔬菜要先去皮，然后洗干净再下锅。有些人认为经过加热后就没有问题了，这可千万别大意，无论怎么烹制，毒素仍留在菜里。若是要生吃蔬菜，除洗泡外，吃之前还要用开水烫一下，这样做，维生素可能被破坏了一些，但农药的成分减少了，对人体更安全。

用泡沫塑料饭盒盛的热饭热菜，可产生有毒物质二噁英，对人体危害特别大，可对男性生育产生直接影响。不要用泡沫塑料饭盒来盛饭菜。

最好不要用微波炉加热饭菜。因为即使用微波炉专用的聚乙烯盒子盛饭菜，其中的

化学物质在加热的过程中仍会释放出来融入饭菜中，使食用者受其毒害。有人使用瓷器，其实瓷器含铅量高，对人体更有害。

冰箱里的烧熟的食物，吃之前一定要再热一次，因为冰箱里的制冷剂对人体也有危害。

不要单吃某一类食品，更不能偏食，什么都吃点。重要的是尽量吃天然绿色食品，均衡营养。

★改变影响生育能力的生活习惯

在日常生活中，有些男士的一些不良习惯和生活方式会影响自己的生育能力。如果你准备要宝宝了，就要提前改掉它。

1 过频的热水浴

睾丸产生精子，需要比正常体温37℃低1～1.5℃的环境。研究资料表明，连续3天在43～44℃的温水中浸泡20分钟，本来精子密度正常的人，密度会降到1000万／毫升以下，这种情况会持续3周之久。近年的"温热避孕法"就是根据这个道理而来。因此，男士不宜进行过频、过久的热水浴。

2 营养不良和偏食

精子的产生需要原料，因此生精功能和营养水平密切相关。并不一定要吃甲鱼、黄鳝之类。但多吃些瘦肉、鸡蛋、鱼类、蔬菜，保障必要的蛋白质、维生素和微量元素的供给，是必不可少的。有偏食习惯的人，往往容易发生某些营养物质的缺欠，影响到生育能力。

3 精神抑郁及过度疲劳

抑郁和疲劳可影响性功能和生精功能。过多地骑自行车、摩托车、三轮车和骑马，往往会使前列腺和其他附性腺受到慢性劳损和充血，影响功能或加重慢性炎症，最终影响生育能力。

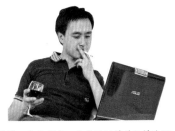

丈夫在孕前不要太颓废，让自己的精神保持愉悦。

★保持一个好心情

竞争压力增大、生活节奏加快，城市中男性多数都背负着紧张、恐惧、抑郁、沮丧等不良情绪编织的精神包袱，容易出现内分泌功能失调，导致不育。对于丈夫来讲，更要注意调节自己的心态，始终保持一个好的心情，这才有利于创造一个健康、聪明的宝宝。

当情绪波动时，可以通过掌握呼吸来调整自己的心情：轻轻闭上眼睛，做 3～5 次深呼吸，尽量放松自己的身心。妻子也要配合，互相体谅、宽容、理解丈夫所处的压抑、悲观、忧愁或紧张的状态，减低他的心理负荷。

爱心小贴士

丈夫要多学习孕产知识

在孕育新生命的过程中，对于准爸爸而言，你需要创造一个良好的生活环境、做好孕前大量的准备、了解孕期妻子的变化和宝宝孕育的过程、解决生活中出现的许许多多细琐的问题。那么，对于孕育，你了解多少呢?你自己究竟有什么样的责任呢?在妻子怀胎十月的日子里，你该做些什么呢?只有了解相关的孕产知识，你才能做一个更好的丈夫和父亲!

★多吃助孕食物

要想赢在起跑点，准爸爸们在饮食上就要注意了!以下这些助孕食物，你都合理安排在自己的一日三餐中了吗?

1 富含蛋白质的食物

蛋白质被人体吸收后会变成氨基酸，其中"精氨酸"被认为是制造精子的原料。蛋白质对生殖功能、内分泌、激素都相当重要。食物中的牛奶、黄豆、鸡蛋、瘦肉都富含蛋白质。

2 富含维生素E的食物

维生素 E 又称生育酚，缺乏维生素 E 可能会造成对睾丸的伤害。胚芽、全谷类、豆类、蛋、甘薯和叶绿蔬菜含丰富维生素 E。

3 富含叶酸的食物

叶酸作用大，绿叶蔬菜、新鲜水果、动物肝脏、豆类、蛋类等食物中都含有丰富的叶酸。

4 富含锌的食物

由于睾丸制造睾固酮这种雄性激素需要锌，精子的制造和品质也和锌息息相关，所以准爸爸们要多吃海鲜类、蛋类、肉类、全谷类、坚果类等，可以加强"男性雄风"。

★慎重选择药物

据研究，以下几类药物对男性生育能力影响较大。

1 治疗肿瘤的化学药物

绝大多数的化疗药物有导致男性不育的不良反应。如环磷酰胺，该药可破坏睾丸的生精细胞，使睾丸生精功能下降，如果在青春期用药可致睾丸萎缩。

2 抗高血压药物

这一类药物主要的不良反应为降低患者性欲，可导致射精困难，甚至不射精。如甲基多巴、呱乙啶可引起阳痿和射精困难等病症。

3 镇静剂

应用巴比妥类药物后，出现性欲下降、阳痿等。

4 麻醉剂

从对吸毒者的研究发现：吸食鸦片或海洛因后可明显抑制性功能，精子的生成亦受抑制，还可出现射精延迟或不射精，特别是服用海洛因以后，上述现象更加明显。

5 雄激素和雌激素

在男科疾病的治疗中，雄激素应用较广泛，长期、过量地应用雄激素后，会抑制下丘脑－垂体－睾丸轴而使精子生成减少导致不育。另外，应用雌激素治疗时，长期大量应用可使男性性欲迅速消退，最终出现阳痿而影响生育。

第2章 新生命从这里开始

——怀孕第1周

经过很长一段时间的精心准备，相信准爸爸妈妈的心理和生理都已能够经受这次孕育历程了。这一周是你面临孕育的最后一个阶段，你将在这一周后，经历生命中最大的变化。每一位父母都应在精子和卵子结合那一刻前作好受孕准备。这才更有可能使最健康、最富活力的精子和卵子在天时地利人和之时，携带双方的优良基因，组合成最佳的受精卵。

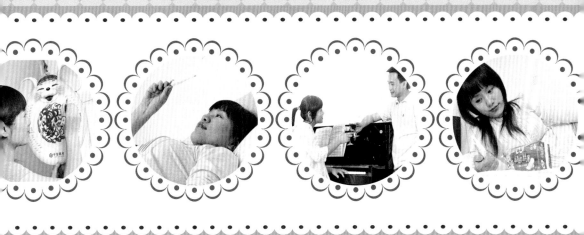

一、本周怀孕历程

通常说的40周怀孕期，是从最后一个月经周期的第一天开始算，所以，前一周并没有真正怀孕。怀孕虽然说从卵子受精就开始了，但大多数女性朋友在30～45天之后才体现出怀孕的各种症状，因此怀孕第1周更要注意各种细节，特别是要加强受孕的成功率。

★ 了解受孕的过程

卵子和精子是新生命的始基。受精后的卵子叫受精卵，它会在受精后一边进行反复的细胞分裂，一边在输卵管内向着子宫腔的方向移动，大约需要7天到达子宫腔。此时子宫内膜也因受体内激素影响，变得厚软，胚胎细胞极易植入。我们将胚胎细胞植入子宫内膜的过程称为着床。着床可以说是怀孕成功的标志。但在这个过程中，以及未来的40周内，受精卵总是在不停地生长，在母亲宽敞、温暖的"宫殿"中，"胚胎"最终会发育成胎宝宝，继而经过分娩的洗礼，使我们得到一个健康、可爱的宝宝。

★ 正确掌握怀孕时间

妇女怀孕时间，要选在排卵期，即下次月经来潮前的14天左右，如果错过这几天，就不会受孕。正常育龄妇女，每个月在一侧卵巢中都有一个卵细胞成熟并排出。卵子排

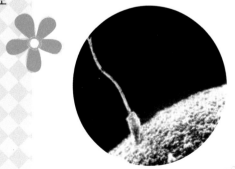

卵子受精图。

出后数分钟，就可到达输卵管壶腹部，并停留在那里可达两天之久，但是它的存活时间只有12小时，如果在这段时间没有精子来会合，卵子就会死亡，如果这个时间恰与精子会合，即可怀孕。

★ 学会计算排卵期

准备怀孕、想做妈妈的您，可以通过计算排卵期，来较准确地测算自己是否怀孕。常用推算"排卵期"的方法有：

1 基础体温测定法

在人体经较长时间睡眠后醒来（一般在清晨），尚未进行任何活动及说话前，所测得的体温，为基础体温。正常情况下，育龄女性的基础体温，于月经前半期较低，排卵期更低，排卵后24小时至几天内可突然或缓慢上升0.3～0.6℃

因此，测量基础体温最好从月经来潮第一天开始，坚持每天测量，并用坐标纸纪录，以便观察分析。

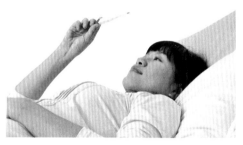

通过测量基础体温，就可以推算出排卵期。

2 宫颈黏液观察法

具体方法是：平常在早上起床后、洗澡前或小便前，用干净的卫生纸在阴道口取拭黏液，先看看，再拉长，一般你会有这样的发现——月经后的几天内，黏液又少又稠，这种状态下的黏液提示你，阴道内的环境呈酸性，不利于精子存活，是最不易受孕的阶段；在排卵前，卵巢分泌的雌激素不断增加，雌激素促进宫颈分泌出潮湿、滑润、富有弹性、清亮或白色的黏液，犹如鸡蛋清状，这类黏液的分泌可以过滤异常精子，为健康的精子提供营养的通道，引导精子经过宫颈、子宫进入输卵管，所以，这类黏液也称为"易

受孕型黏液"，这时同房，将可获最高的怀孕率；在排卵之后，宫颈会分泌出很稠的黏液，并形成黏液栓，或是仅有少许，甚至没有黏液从阴道排出，阴道入口处也呈干燥状或仅有少许的黏稠感，若阴道口连续干燥3天后，就能确信排卵已经发生，卵子已经死亡，所以，如果想怀孕，就必须等待下次排卵前再出现"易受孕型黏液"时同房了。

虽然不同的人有不同的月经周期，易受孕型黏液出现的时间也不尽相同，但如果保持记录和观察，就会发现和了解"易受孕型黏液"的基本特征和出现规律，而掌握了宫颈黏液的观察方法也可用于指导受孕。

3 观察宫颈法

女性在每月的月经中期，宫颈会上升2.5厘米左右，并且会变软，宫颈口也会微微张开，这是女性身体提供的另一排卵信息。如果你预感到快到自己的排卵期时，可以检测一下自己的宫颈，方法如下：蹲下，用一手指（一定要注意手的卫生，洗净，或是戴一次性的塑料指套）进入阴道，很容易触摸到宫颈。每个周期触摸几次，1～2周后就会体会到宫颈的变化。当你感觉宫颈有上升情况时，你们即可同房，以便提高受孕率。

4 日程推算法

这种方法虽然简单，但是并不一定可靠，如果要是以安全期避孕，我们不建议使用这种方法，而如果想以此种方法找到排卵期，我们则建议你可以考虑使用，不过，这种方法还有一定的局限性，因为这种方法仅限于月经周期规律的女性。具体的方法是：从下次月经来潮第1天算起，倒数14天或减去14天就是排卵日。围绕排卵日前5天和后4天成为排卵期。在此期间进行性生活是最易受孕的。

5 排卵试纸法

女性尿液中的促黄体生成激素会在排卵前24小时左右出现高峰值，所以根据此种条件可推算排卵期。现在市面上卖有排卵试纸，可以去药店买来这种试纸，轻松地测出排卵期。方法是：取10～20点之间的尿液，用吸管将你所取的尿液适量滴在试纸指定的位置，等待几分钟后就能得到结果。如果显现的是阳性，说明会在14～48小时进入排卵

期。如果显现的是阴性，说明排卵期还需要一些时间，那就耐心等待第二天再测。

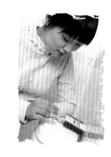

通过排卵试纸，也可以算出排卵期，但是并不十分准确。

二、本周营养指南

你现在是不是还在为孕期的营养问题犯愁呢？不用怕，从孕期第1周开始，为你介绍怀孕期各周的营养全方案，希望能对准妈妈们有所帮助。

★继续加强营养

在这一周，因为马上面临着孕育，所以要注意讲究饮食，继续加强营养，多吃营养丰富的食物，但要注意"均衡"二字，总的原则是饮食清淡、多样化，而并非指戒食淀粉类、脂肪类等食物。一般情况下，每天一至两杯牛奶、200克肉类、0.25千克蔬菜、一至两个水果、不少于300克的淀粉类，这些都是比较适合孕妇的营养需求。

★补充叶酸好处多

胎儿发育对叶酸需求量不大，但是如果缺乏叶酸，便会引起胚胎细胞分裂障碍或畸形，特别是由于神经管发育畸形，导致胎儿出现"无脑儿"或"脊柱裂"。

所以，怀孕前的几个月内和最初的三个月，每天应补充400微克的叶酸。在整个怀孕期间都要多吃含叶酸的食物，怀孕后每天叶酸的摄取量应达到1毫克左右。很多食物中都含有叶酸，如芦笋、黑豆、哈密瓜、强化早餐麦片、橘子、菠菜和全麦面包。

★多吃海产品

在沿海及低洼等不缺碘的地区，水中的碘可满足常人的需要，但对孕妇来讲还不够，这与孕期偏食有关。孕妇缺碘，会造成死胎、流产、早产和先天性畸形。补碘的关键时间是在妊娠早期3个月，尤以妊娠前为好。若怀孕后5个月再补碘，已起不到预防后代智力缺陷的作用了。海带、海鱼、紫菜、贝类等海产品中含碘量较高，孕妇若每2～3天吃一次海鱼，便可满足机体对碘的需求量。

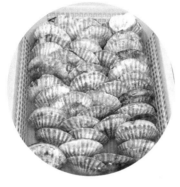

扇贝等海产品中有孕妇需要的碘。

★不宜吃罐头食品

罐头食品在制作过程中都加入了一定量的添加剂，上班族孕妇食入过多对健康不利。罐头食品营养价值并不高，经高温处理后，食物中的维生素和其他营养成分都已受到一定程度的破坏。

孕妇宜与忌

少吃油条

油条制作时都加入一定量的明矾，而明矾含铝。如果上班族孕妇每天吃两根油条，就差不多吃了3克明矾，蓄积起来其摄入的量相当惊人。铝可通过胎盘进入胎儿的大脑，使大脑发育迟缓，从而增加痴呆儿的发生率。

三、本周注意事项

孕育一个健康的后代，需要有一个最佳受孕时机和良好的孕育环境，当准爸爸妈妈准备怀孕，享受为人父母的甜蜜时候，为了提高宝宝的生命质量，在怀孕前先要有一个周全的考虑，使妊娠有一个良好的开端。

★受孕前要先戒酒

酒精在人体内贮存的时间较长，加之酒精毒害的卵子也很难迅速恢复健康，所以受孕前一周妇女饮酒对胎儿不利。那些平时喜欢饮酒的妇女，即使受孕前一周停止了饮酒，也还有一定的危害。所以，要求妇女受孕前不要饮酒，最好在受孕前一周停止饮酒，如果在早些时间，比如准备怀孕前一年以上就戒酒会更有利于孩子健康。

对男性来说，饮酒可降低睾酮生成速度，扰乱体内睾酮分布，使循环睾酮数量增加，不能被组织利用，从而影响精子的生成和精液的质量。酒还能引起睾酮还原酶活性增强，导致生殖腺功能低下。所以，男性过多饮酒会出现睾丸萎缩、阳痿以致不育等。

男性饮酒会伤害生殖系统，酒后受孕会生育低能儿、畸形儿。男子酗酒可使70%的精子发育不全或游动能力差。这种精子如果和卵子相遇而形成受精卵，发育形成的胎儿就不会健康，甚至出现畸形儿、痴呆儿。因此，男性必须在妻子计划怀孕前相当长的一段时间里不多喝酒，不喝醉酒，在准备怀孕前一周最好不要喝酒，以保证精子质量，以利于胎儿健康成长发育。

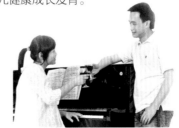

夫妻双方在受孕前都要戒酒。

图解怀孕圣经

★ 避免照射X线

妇女在怀孕前一段时间内也不要受 X 线照射，如果在怀孕前 4 周内受过 X 线照射也会发生问题，因为 X 线能杀伤人体内的生殖细胞。据调查表明，在 1000 个儿童中，发现有三色色盲的不少，他们的母亲腹部都曾接受过 X 线照射。这证明做 X 线照射确实对胎儿有不良影响。故准备怀孕妇女要十分注意，为避免 X 线对下一代的影响，尤其是腹部透视者，切不可急于怀孕。

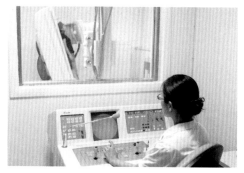

在受孕前，最好不要照X线，如果必须要做，一定要围上保护服，或盖住腹部。

★ 注意经期卫生

经期是女性生理上的一个重要的时期，尤其是在受孕前后，有很多讲究，下面我们一起来了解一下，怎样注意经期卫生。

1 使用安全的卫生用品

要注意保持卫生巾清洁，购买国家卫生部门允许出售的卫生巾；每天清洗外阴，不过不要盆浴，应该淋浴，经期能用温水擦身更好。

2 要注意饮食

少吃刺激性食物，多吃蔬菜和水果，保持大便通畅，免得盆腔充血。经期易出现疲劳和嗜睡，感情波动也大，故最好不饮浓茶、咖啡等。同时，也要少食或不食冰冻食物、饮料等。

3 要保持精神愉快

适当参加文体活动可转移经期出现的烦躁、郁闷，但要注意避免体力劳动过累或参加剧烈体育活动。

另外，需提醒的是：因为经期御寒能力下降，受凉易引起疾病，像月经过少或突然停止，因而要避免淋雨、沾水、用凉水冲脚等。

总之，做好经期保健是女性朋友一生都必修的"保健课"，一定要注意保养，以保证自身的健康和孕育的顺利进行。

★ 保证充足的睡眠

在受孕前要注意休息，每天保证充足的睡眠，不要过于劳累。生活起居要有规律，保持良好的体能状态，这样不仅受孕易获成功，对以后孩子的身体和智力的健康发育也极有利。每天最好能睡足 8 小时。中午如有条件，最好再睡一小会儿，哪怕打个盹也好。如果有失眠的习惯，最好在孕前半年就调整过来。此期若还存在失眠的症状，则可采取一些常用的方法帮助睡眠，如睡前适当地散散步、喝杯热牛奶、泡个热水澡等，也可以求助于你的妇产科医生，帮助你入眠。

专家咨询台

失眠不要服药

准备受孕阶段，一旦发生失眠现象，千万不可用服药的方法催眠，最好是采取适当休息、加强锻炼、增加营养、调节生活规律等方法解决，从根本上增强体质，才会使失眠症状减轻或消失。

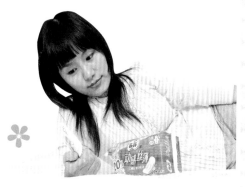

这个时候，卫生用品的选择非常重要。

四、本周胎教课堂

每个妈妈都希望自己的宝宝聪明再聪明一点，因此把宝宝的智力开发提前到了胎儿时代，下面一起学习如何从受孕一开始就进行胎教吧。

★心情是最好的胎教

孕妈妈情绪不佳，长期过度紧张，如发怒、恐惧、痛苦、忧虑，会对胎儿产生不良影响，出生的宝宝好动、情绪不稳定、易哭闹、消化功能紊乱，发病率高。

人类大脑下垂体的激素可以分为两种。一种是与情绪有关的激素，当情绪不好的时候，人体会分泌一些肾上腺素、压力激素或是紧张激素，这些激素对胎儿及整个子宫环境来说，都会产生比较坏的生理反应。另外一种则是良性激素，也可以说是快乐激素。快乐激素能够让一个人的心情好起来，它从妈妈的脑部开始分泌之后到达全身，当然也会到达子宫的血管，通过脐带送到胎儿身上，由脐带血管的放松过程中，提供给胎儿更多、更好的养分和氧气。

★注意受孕瞬间的胎教

但凡父母都希望孩子能继承父母的优点，生一个强壮、聪慧、俊美的宝宝。请注意，

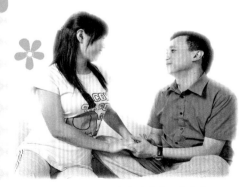

为让妻子郭遇秋开心，丈夫刘波有好多方法。

受孕瞬间正是关键的时刻。在选择好的最佳受孕日里，下班后应早些回家，夫妻双方在和谐愉快的气氛中共进晚餐，在情感、思维和行为等方面都达到高度协调时同房。

在同房的过程中，夫妻双方都应有好的意念，要把自己的美好愿望转化为具体的形象。带着美好的愿望和充分的激情进入"角色"，极大限度地发挥各自的潜能。女性达到性高潮时，血液中氨基酸和糖原能够渗入阴道，使阴道中精子获得能量加速运行，从而使最强壮、最优秀的精子与卵子结合。

爱心小贴士

在芳香中放松自己

芳香疗法可以使你身体和精神放松。在优雅地享受芳香的同时，轻松地获得健康。不是所有的香薰精油都可以使用，一定要询问专业人士后才可使用。一些精油可能会引起流产，不适宜孕妈妈使用。

五、本周准爸爸必读

准爸爸为未出生的孩子所做的每一件事情，为贴近怀孕的妻子所做的每一份努力都有着重大的意义——夫妻共同创造的不仅仅是一个孩子，而是一个新家庭。

对于许多准爸爸来说，他可能犯的最大错误就是在妻子怀孕的过程中持观望和保持距离的态度。其实，积极的参与无论对夫妻关系、妻子的身体以及未来的三人世界都非常有好处。

★给妻子一个好心情

在孕期阶段，丈夫要对妻子多加体贴和爱护。日常生活中要以诚相待，当双方产生矛盾或发生争执时，丈夫要主动相让，多一些随和，多一些克制，多一份宽容，尽量忍

图解怀孕圣经

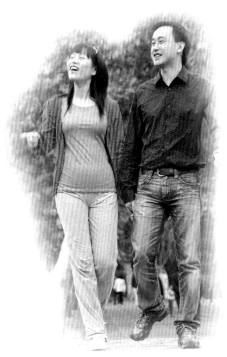

丈夫刘波每天带妻子郭遇秋到室外散步。

让妻子。

一般来说，孕妇容易出现急躁情绪，常常不容易克制自己的情绪。遇到这种情况，丈夫更要体谅妻子，心甘情愿地做到"忍气吞声"，时时笑脸相迎，说话低声低气。如果有不同意见时，也不要高声喊叫，不能让妻子怒气冲冲，以免影响腹中胎儿的生长发育。为了让孕妇能够拥有一个良好的情绪，就需要准爸爸和家人一起努力营造一个温馨的家庭氛围，比如多带孕妇散散步、聊聊天等。

★ 了解妻子的担忧

很多时候，孕妇需要表达她们的抱怨。不要忽视她诉说的种种不舒服——作为男人，很难想象怀孕的女人所要承受什么样的身体困扰。其实很多时候，她们只要把怨气发泄出来就足够了，温柔地问问你能替她做什么，但千万不要把自己认为好的解决方法强加给她。

★ 最好不要留胡须

准爸爸最好还是不要留须，哪怕嘴唇上下的胡须都不要放过，因为胡须会吸附空气中的灰尘和污染物，通过呼吸进入体内，影响"生产精子"的内环境，也可能在与妻子接吻时，各种病原微生物轻而易举地传染给妻子。

★ 让妻子告别宠物

有些猫、狗、禽等动物身上寄生有弓形虫，可能引发人畜共患疾病，妇女感染后有30％～40％的可能性会传给宝宝。

弓形虫对妈妈来说虽然没有什么症状，但能通过胎盘感染胎儿，引起流产、死胎、早产或多种畸胎，还可能造成新生儿肺炎、肝脾肿大及意识障碍等疾病。所以在怀孕期间最好就不要接触宠物了。

家中养宠物的女士们在妊娠早期应进行血清检查。如果有孕妇已经感染此病，可根据感染时间及胎儿情况决定妊娠结局，目前有乙酰螺旋霉素等药物可以治愈这种疾病，而且再孕第二胎时多数不再发生畸变。

★ 不要让妻子被动吸烟

被动吸烟就是指不吸烟者吸入吸烟者吸烟时所产生的烟雾，包括吸烟者呼出来的烟和从香烟直接燃烧出来的烟。被动吸烟也叫侧流吸烟或第二吸烟者或二手烟。

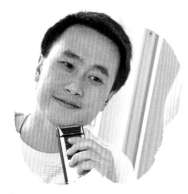

不要留胡子。

孕妇被动吸烟对胎儿也可造成严重影响。丹麦的一位教授进行了孕妇吸烟对新生儿体重影响的研究，他提出，孕妇每天同吸烟者接触两小时以上（在同一房间或在一起工作），低体重新生儿（小于2500克）与被动吸烟有关，同时发现父亲大量吸烟的婴儿产期死亡率比父亲不吸烟的婴儿高得多。总之，被动吸烟对儿童的生长发育有着严重的影响。

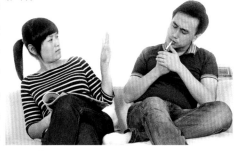

不要让妻子被动吸烟。

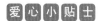

图解怀孕圣经

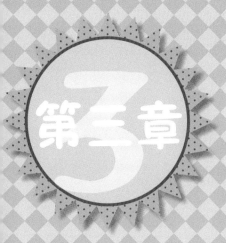

第三章

播下·幸福的"种子"
——怀孕第2周

现在，已经进入第2周了。一般排卵期是在月经周期的第14天左右。因此，在这周末，排卵期就开始。这时，想要宝宝的朋友们要了解最佳受孕时间、环境、方式，并学会推测预产期知识。因为，这一周后，你们可能已经播下了幸福的"种子"。

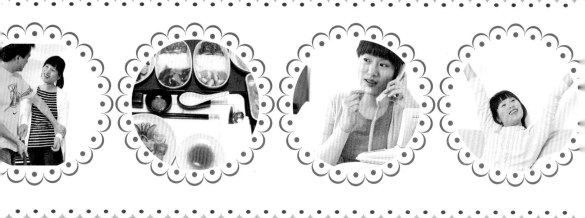

一、本周怀孕历程

这一周是非常关键的时期，它将决定着准爸爸妈妈们能否成功受孕。受孕的季节、时机、环境甚至性交体位都在其中起着非常重要的作用，朋友们千万不要掉以轻心。

★选择最佳受孕季节

中医认为，春生、夏长、秋收、冬藏，其中春天和秋天是最温和的季节，象征着生发和丰收。春末和秋初是人类生活与自然最适应的季节，也是受孕的最佳季节。此时气候温和适宜，风疹病毒感染和呼吸道传染病较少流行。孕妈妈的饮食起居易于调节，这样可使胎宝宝在最初阶段有一个安定的发育环境，对于保胎、优生最为有利。

★把握最佳受孕时机

受孕时机就是通过掌握自身身体的节律，选择最佳时机进行性交，使新鲜的卵子和充满活力的精子相结合而受孕。一般而言，对于女性来讲，平均每月排卵一次，在排卵前2～3天及排卵后1～2天性生活，才有可能受孕；对于男性而言，一般健康精子能保持48小时的受精能力，而卵子在排卵后20小时开始老化，因此，最好能在排卵后2～3小时受精——这就是最佳受孕时机。

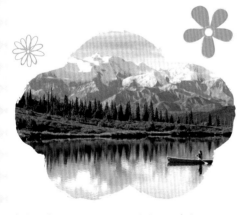

春末时节，气候宜人，正是受孕的好季节。

专家咨询台

人体生物钟与怀孕有关吗

人体生物钟有三种，分为体力钟、智力钟、情绪钟。它们在每个人的每年、每月、每日或每段时间里有高潮或低潮。体力钟（生理钟）周期为28天，前11.5天里人的精力充沛，生命力旺盛。智力钟，周期为33天，在前半段时间里人的思维敏捷，反应快，记忆力强，学习较快，效果较好。情绪钟周期为28天，前14天易发脾气、任性，甚至易怒，好吵架；后14天比较抑郁。因此，想生一个健康、聪明、活泼的孩子，可以从自身感觉中记录夫妻两个人生物钟的活动周期，取一个或两个人的体力钟、智力钟及情绪钟都处于高潮期作为最佳受孕期。也就是说，夫妻二人都感到精力和精神最充沛的时期受孕，对优生最有益。

★选择最佳受孕体位

不同的性交体位对受孕的影响也不同，有的增加受孕机会，有的则不利于受孕，减少受孕机会，这在治疗不孕症方面有一定意义。合适的体位易诱发女性性高潮，增加受孕机会。最普通的男上女下相面姿势是有利于受孕的，特别是提醒女性将臀部垫高一些，可防止精液外流，也可以使男子阴茎深入女子阴道深处，利于精子进入女子子宫内。可以说，这种男上女下相向的性交体位是青年夫妻准备受孕的最好姿势。

也可采用另一种性交方式，女方面朝下俯卧，用双胯支撑或用枕头支撑，男方的阴茎从女方的后位进入阴道，射精后精子可沉积在宫颈附近。对于后位子宫的妇女，这种方式更有利。

★营造最佳受孕环境

理想的受孕时间最好是在空气清新、精神振奋、精力充沛的日子。卧室的环境应尽量安静，不受外界条件的干扰。床上的被褥、床单和枕巾等物品应该是新的或干净的，最好是刚洗晒过且能散发出一股清新的味道，并且要注意受孕时的视觉刺激，让室内沉浸在柔和的灯光下，放些优美轻松的乐曲，这种恬静、舒适的环境往往能对人产生良好的心理暗示作用，使夫妻双方能在最佳的状态下播下爱情的种子。

二、本周营养指南

胎宝宝的健康和聪明虽与遗传有关，但相对来讲营养更为重要。营养充足的胎宝宝在出生后体格健壮，智商高；营养欠缺的胎宝宝出生后，体格和智力发育都较落后，而这种缺憾在出生后是难以或无法纠正或弥补的。因此，从怀孕一开始，准妈妈就要注意科学摄取各种营养素。

★保证均衡的营养

在这一周，准妈妈仍然需要均衡合理的营养，即荤素搭配、粗细粮结合、饥饱适度、

少吃多餐，品种多样化、不偏食、不挑食。饮食应以清淡易消化吸收食物为宜，少吃油腻食物，饭时少喝饮料和汤。多吃蔬菜和水果，并依然每天坚持补充叶酸，可以避免腹中宝宝发生神经管发育异常。

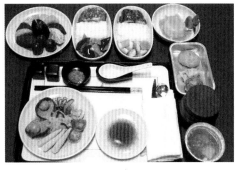

在饮食方面，要尽量做到荤素搭配。

★适当增加热量和脂肪

怀孕期间，适当补充热量和脂肪，才能满足孕妈妈和宝宝对能量的需求，并且脂肪分解得到的脂肪酸是对生长发育很重要的物质，孕早期要形成良好的胎盘及丰富的血管也特别需要脂肪酸，这样才能保证胎儿的营养需求。但是如果摄入过量，会使腹中宝贝长得过大，不利于以后的分娩。

★不宜再吃方便食品

方便食品吃起来既方便又有滋味，即使怀了孕有很多孕妇仍然喜欢吃。这类食品的脂肪含量很少，经常以这些食品为主食，会使孕妇的体内缺乏必需脂肪酸，而必需脂肪酸是胎儿大脑发育需要的重要营养成分之一。

★不要贪吃冷食

孕期很多孕妇血热气盛，总觉得身上很热很燥，特别是在炎热的夏天，因此很多孕妇喜食冷食。但过多摄取冷食会伤及脾胃，使营养吸收受到影响，不能保证自身和胎儿的营养需求；而且，太多的冷刺激还会使口腔、咽喉、气管等部位的抵抗力下降，诱发上呼吸道感染。另外，冷食刺激还会引起胎儿躁动不安，所以孕期一定要节制冷食。

三、本周注意事项

本周是受孕的重要时期。这一时期受精卵在子宫上的正常着床及接下来的健康生长，对胎儿以后的发育都有着决定性的影响。因而，事实上，孕妇应该从受孕一开始就适度提高警惕性了。

★注意受孕时的卫生

平常，女性要注重各方面的卫生。在此阶段，更要注意受孕时的卫生，过性生活前，夫妻双方一定要注意清洁手部和外阴的卫生，可洗个"小澡"（最新研究报告表明，如果体质较弱的人，过性生活前洗澡可减少体力，不利于性爱，所以应选择洗小澡）——冲洗外阴和肛门等部位，男性要注意清洗包皮垢，以免藏污纳垢而给自己和妻子造成细菌感染，对健康和孕育均不利，所以一定要清洗干净，并且要注意内衣裤的卫生，尤其不要穿紧身的衣裤，这也对孕育不利。

★潜在的电话危害需注意

黏附在电话机上的细菌和病毒有 480 种以上，尤其使用率高的公用电话，很多疾病最容易通过电话机来传播。有些女性打电话时总是离话筒很近，有时还一边打一边吃东西，打完电话也不去洗手，然后又去摸别的东西，包括自己的身体。

这样就会使常年积累在电话机上的病毒，浩浩荡荡地进入她们的口腔和鼻孔中，并在此进行生长繁殖。一旦这些部位有创口，病菌就会进入身体内部，最终可能通过脐带进入宝宝体内，从而引起上呼吸道感染、胎宝宝发育不良、流产、早产等。

因此，如果不得已在外使用电话时，讲话时也应尽量与话筒保持远一点的距离，并在使用后马上洗手。

爱心小贴士

电话消毒方法

消毒方法通常有两种，较为快捷省事的方法是采用电话消毒膜（片）来消毒，因为使用时只需要将消毒膜（片）粘贴在送话器上即可。通常，根据消毒剂类型的不同，可保持 1～3 个月。对电话机无腐蚀性，也不妨碍传话，具有良好的除臭作用和芳香气味。也可用75%的酒精棉球来擦拭电话机的外壳部分。但由于酒精容易挥发，消毒效果比较短暂，所以应当经常地进行擦拭。

四、本周胎教课堂

受孕第一个月时，大多数孕妇尚不知道自己体内已经开始孕育小宝宝。从任何人都不知道的那一刻，直到第三个月为止，对胎儿而言，是一个非常重要的阶段。不过，从受孕一开始，胎教就开始发挥作用了。

★饮食与胎教

受精卵种植在母亲的子宫内膜这块"肥沃的土壤"上的第一个月，从现代胚胎学的角度讲，正是卵裂期、胚层期和肢节期，其生长速度快得惊人，到第一个月末，胚胎的体积能增长近 10000 倍，大约已经有 1 厘米长。这时母亲的血液已在小生命的血管中缓缓地流动，心脏已经形成并开始了工作。

这时孕妇容易因饮食量过少而导致营养缺乏。倘若发生营养不良，胚胎容易因营养物质缺乏而殒坠，就像是果树上结的果子，

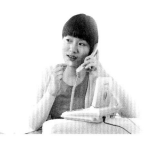

电话机中潜在的危害不得不防。

在水分与养料不足时就容易枯萎掉落。这一点必须引起重视。

★艺术陶冶情操

多读一些格调优美、文笔高雅的文学名著、散文或诗歌，多观看视觉明快或诙谐幽默的影视作品，多欣赏美丽的图片或画片，多接受大自然绿色树木之"沐浴"，多眺望秀丽迷人的景致，多听能使精神放松的优美乐曲，以使感情变得柔和，精神生活变得充实，从而使心情保持宁和。孕妇的情绪可以通过内分泌的改变影响胎儿的发育，孕妇在怀孕早期的不愉快心情，往往可以借助母子沟通的方式而影响胚胎。

★以享受的心情迎接清晨

前面我们已经讲过，孕妇的心情好坏对胎教的影响很大。那么，你为什么不每天以一种享受的心情来迎接清晨呢？您以为自己做不到吗？没问题的。

比如，大可不必闹钟一响，就从床上爬起来。您可以尽情地在床上伸伸懒腰，舒展一下，像猫一样！这样您可以将整个生物钟调到白天模式。

如果您能养成醒后侧身高抬腿的习惯，会有利您的腹部肌肉。起床时，伸展双臂，用微笑问候清晨，新的一天就这样舒服开朗地开始了。

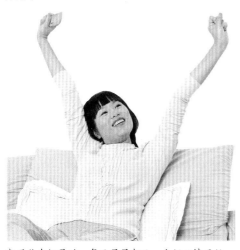

郭遇秋在怀孕时，每天早晨都从一个好心情开始。

五、本周准爸爸必读

男人在潜意识中想要更多地参与到怀孕的过程，毕竟这件事会改变他们的生活，他们也需要一个过程接受做父亲这个新角色。

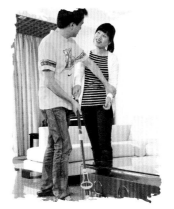

准爸爸对待妻子要关爱，但不要保护过度。

★保护不宜过度

在妻子的怀孕前后，身体和心理上的负担都会加重，准爸爸此时需要对孕妈妈加以适当的保护。从生活上、饮食上、精神上多关心孕妈妈，帮助孕妈妈顺利地度过孕期。但要注意不要对孕妈妈过度保护。一些准爸爸在孕妈妈怀孕后把家务事全包下来，甚至让孕妈妈请长假在家休息；在吃的方面也不惜花钱，买各种各样的高级营养品。更有甚者，因为怕孕妈妈出门受凉、挤着、碰着，索性将孕妈妈成天关在家中。

这种关爱之情是可以理解的，但是，这种过分保护对孕妈妈是弊多利少。因为孕妈妈需要适度的活动，这样才有利于保持孕妈妈良好的心理状态，缓解妊娠和分娩引起的压力。适当的锻炼还能增强体质，特别是增强腹肌和骨盆肌肉的力量，有助于以后顺利分娩。孕妈妈活动过少加上充足的营养，易导致妊娠肥胖症，这对孕妈妈的健康和小宝宝的发育都有不利影响。

★注意控制性生活的频率

有的夫妻结婚多年，但始终没有怀孕，其原因是多方面的，可能与染色体、男女的生殖器功能以及精子、卵子质量有关系，但人们往往忽略了一个小节的原因，即性生活频率过高也会造成不孕。

据研究，健康男子，性生活时一次排出精液量为2～5毫升，每毫升精液中含精子0.6亿～1.5亿个，平均为1.2亿个。一次排出的精子总数约为4亿个。这些精子两个睾丸需要2天的时间生成。每个发育成熟的男性，他们两个睾丸都在每时每刻产生精子，并贮存于附睾内，与不断分泌的精浆合成精液，在性交时射出。因此说，如果夫妻性生活过频，每天一次，精子就不会成熟，精液就不会充分，精子也难以活动，反倒影响受孕。这就是说，性生活过频不利于怀孕。一般来说，新婚夫妻可采用每周性生活1～2次的频率；随着年龄的增长，性交次数可逐渐减少，维持1～2周1次即可。这种频率有助于受孕。

★不要给妻子太大压力

女人都是敏感动物，要知道，有时候准爸爸的不妥言行也会给准妈妈造成精神压力。

1 不要计较生男生女

有的准爸爸希望妻子生个男孩儿，所以就常跟妻子说："一定替我争口气，生个男孩儿。"由于妻子害怕自己生的孩子不能满足准爸爸的要求，所以总会很担心，吃不好，睡不香，会给准妈妈带来很大的压力，这对准妈妈和孕育来说是很不利的。

2 不要让自己"出轨"

有的准爸爸生性风流，喜欢往女人堆里钻，甚至出现精神或肉体上的出轨，这也会让准妈妈感到恐慌和愤怒，尤其是现在很多网络、杂志评论：孕育期是许多准爸爸的"出轨"期，所以，对于女性来说，她们更看重此问题，做准爸爸的应注意行为检点。要知道，准妈妈孕育不容易，不要做对不起准妈妈及孩子的事情，避免破坏家庭幸福。

3 控制自己的脾气

有的准爸爸脾气暴躁，动辄对准妈妈大嚷大骂，这对准妈妈来说也会造成心理阴影。当然，准爸爸的其他很多不良行为也会给准妈妈带来很多顾虑和压力，为了避免这点，做准爸爸的要注意自己的一言一行，夫妻之间要真诚相处，多体贴、关心妻子，让妻子在你的细心呵护、关怀下平安孕育，这才是作为一个准爸爸应尽的责任和义务。

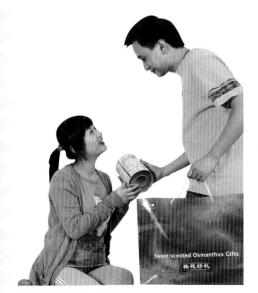

学会对妻子温柔一点儿。

爱心小贴士

协助妻子处理好家庭关系

在妊娠期，准爸爸是准妈妈的伙伴和朋友，虽然家人可能也会在此时很好地照顾准妈妈，但是准爸爸跟妻子的关系性质跟家人的关系性质是不同的，在"孕育"这场战役中，你们是共同的战友。你在做好妻子坚强的支持者、保护者的同时，还要协助准妈妈，搞好其与家庭成员和其他亲友的关系，否则，这些方面出现了负面影响，对孕育也是不利的，最起码，这会影响到准妈妈的情绪，所以一定要注意这个问题。

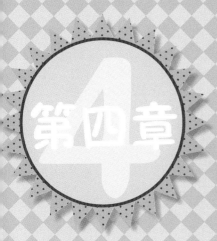

第四章 4

惊慌与喜悦的交织
——怀孕第3周

从这周开始，孕妇已进入妊娠期了。在确定自己怀孕后，要马上到医院建立孕期身体检查病历卡并咨询医生相关的信息，如起居注意事项、饮食的添加和注意事项等。绝不能掉以轻心，要知道这接下来的几周可是胎儿生长发育最关键的时期。

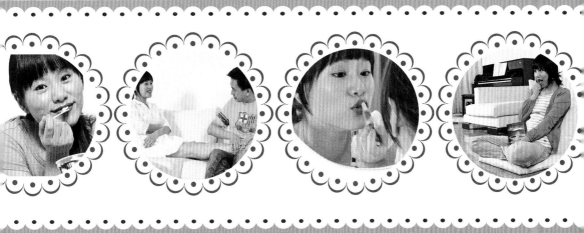

一、本周怀孕历程

> 本周胎儿的发育实际上并没开始，需要完成的仍是精子与卵子结合形成受精卵的过程。

★ 受精卵的成长

受精后，精子和卵子已经结合在一起形成受精卵，受精卵有 0.2 毫米大小，重约 1.505 微克。受精卵经过 3～4 天的运动到达子宫腔，在这个过程中由一个细胞分裂成多个细胞，并成为一个总体积不变的实心细胞团，称为桑胚体。

医学上将怀孕 9 周之前的胎宝宝称为"胚胎"或"胚芽"，9 周开始称为胎宝宝。受精 1 周后，黄体会分泌一种孕激素，这种激素帮助胚胎埋入子宫内膜，这样受精卵就正式安顿下来，进行有规律地生长。

在最初的几周内，胚胎细胞的发育特快。这时，它们有三层，称三胚层。三胚层是胎体发育的始基。三胚层每一层都将形成身体的不同器官。最里层形成一条原始管道，它以后发育成肺、肝脏、甲状腺、胰腺、泌尿系统和膀胱。中层将变成骨骼、肌肉、心脏、睾丸或卵巢、肾、脾、血管、血细胞和皮肤的真皮。最外层将形成皮肤、汗腺、乳头、乳房、毛发、指甲、牙釉质和眼的晶状体，这三个细胞层分化成一个完整的人体。

受精卵的分裂过程：

72小时后分裂成约100个细胞囊胚。

48小时后分裂成4个细胞合子。

24小时后分裂成2个细胞合子。

★ 孕妇身体状况

本周可以通过在家中做早孕测试查明自己是不是已经怀孕。如果测试结果显阳性，请到医院确定一下第一次产检的时间。很多医院在怀孕至少 8 周时，才开始产前保健。而有些医院则建议在确定自己怀孕以后，就开始进行产前检查了。但不要把所有的疑问都留到产前检查的时候。

因为有些孕妇体内产生的孕期激素还不够高，不足以使验孕结果呈阳性。如果已经来月经了，那么下个月还要继续努力。但是，经过一年或更长时间的努力，还没有怀孕的话，那么应该联系医生进行一次体检，看看有没有可能存在生育问题。尽管如果发现有生育问题会让人很沮丧，但是早发现总比晚发现好，这样可以尽早开始治疗，早日实现生宝宝的愿望。

二、本周营养指南

> 从这周开始，孕妈妈已经进入了妊娠的关键期，这就需要不仅在饮食方面保证营养均衡，还对饮食卫生提出了更高的要求。

★ 谨慎选择零食

有的孕妇在怀孕前有吃零食的习惯，但是怀孕后还能不能吃零食呢？其实，不必因为怀孕而牺牲掉自己所有的小零食，只是在零食的选择上应慎重。

首先，要注意小零食的卫生，街头露天出售的食品就最好不要吃。另外，有些零食有可能对孕妈妈的身体造成不良影响，比如冰淇淋、罐头食品和过甜的点心等，这些零食都不应成为孕妈妈饮食的主要内容。可以考虑既可口又有营养的零食，比如用果汁代替冰淇淋，用新鲜水果代替水果罐头，也可以把黄瓜、西红柿等蔬菜当水果吃，还可以吃一些营养饼干、核桃仁、花生等。总之孕期吃零食的原则就是营养、卫生、适量。

图解怀孕圣经

★注意容易引起流产的食物

妊娠期间，孕妈妈应注意营养的摄入，但同时也该注意到有些饮食会对自己或者胎宝宝产生不良影响。以下5种食物容易引起流产，是孕妈妈不宜吃的。

芦荟	芦荟本身就含有一定的毒素，中毒剂量为9～15克。中国食品科学技术学会提供的资料显示，怀孕中的妇女若饮用芦荟汁，会导致阴道出血，甚至造成流产。对于生产后的女性，芦荟的成分混入乳汁，会刺激孩子，引起下痢
螃蟹	味道鲜美，但其性寒凉，有活血祛淤之功，对孕妈妈不利，尤其是蟹爪，有明显的堕胎作用
甲鱼	虽然它具有滋阴益肾的功效，但是甲鱼性味咸寒，有着较强的通血络、散淤块作用，因而有一定堕胎之弊，尤其是鳖甲的堕胎之力比鳖肉更强
薏米	是一种药食同源之物，中医认为其质滑利。药理实验证明，薏仁对子宫平滑肌有兴奋作用，可促使子宫收缩，因而有诱发流产的可能
马齿苋	既是草药又可做菜食用，其药性寒凉而滑利。实验证明，马齿苋汁对子宫有明显的兴奋作用，能使子宫收缩次数增多、强度增大，易造成流产

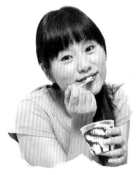

冰激凌虽好，但也不能多吃。

★不吃松花蛋

孕妇在怀孕期间不慎铅中毒，会造成流产、死胎或婴儿畸形的后果。铅穿透至脑，可直接抑制生长激素分泌，引起孩子身材矮小、性早熟、肥胖等。

含铅的日常食品最为明显标志的就算是"松花蛋"了，现在商家都打出不含铅的松花蛋，那么这样的松花蛋能不能放心的吃，孕妇能不能吃松花蛋？

传统的松花蛋为促使蛋白质凝固，在腌制过程中要加些氧化铅或铜等重金属，若长期食用，其中的铅或铜会慢性积累而不利于健康。如今，皮蛋的腌制已改进工艺，用硫酸铜、锌等代替氧化铅，"无铅皮蛋"也由此得名。其实，"无铅皮蛋"并不是一点都不含铅，只是铅的含量比传统腌制的皮蛋含量要低得多。微量的铅对成年人的健康影响不大，但对胎儿来说，无铅皮蛋也以少吃或不吃为好，因为胎儿对铅非常敏感。

★均衡营养食谱推荐

孕妇需要保障一定的热量、蛋白质、脂肪、矿物质和维生素的摄入。不必诸多"忌口"，多吃些蛋类、牛奶、鱼、肉、动物肝脏、豆制品、海带、蔬菜、水果等食物；还应粗细粮搭配。这样，既促进了食欲，增加了孕妇本身的营养需求，又为胎儿大脑的发育提供了物质基础。

每天多吃时令新鲜蔬菜，至少吃一种豆制品，保证吃点鱼或其他海产品（如海带），其他肉类也适当吃点。每天早晨除其他饮食以外，保证吃上一个鸡蛋；每天下午（午饭和晚饭之间）吃八九粒红枣（补充铁、维生

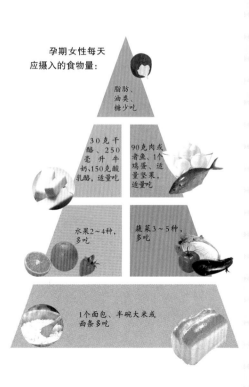

孕期女性每天应摄入的食物量：

脂肪、油类、糖少吃

30克干酪、250毫升牛奶、150克酸乳酪，适量吃

90克肉或者鱼、1个鸡蛋、适量坚果，适量吃

水果2～4种，多吃

蔬菜3～5种，多吃

1个面包、半碗大米或面条多吃

素C等），吃一两个核桃；晚饭后睡觉前一个多小时喝至少半斤牛奶，这样钙容易吸收。白天多晒太阳也促进钙吸收。其他饭后一两小时吃点水果（糖分大的少吃）、蔬菜（尤指西红柿。西红柿营养丰富，有条件做熟吃更好）；隔几天吃点海产品（补锌）；适当吃点粗粮（像玉米面可以做成稀粥较好）。

三、本周注意事项

值得提醒的是，怀孕最初的3个月是最容易失去宝宝的3个月，为了留住宝宝，孕妈妈一定要格外当心。

★使用化妆品应注意

每一位女性都是爱美的，但是为了宝宝和自己的健康，下面的这些化妆品就只能忍痛割爱了。

1染发剂

染发剂不仅会引起皮肤癌，而且还会引起乳腺癌，导致胎儿畸形。

2冷烫精

妇女怀孕后，不但头发非常脆弱，而且极易脱落。若是再用化学冷烫精烫发，更会加剧头发脱落。此外，化学冷烫精还会影响孕妇体内胎儿的正常生长发育，少数妇女还会对其产生过敏反应。

3口红

口红是由各种油脂、蜡质、颜料和香料

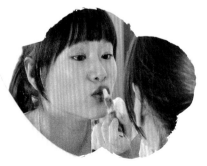
女性虽然爱美，但这时还是离化妆品远一点为好。

等成分组成。其中油脂通常采用羊毛脂，羊毛脂除了会吸附空气中各种对人体有害的重金属、微量元素，还可能吸附大肠杆菌进入胎儿体内，而且还有一定的渗透性。孕妇涂抹口红以后，空气中的一些有害物质很容易被吸附在嘴唇上，并随着唾液侵入体内，使腹中的胎儿受害。鉴于此，进入孕期后最好不要涂口红，尤其是不要长期涂口红。

不过，怀孕时期的皮肤仍然需要保护，因此高质量的滋润保湿产品、防晒用品，预防和减轻妊娠纹的身体滋润乳剂还是必需的。

★远离噪声与震动

噪声与震动对孕妇及胎儿都是一种危害因素。噪声长期刺激丘脑，影响垂体－卵巢轴，进而影响女性月经。对孕妈妈而言则会增加流产几率，还会引起胎宝宝低体重、新生儿生命力低下、听力受损害、听觉发育差、智商低下、神经系统病变等。超过100分贝以上的强噪声影响更大。

震动对孕妈妈的影响主要表现为自然流产、先兆流产、早产、死产等。国外主要以机场噪声对附近居民影响较多，国内则多着眼于职业接触研究，如纺织女工、列车乘务员等。

★留心怀孕的征兆

在这一周末，准妈妈可能已经怀上宝宝了，或者就在以后一周里有身孕。那么，怀孕有哪些征兆呢？一般而言，在受孕的第一个月，孕妈妈身体不会有什么异常情况。但是，接下来就会出现一些重要的征兆，来提醒准爸爸、准妈妈可能怀孕了！

1月经不至

正常健康女性的月经一向是按月来潮，如果过了期还不来，首先应想到有怀孕的可能。一般来说，如果月经过了1个星期，医生大致能查出怀孕征象，如果过了1个月，怀孕就比较容易确定了。也有一部分女性，虽然已经怀了孕，但是在该来月经的时候，仍然有一两次少量阴道出血，不过，来的血量比平常要少，日期也短些。

一般说来，有正常性生活的女性，在月

经周期1周以后仍不来潮，就应去医院检查尿液，确定是否怀孕。

2 乳房变化

在怀孕初期，乳房会增大一些，并且会变得坚实和沉重一些，此外，孕妈妈会感觉乳房有一种饱满和刺痛的感觉，而奶头周围深黄色的乳晕颜色加深，其上小颗粒则显得特别突出。

3 精神疲乏

在怀孕初期，许多孕妈妈会感到浑身疲乏，没有力气，只想睡觉。不过这个时间不会太长，很快就可以过去。

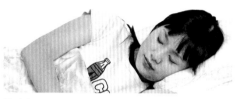

精神疲乏是怀孕的征兆之一。

4 胃口改变

有些女性在月经延期不久的时候（1～2个星期）就开始发生胃口的改变。平常喜欢吃的东西，突然变得不爱吃了；有些人是吃过一次的食品第二次就不爱吃了；有些人简直不想吃或甚至看到食物就想吐；还有些人很想吃些酸味的东西，等等。一般经过半个月至一个月，这些症状就会自然地消失。

四、本周胎教课堂

现在你可以证实自己是否已经怀孕了，同时，胎教的计划更要照常执行哦！

★不看刺激类电影

一些想象力丰富的孕妈妈，在看完恐怖片或侦探小说后，就会变得"神经过敏"，经常会处在担惊受怕的情绪中。这会对孩子的身心发展造成不良影响。孕妈妈经常处于恐惧中，容易使孩子产生行为偏激、固执、自卑的性格，长大后这样的孩子在语言能力上可能会遇到困难。即使没有语言障碍，也不容易跟别人友好相处，沟通能力差。因而孕妈妈尽量不要看恐怖片或侦探小说，即便要看，也应在白天进行，如果在晚上看这些很刺激的电影或书籍往往容易造成孕妈妈失眠，从而对胎儿产生极大危害。

★积极做好母亲角色的转变

在胎教过程中，孕妈妈也在学习对胎儿表达爱，为做好母亲角色作准备。当了妈妈之后，最需要付出的是爱心与耐心。从胎儿在孕妈妈的身体里"扎根"那一天起，就可以与他"谈情说爱"，使用爱的语言，充满爱的心情，传递爱的信息。胎儿宛如初生的"心芽"，而孕妈妈则像培育"心芽"的大地。与胎儿保持"心"的接触吧。让他每一天都能得到充足的母爱。

爱 心 小 贴 士

准爸爸的胎教

别以为准爸爸的胎教很深奥，说白了其实一点也不难。准爸爸胎教最大的任务就是哄着让孕妈妈开心，让怀孕的妻子保持一个良好的生理和心理状态。

要知道，宝宝和孕妈妈是完全的"母子连心"，他们会随着母亲的情绪变化，作出不同的反应。

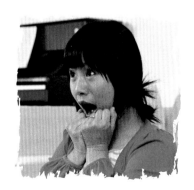

孕妈妈如果以前有看恐怖电影的爱好，在怀孕以后，就要忍痛割爱了，不看刺激类电影。

五、本周准爸爸必读

当你得知自己就要当爸爸的那一刻，你是在激动、兴奋、慌乱、期待之余袖手旁观，认为怀孕是妻子一个人的事，自己帮不上忙、插不上手，还是把孕育小生命看做是夫妻共同的责任，积极主动地培养自己的"准爸爸"意识，一起走过从二人世界到三人世界的心路历程呢？

★该为妻子做点什么

在很多妈妈的甜蜜回忆里都保留有怀孕时候丈夫做的那些体贴而充满爱意的事情。想想吧，妻子要每天 24 小时带着你的孩子，不管自己多么不舒服，不管要忍受背痛还是双脚肿胀，都不能停止。而爸爸只要花几分钟给她一些温柔的照顾，为妻子擦背或者做足底按摩，就能给她很多力量和精神焕发的感觉。

★抚慰怀孕的妻子

准爸爸们除了在生活上体谅怀孕辛苦的妻子外，也可和妻子开开适度的玩笑，幽默风趣的话会使妻子的感情更丰富；陪妻子观看她喜欢的影剧；让妻子经常和亲朋好友相聚；让妻子参与社交活动；陪妻子作短途旅游等等。在妻子心情不好时，要多开导、安慰她，尝试一切方法让她快乐起来。

如果希望宝宝将来是一个朝气蓬勃、乐观向上的人，那就让妻子成为一个快乐的孕妇。

★开始逐步进行父亲角色的转变

男人在得知妻子怀孕时往往非常兴奋，因为这是他们男子汉气概的证明，同时他们也更加自信。有时夫妻俩盼望孩子已久了。当然，成为人父也意味着责任。有人也可能因为他的自由从此将受限制而感到不安。把这些思想矛盾与你的配偶公开地谈一谈是非常有益的。

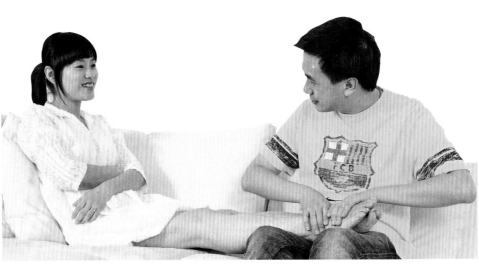

在妻子郭遇秋怀孕期间，丈夫刘波经常为她做足部按摩。

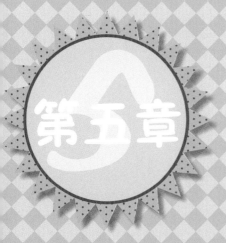

第五章 为什么感觉不到你

——怀孕第4周

怀孕了，喜从天降的同时一定会夹杂着不合时宜的忧虑：从今日起就不是一个人了，到底该怎么做才是最好、最安全、最科学的呢？呵呵，幸福的孕妈妈，孕期会给你带来很多身体上和心理上的变化，而怀孕的早期当然是相当关键的，你要注意的事情也很多哦……

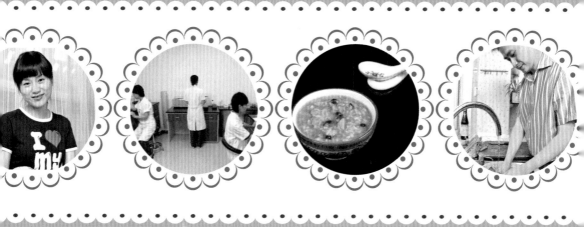

一、本周怀孕历程

进入第4周了，孕妈妈可能还没有什么感觉，而胚芽已经悄悄地在子宫里"着床"了！此时的妈妈们很想了解宝宝的发育情况和发生在自己身体中那些不被感觉到的变化吧！

★胎儿发育情况

这个时期胚胎已经在子宫内"着床"，或称"植入"。完成着床大概需要4～5天，而且必须具备3个条件，即透明带在受精后7天左右必须消失，使胚泡解脱并与子宫内膜直接接触；子宫内膜增殖分泌旺盛，间质水肿，血管扩张充血；囊泡周围的细胞分化为滋养细胞和合体细胞两层，其中合体细胞能分泌溶解子宫内膜的蛋白分解酶，使胚泡着床。

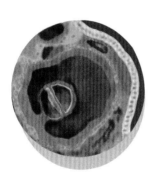

1 怀孕9周前的受精卵叫作"胚芽"或"胚胎"，通过B超可以看到它的外形像一颗小小的松子。
2 大脑的发育已经开始，受精卵不断地分裂，一部分形成大脑，另一部分则形成神经组织。
3 胚胎细胞在几周内以惊人的速度分裂。

★孕妇身体状况

在这个时期，大部分孕妇都没有自觉症状，少部分人可出现类似感冒的症状：身体疲乏无力、发热、畏寒等。稍安勿躁，孕妈妈马上会进入一个丰富多彩的孕期生活。

二、本周营养指南

有些孕妇在怀孕前有一些饮食嗜好，这些饮食习惯应该在怀孕后停止，否则会对胎儿和母体产生不良影响。本周正是这些不良习惯的最后告别阶段。

★拒绝生鱼片

也许一直很爱吃生鱼片，但怀孕后请孕妈妈一定要为了宝宝放弃这个爱好。其他未经充分烹饪或未经高温消毒的食物，如烧得很嫩的海鲜、蛋类、贝类、肉类或生的牛奶，都是孕妇的大忌。这些是潜在的细菌来源，会伤害腹中的宝宝。毕竟，戒吃生鱼只是暂时的，等宝宝断奶之后，就能重新大快朵颐了。

★不要滥用人参和补品

孕后，月经停闭，孕妇处于阴血偏虚，阳气相对偏盛状况。人参属大补元气之物，会使孕妇气盛阴耗，气有余则"推动"胎儿，使胎儿受损受危，不利安胎。此外，再好的补品，也要经过人体代谢过程，会增加肝肾负担，还有一定的不良反应，所以对孕妇和胎儿都会带来程度不一的影响。有的孕妇服了大量的蜂乳，导致严重腹泻，最终流产。常服人参蜂王浆、洋参丸、宫宝等，也会损伤孕妇和腹中胎儿。因此，不要滥用人参和补品。

★少喝碳酸饮料

碳酸饮料的成分大部分都含有磷酸，这种磷酸却会潜移默化地影响骨骼，常喝碳酸饮料骨骼健康就会受到威胁。因为人体对各种元素都是有要求的，大量磷酸的摄入就会影响钙的吸收，引起钙、磷比例失调。孕妇正是需要大量补钙的人群，所以在怀孕后，要尽量不喝或少喝碳酸饮料。

★适当摄入一定量的干果

花生之类的坚果，含有有益于心脏健康

图解怀孕圣经

的不饱和脂肪酸。但是因为坚果的热量和脂肪含量比较高，因此每天应控制摄入量在30克左右。

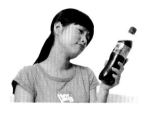

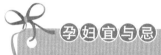

可乐虽然诱人，但在怀孕期间还是不要喝的好。

★绿叶蔬菜好处多

许多孕妇受传统观念的影响，在妊娠期间不太注重蔬菜的摄入，尤其害怕一些绿叶蔬菜上会残留农药。再加上妊娠期间的饮食一般都做得相当精细，叶酸等维生素破坏增多，远远不能满足胎儿生长发育的需要。

美国波士顿大学医学院人类遗传学中心主任奥布里·朱伦斯基博士，对两万多名孕妇参加的历时3年的一项调查研究表明，在妊娠头6周服用含有叶酸的多种维生素的妇女，可使婴儿患所谓神经管缺陷的危险减少50%～70%。朱伦斯基博士指出，这项研究是同类研究中最肯定的研究成果。

研究人员发现，在妊娠前后从未服用过含叶酸的多种维生素的妇女，或者只在妊娠前用过多种维生素的妇女中，其所生的婴儿神经管缺陷率为3.5%。但是在妊娠头6周服用过含叶酸的多种维生素的妇女，婴儿神经管缺陷率只有0.9%。据观察，进入妊娠期

7周后，用多种维生素就没有什么益处了，但可以肯定的是，多种维生素中的叶酸是起了保护作用。

叶酸存在于蔬菜、水果、瓜、豆类以及动物肝、肾等食物中，尤其是新鲜绿叶蔬菜的含量丰富。

★多食全麦食品

全麦制品，包括麦片粥、全麦饼干、全麦面包等。特别是北方的孕妇，把早餐的烧饼、油条换成麦片粥很有必要，虽然你多少会有些不习惯。麦片可以使你保持较充沛的精力，还能降低体内胆固醇的水平。当然不要买那些口味香甜、精加工的麦片，天然的、没有任何糖类或其他添加成分在里面的麦片最好。届时可以按照自己的喜好加一些花生米、葡萄干或是蜂蜜。全麦饼干类的小零食，细细咀嚼能够非常有效地缓解孕吐反应；全麦面包可以提供丰富的铁和锌。

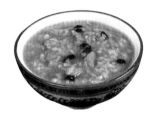

来碗麦片粥吧，它对孕妇的身体非常好。

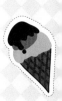

三、本周注意事项

怀孕的第四周，喜悦与紧张并存的第四周。在这周里，孕妈妈生活中需要注意哪些方面？如何让小宝宝在肚子里安心住下去？

★及时进行早孕检查

在这周末，你一定要去医院做一次初孕检查。通过初诊检查，可明确是否怀孕、怀孕天数、准妈妈是否适合继续妊娠下去等。

一旦证实自己怀孕了，要立即联系您的保健医生或到医院建立怀孕健康档案，并且定期到医院进行孕期检查。检查内容包括以下方面：

1 咨询

如果您对宝宝的生长发育有任何疑问或发现任何异常现象，可到医院产科进一步咨询。如果有这些情况，如高龄（35岁以上）准妈妈，曾有过病毒感染、弓形体感染、接受大剂量放射线照射、接触有毒有害农药或化学物质、长期服药等情况，或已生育过先天愚型儿或其他染色体异常儿的妇女，有糖尿病、甲状腺功能低下、肝炎、肾炎等疾病的准妈妈，都应该进行相关的产前检查和咨询，以确保妊娠健康、顺利地进行。

2 检查项目

在妊娠初孕检查时，一般要进行如下项目的检查。

问诊：医生会进行详细的病史询问，会询问停经日期及怀孕后的反应、妊娠史、月经情况等。

体格检查：测量血压、身高、体重，检查甲状腺、心、肺、肝、脾、胰、肾、乳房等，虽然这些体格检查很平常，但是很有必要。

阴道检查：也叫内诊。内诊时，一医生一只手2个手指放置在阴道内，另一只手按压下腹部，两手配合，便可了解产道、子宫及附件有无异常情况，核查子宫大小与怀孕天数是否相符、有无生殖器官畸形和肿瘤等。

3 化验检查

进行尿液、血液的常规检查，或其他相关检查，比如血糖、肝功能、乙肝病毒标志物、梅毒、血型、凝血时间检查，艾滋病病毒检查等，以确保准妈妈无相关疾病，确保孕育的顺利进行。

总之，你可在此期去医院进行妊娠初诊，听听医生的建议，并做相关的检查，这对孕育是很有意义的举措。

★警惕腹痛和阴道流血

在怀孕过程中，孕妇在某些阶段会感觉正常的轻微的腹部闷痛。但如果是突如其来的腹部疼痛，并且是痉挛性的，需要引起重视。

孕早期，如果剧烈的下腹疼痛并伴有阴道出血，孕妈妈们要提高警惕了，这可能就是宫外孕或先兆流产的预警。如果是宫外孕，腹腔出血会导致一阵一阵如撕裂般的强烈疼痛，阴道出血；如果是先兆流产，孕妇的腹部会有明显的下坠感，腹部疼痛不是很剧烈，阴道有出血现象。一旦出现上述症状，孕妈妈应及时去医院就诊。

孕妈妈出现腹痛、阴道出血，可能是异位妊娠或流产等病症的危险征兆，要引起重视。那么，怎么鉴别腹痛呢？

1 宫外孕造成的腹痛

腹痛是异位妊娠的主要症状，发生率在90%以上。通常出现下腹一侧隐痛或酸坠感，严重时可出现下腹一侧撕裂样疼痛，伴恶心、呕吐，疼痛可向全腹扩散，并可出现肛门坠胀感和肩胛部疼痛。

2 各种类型的流产均可造成腹痛

通常先兆流产下腹痛出现于少量阴道出

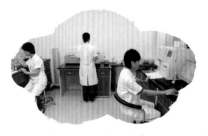

及时到医院进行咨询和检查，能够确保妊娠的健康顺利进行。

图解怀孕圣经

血之后并且程度较轻微；难免流产或不全流产下腹出现坠痛或阵发痛并伴随较多甚至严重的阴道出血。

3 流产合并宫内或盆腔感染

这种情况会出现下腹持续坠痛，并伴随阴道分泌物有异味及出现发热等症状。

4 早孕合并急性阑尾炎

这时可出现转移性右下腹痛。疼痛始于上腹部，转至脐周后至右下腹，呈持续性。

5 早孕合并卵巢囊肿蒂扭转

这时可出现下腹一侧突发性疼痛，常常伴恶心、呕吐。

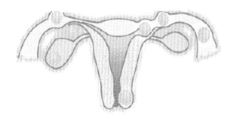

宫外孕。

专家咨询台

宫外孕的症状有哪些

受精卵在子宫体腔以外着床时，习称宫外孕。宫外孕是妇科急症，如不及时诊治，可能会危及生命。宫外孕临床表现如下：

停经：大多数的患者有停经史，长短不一，一般为6～8周，也有1/4患者无明显停经史，但阴道流血淋漓不尽。

腹痛：为最常见的症状，90%以上的患者主诉腹痛，可为隐痛、胀痛、坠痛、绞痛或撕裂样的痛，常突然发作，持续或间歇出现。

不规则阴道流血：典型表现为量少、点滴状、色暗红，持续性或间歇性，少数患者有似月经量的出血，有的患者无阴道流血。

其他：内出血多者可出现贫血、肛门坠胀、头晕、昏厥或休克。

四、本周胎教课堂

时间过得真快，转眼已经4周了，在这个阶段，准爸爸妈妈们要对近期的胎教进行一些总结，从而更进一步的来认识胎教的重要性。

★怎样正确认识胎教

提倡胎教，并不是因为胎教可以培养神童，而是因为胎教可以尽可能早地发掘个体的素质潜能，让每一个胎儿的先天遗传素质获得最优秀的发挥。如果把胎教和出生后的早期教育很好地结合起来，相信会有更多的孩子，达到目前人们所谓神童的程度。

也许有人会说，以前并没有搞胎教，不也照样有科学家和伟人吗？科学不是也在不断进步吗？是的，但要知道，许多事实证明，科学家和伟人的成长过程中，都包含着没有被当时人们所意识到的胎教与早教因素。

★胎教与性格培养

一样是"十月怀胎，一朝分娩"，宝宝的性格却天差地别。为什么有的宝宝出生后又乖巧又爱笑，为什么有的宝宝却烦躁不安、吵闹不休呢？这是许多妈妈为之困惑的一个问题。其实宝宝的性格跟胎教是有很大关系

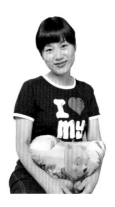

胎儿能够感受到孕妈妈的情绪，因此怀孕期间孕妈妈要保持自己的心情稳定。

的。事实证明，孕妈妈如果能在怀孕期间拥有良好的环境和心态，并且能坚持对腹中的宝宝进行适当的胎教，那么宝宝语言能力、运动能力、听力、适应力等方面就会高于未施胎教的宝宝。

★孕妈妈应保持情绪安定

妈妈与宝宝拥有共同的血液循环，当妈妈情绪不稳定，经常悲伤或亢奋的话，胎儿也会感觉得到。怀孕初期会因为很多的生理不适而影响心理，应尽量保持开朗的心情。妊娠1个多月，孕妇情绪过度紧张，可能导致发生兔唇；如受到惊吓、恐惧、忧伤、悲奋等严重刺激，或其他原因造成的精神过度紧张，使大脑皮质与内脏之间不平衡，关系失调，引起胎儿循环紊乱，严重者可直接导致胎儿死亡。

五、本周准爸爸必读

怀孕的第一个月，是孕妈妈的孕育历程中最关键的一段时间。在这个时候，准爸爸一定要尽到自己为人夫和为人父的责任。

★了解胎儿每一天的发育过程

妻子可能从打算做妈妈开始就会找来各种各样与怀孕和育儿有关的图书杂志，没事

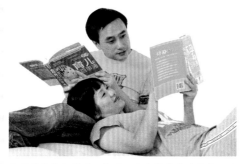

郭遇秋女士怀孕后，夫妻双方非常关注胎儿每一天的发育过程。

就捧着看半天，并且把它们在房间里放得到处都是。那么准爸爸是否想过在听新闻看报纸的间隙随手拿过一本，大概翻几页。了解一些与怀孕和胎儿的发育状况有关的知识，这样可以使"怀孕"这件事情对爸爸来说显得更加真实——即便是在她的肚子还没有隆起的时候。

★帮助妻子克服确诊时的压力

许多女性在确定自己是否怀孕时，对去医院做检查感到很畏惧也很害羞，其实做妈妈是一件值得骄傲的事，没必要感到羞怯；而且在医院确定怀孕的方法非常简单方便，主要通过妇科检查、尿妊娠试验和B超检查。

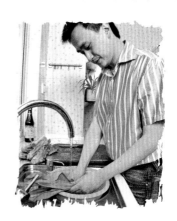

好丈夫刘波，为了妻子和将来宝宝的健康，在洗菜时非常认真。

爱心小贴士

准爸爸学洗菜

很多男性洗菜很马虎，随便洗洗泡泡就下锅了，他们觉得反正是要经过大火高温消毒的。实际上这种想法是错的，高温可以杀掉一些细菌，却杀不死农药。无论怎么烧，药仍在菜里。这些毒素无论对孕妈妈还是胎宝宝，都具有很大的危害。所以，准爸爸在洗菜时，应先清洗一遍，再用清水浸泡5分钟，然后用流水反复冲洗干净。有皮的蔬菜一定要去皮。

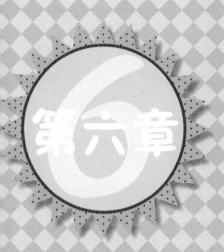

第六章

小荷才露尖尖角

——怀孕第5周

　　生命的种子已种植在你的体内，如果孕妈妈对孕育一个小宝宝是有备而来，从大约得知自己排卵那时起，就会非常敏感地关注着自己的一切变化，期待着所希望的事情发生。由于激素的作用，孕妈妈可能在未确知怀孕前就会觉得自己的身体有了一种异样的充实感。

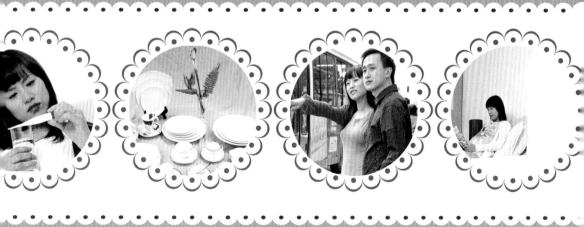

一、本周怀孕历程

在第5周的时候，别人还很难看出孕妈妈已经怀孕了，但是在子宫里胚胎却在迅速的生长，胚胎的心脏已经开始有规律地跳动及开始供血。

★胎儿发育情况

本周细胞迅速分裂，主要的器官如肾脏和肝脏开始生长。连接脑和脊髓的神经管也开始工作，原肠开始发育。

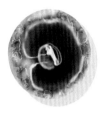

1 这时候的胚胎长度约0.2厘米，像一个小苹果子。
2 胚胎的上面和下面开始形成肢体的幼芽，将来形成宝宝的手和腿。将来形成嘴巴的地方的下方有些小的皱褶，它将来会发育成宝宝的脖子和下巴。
3 心脏开始有规律地跳动并开始供血。

★孕妇身体状况

第5周的时候别人还很难看出你已怀孕，腹部表面无明显的变化。但基础体温呈现高温期状态，一向规律的月经没有来潮，会有胃部不适、食欲差、恶心呕吐、小便频繁等反应。

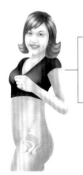

1 有的准妈妈还会出现慵懒、嗜睡、头晕、乳房发胀等早期妊娠反应。

2 妊娠反应的出现一般多发生在孕妇停经后第5～8周，一般只持续到第12周左右，其中有5％孕妇在第20周后仍有呕吐现象。

二、本周营养指南

怀孕早期的孕妇通常会出现一些生理反应，严重者甚至引起各种营养素的缺乏，所以孕妈妈们在这个时候，吃什么东西，吃得好不好，和肚子里宝宝的健康成长可是密切相关哦！

★孕期不能缺硒

硒可降低孕妇血压，消除水肿，改善血管症状，预防和治疗妊娠高血压综合征，抑制妇科肿瘤的恶变。此外还能预防胎儿畸形。国内的研究证实，怀孕妇女血硒含量低于非孕妇女，并且，妊娠妇女的血硒含量随妊娠期逐渐降低。分娩时降至最低点，有流产、早产、死胎等妊娠病史的孕妇血硒含量又明显低于无此病史者。

因此，我国的研究人员根据国内习惯膳食的调查建议每日400微克作为最大安全膳食硒日摄入量，过量了反而有害健康。一般来说，蛋类含硒量多于肉类，每100克食物中，猪肉含硒10.6微克，鸡蛋含硒23.3微克，鸭蛋含硒30.7微克，鹅蛋含硒33.6微克，人

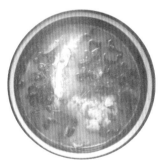

美味鲫鱼姜仁汤。

参含硒15微克，花生含硒13.7微克。

★注意储备体内营养素

孕妇自己可总结规律，吃什么吐，吃什么不吐，什么时候吐，什么时候好些。同时

可多吃含钾多的食物，如香蕉、苹果、海产品、豆制品等。孕妇每天吃的食物，不仅要维持其自己身体的需要，还要用相当一部分养料来供给胎儿生长发育的所需，同时还要在体内储备一些营养素为将来哺乳婴儿做好准备，因此，孕妇选择食物的营养素密度是很重要的。

爱心小贴士

安胎鲫鱼姜仁汤

原料：鲫鱼1条约400克，生姜6克，春砂仁15克，猪油、精盐、味精各少许。

做法：鲫鱼去鳞、内脏，洗净；春砂仁洗净，沥干，研末，放入鱼肚；生姜去皮，洗净，切丝，待用。

洗净炖盅，将鱼放入，再放入姜丝，盖上盅盖，隔水炖2小时，加猪油、精盐、味精调味，稍炖片刻，即可食用。

特点：安胎、止吐、醒胃。对于妇女妊娠期间呕吐不止、胎动不安，有较好的疗效；同时，又能增加孕妇的食欲。

三、本周注意事项

由于这段时间是最容易引起流产的时期，故特别要加强保健和监护，增加自己的抵抗能力。

★预防胃灼热症

有些孕妇从第二个月开始直至分娩，经常感到胃部不适，有烧灼感，出现"心口窝"痛，医学上称妊娠期胃灼热症。如果胃烧灼加重，可在医生指导下用药。预防胃灼热症，孕妇生活中应注意少吃多餐，禁烟戒酒，避免肥胖，营养适度，适当活动，谨慎服药。

★不用打针吃药处理感冒

患了感冒的孕妇害怕用药治疗会对胎儿产生不良影响，而且又不知道在感冒早期应怎样进行调护，最终使感冒发展严重而致发烧。在孕早期，高热影响胚胎细胞发育，对神经系统危害尤其严重。高热还可使死胎率增加，引起流产。因此，孕妇如果患了感冒，一方面可以在产科医生的指导下合理用药；另一方面在感冒早期，也可尝试下列不用吃药打针的方法及时治愈感冒：

孕妇一旦患了感冒，应尽快控制感染，排除病毒。轻度感冒的孕妇，可多喝开水，注意休息、保暖，口服感冒清热的中药如板蓝根冲剂等。感冒较重有高烧者，除一般处理外，应尽快降温，可用物理降温法，如额、颈部放置冰块等。在选用药物降温时，一定要有医生指导，千万不能乱用退烧药如阿司匹林等药物。

感冒初起喉头痒痛时，立即用浓盐水每隔10分钟漱口及咽喉1次，10余次即可见效。

喝鸡汤可减轻感冒时鼻塞、流涕等症状，而且对清除呼吸道病毒有较好的效果。经常喝鸡汤可增强人体的自然抵抗能力，能预防感冒的发生。

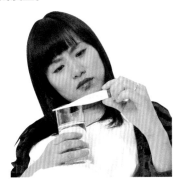

孕妈妈在感冒时要谨慎用药，可以通过多喝开水来缓解症状。

爱心小贴士

感冒不愈怎么办

怀孕初期最好不用药物治疗，一旦用药一定要在医生的指导下服用。建议调整膳食，多吃水果、蔬菜、豆腐菜，少吃红色肉类（易上火）。

★ 正确对待孕早期呕吐

在怀孕初期，孕妇会变得讨厌闻到某些食物的味道，不喜欢厨房的油烟味和别人抽烟的味道。这就是人们常说的孕妇呕吐，它常常是妊娠最初的体征之一。呕吐可以发生在一天的任何时间，疲劳可使症状加重。但多数孕妇发现，呕吐总是发生在一日中的特定时间。

怎样减轻呕吐呢？首先是避开你感到不舒服的食物和气味。在很难受的状态下，你可以设法吃些东西以抑制恶心。还有个办法就是少吃多餐。妊娠12周后，恶心一般可以消失。

少数孕妇呕吐逐渐加剧，称妊娠呕吐。呕吐继续加重，不能进食、进水，引起脱水及酸中毒，称为妊娠剧吐。这时就需要去医院请专业医生来治疗了。

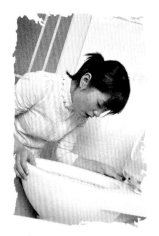

孕早期呕吐是正常现象，可以通过少吃多餐来缓解。

★ 易流产期加强保健

怀孕期间应注意休息，防止过度劳累。不要持重远行，不要登山爬树，防止闪挫跌扑。如有阴道出血症状，应绝对卧床静心疗养。

避免强烈精神刺激（如大惊、大悲、大怒等），保持情绪稳定，增强治愈疾病信心。

孕妇饮食宜清淡，易于消化，且富有营养。忌食辛辣刺激性食物，多吃新鲜蔬菜和水果，

保持大便通畅。因大便秘结时，用力排便，腹压升高，会引起阴道出血。

怀孕期间，不吸烟，不饮酒，不吃对胎儿有损害的药物。

专家咨询台

正确对待可能发生的流产

胎儿在3个月前尚属不稳定时期，这时母亲干重体力活、剧烈地运动或不小心摔倒都容易引起流产。据统计每10名妊娠妇女中有1名以上流产。除了因意外因素导致流产外，一般都是因为受精卵本身有缺陷，失去了继续发育生长的能力，优胜劣汰，这是自然法则。据统计，人类妊娠中胎儿异常发生率约占20%，但是到了分娩时已减少到0.6%。这就是说，发育不良的胚胎大多数通过流产而被自然淘汰，由此可见，流产有时是件好事而非坏事。

★ 不使用劣质陶瓷餐具

劣质陶瓷餐具铅溶出量超标。陶瓷颜料中含有铅、镉，用陶瓷餐具装醋、酒等有机含量高的食品，餐具中的铅等金属可能会溶出，只有使用优质釉上彩的餐具，其铅溶出量指标才可能安全，而一些小型陶瓷企业生产的劣质餐具，其铅溶出量往往超标。在买餐具时，最好别买色彩很浓艳、内壁带有彩绘的劣质餐具，即使是使用合格餐具，最好也别用彩色陶瓷餐具去装酸性食品。

★ 不用有机溶剂洗手

越来越广泛地走进人们生活的有多达数十种、上百种的有机溶剂，像洗涤剂、清新剂等等。其中的有效成分同样会对人体产生危害。特别是孕妇，经常接触有机溶剂，很容易引起胎儿肢体短小畸形、唇裂和先天性

图解怀孕圣经

心脏病。所以，孕妇不用有机溶剂去洗手。尤其要重视蔬菜、水果的农药污染问题。在洗蔬菜时，最好在清水中多浸泡一些时间，使残留的农药充分溶解到水里，然后再加工。水果上残留的农药60%在表皮部分，所以吃水果一定要去皮。

★提高室内空气的相对湿度

若怀孕在冬季，室内要注意湿化，孕妇平时要多喝水，防止呼吸道黏膜受损；室内生炉子或取暖时，可以在炉子上烧一壶水，使水分蒸发；在室内晾一些潮湿的衣服、毛巾等；在地面洒水或放一盆水在室内；使用空气加湿器或负氧离子发生器等，以增加空气中的水分含量。

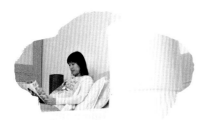

冬季室内常采用暖气或空调取暖，容易干燥，应使用空气加湿器来提高室内空气湿度。

四、本周胎教课堂

胎宝宝虽然躲在妈妈的子宫里，但他对于外界各种刺激十分敏感。器官和组织也正在迅速发育，并在功能上逐渐完善，能对各种外界刺激做出反应，从而具备了接受教育的基础，此时真可谓胎教的天赐良机。

★培养宝宝未来的性格

如果孕妈妈能不误时机地通过一些方法给予胎宝宝良性刺激，不仅可促进各种感觉器官和大脑发育，还可有利于今后形成良好的性格。科学研究表明，一个人还在母腹中时，

个人的性格和气质特点已开始萌芽，今后所表现出的个性，如是快乐型、进攻型，还是忍让型，所有这些使每个人得以发展为互不相同的自我行为，很多都取决于胎宝宝在母体里所获得的信息。因此，孕妈妈一定要抓住这"天赐良机"，对胎宝宝开始进行胎教。

★优境养胎效果好

优境养胎的概念，是指为胎儿创造一个完好的生活环境，使胎儿受到更好的调养调教。胎儿的生活环境可分为内环境和外环境。

胎儿生活的内环境，包括母亲的精神状态、思想意识活动、母亲自身营养状况以及母亲的内脏器官，内分泌系统及母亲的自身品格和修养等。内环境直接作用于胎儿。外环境是指母体所处的自然和社会环境。

外界环境通过对怀孕女性的眼、耳、口、鼻等感觉器官的刺激，以及大脑的思维活动，

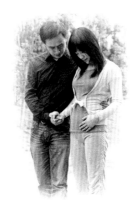

丈夫在妻子怀孕后，要多陪她散散步。

适宜运动

　　散步、慢跑、台球是非常适合孕早期妈妈的运动，也不会太辛苦。散步和慢跑可以帮助消化、促进血液循环、增加心肺功能。

间接地对胎儿发生作用。使胎儿的成长受到影响。积极的、高尚的、乐观的事物给胎儿以有利的影响；消极的、低级的、悲观的事物给胎儿以不利的影响。怀孕女性与胎儿之间虽无直接的神经联系，但胎儿可通过母体中化学物质的变化来感受母亲的情感和意图。母亲的情绪会直接影响胎儿神经系统的发育和性格的形成，这是优境养胎的原理。

五、本周准爸爸必读

　　这个时期准爸爸要帮助妻子料理生活。妇女怀孕后，可以做较轻的家务事，但她往往照顾不了自己，需要别人的照顾。在妊娠早期，孕妇的口味十分怪，原来爱吃的，现在一看见就恶心；原来不爱吃的，现在却爱吃得不行。她可以忽然被什么味道所刺激而哇哇大吐，也可以吃起爱吃的东西没完没了。这时做丈夫的要理解妻子的这种生理反应，想方设法满足她的要求，帮助她寻找爱吃的东西，不要责怪她挑剔、娇气。

★督促妻子适当增减衣物

　　孕妈妈由于怀孕体温略有上升，准爸爸应多关心妈妈对温度的感知，了解气温变化，督促应随气温变化，及时增减衣物。早晚天气凉多穿一件外套，中午暖和的时候适当减少。尤其注意春季保暖，在户外锻炼时的衣着穿戴要适宜,随时注意防寒保暖，以防出汗

后着凉。切忌在大汗淋漓下于风口处纳凉。锻炼后，应立即用柔软干毛巾擦干身上的汗水，并及时穿上御寒衣服，再慢走一二百米，小憩 5 ~ 10 分钟。

★尽量陪妻子挤公交车

　　准爸爸要每天上班前都要提醒孕妈妈为赶往车站留出足够的时间。因为如果时间不充足，孕妇也会像其他上班族那样一溜小跑地奔向车站，甚至不顾一切地挤上即将发动的汽车，这都会造成危险。此时，真是"宁停三分，不抢一秒"了。

　　另外，准爸爸最好能陪伴孕妈妈乘坐公交车，以便在拥挤的公交车上保护好妻子。孕早期，孕妇的体形变化不明显，同行的乘客们无法察觉你的不同，而孕妈妈也不可能大声疾呼："我怀孕啦，别挤啦。" 乘坐公交车时如果不是特别赶时间，要让孕妈妈避开高峰期。

★努力帮助妻子生活规律化

　　孕妈妈由于怀孕会有行为和生理上的变化，可能有焦虑、担忧等情绪，这些变化可能不利于她们规律地生活，而规律的作息是宝宝正常生长发育所必需的。准爸爸这时就应该发挥作用了。准爸爸们应该帮妻子规律作息，养成良好的生活习惯，如果孕妈妈在怀孕前的作息就不规律了，进入孕期后，为了准妈妈和宝宝的健康，准爸爸就应该花大力气纠正孕妈妈的不良生活习惯。

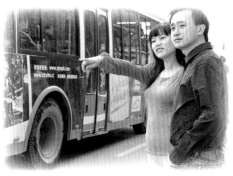

妻子怀孕以后，丈夫最好能陪她一起乘坐公交车。

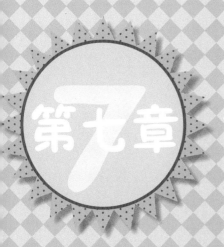

第七章 7

孕育生命的苦与乐
——怀孕第6周

在上一周，刚知道怀孕后反应并不是十分强烈，但到了第6周的时候，明显的想呕吐现象严重，每天早上都想吐，慢慢的一天当中大部分时间都有反胃现象，注定本周是痛并快乐着的历程。

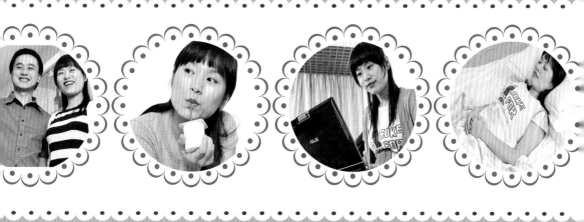

一、本周怀孕历程

进入第6周时，孕妈妈的妊娠反应开始明显起来，在子宫里，胚胎正在迅速地成长，这个星期他（她）的心脏已经开始有规律地跳动了。

★胎儿发育情况

怀孕第6周时，胚胎快速地成长。胚胎的心脏在这时候已经可以跳到150次/分钟，相当于大人心跳的两倍，可惜的是在这时候还不能听到宝宝的心跳。在怀孕6周的时候胚胎会发生轻微地转动，但是孕妈妈无法感受到这一奇妙微小的变化，直到怀孕3个月后才能够感受到胎儿在腹中的运动。

★孕妇身体状况

停经6周以内的妊娠称为早早孕，现在孕妈妈的基础体温持续升高，还没有降下来。如果还没有做早孕检查，现在是去医院的时候了。在这个星期孕妈妈们会有恶心的感觉，有时候不仅是在早晨，有时整个一天甚至都会随时呕吐。早孕反应轻者，无需治疗，3个月后症状自然消失。严重到不能进食、进水者应该去医院查一下尿液是否出现尿酮体阳性，必要时应输液，补充一定量的葡萄糖、维生素及水分。

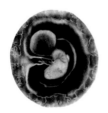

1 这时候的胚胎长约0.4厘米，形状像蚕豆。
2 胚胎的面部有黑色的小点，那将来是宝宝的眼睛；小的空洞是鼻孔，深凹下去的地方，将来会发育成宝宝的耳朵。
3 形成宝宝手和腿的地方的变化也越来越明显。胚胎的手和脚这时候看上去像划船的桨。此外这时候脑下垂体和肌肉纤维也开始发育。

二、本周营养指南

在本周，那些令人心烦的早孕症状都是正常的，大约在3个月后恶心与晨吐就会结束。为克服呕吐症状，饮食方面需要略作调整。早晨可以在床边准备一杯水，或一小块水果，它们会帮你抑制强烈的恶心。

★酸性食物应该这样吃

从营养方面来说，孕妇吃酸味食物对孕妇本人和胎儿的发育都有好处。酸味能刺激胃酸分泌，提高消化酶的活性，增加孕妇食欲，减轻早孕反应。从怀孕2～3月后，胎儿的骨骼开始形成，酸性物质可促进钙的吸收和骨骼成长，还有助于铁的吸收，促进造血。但并不是说只要是酸味就一定是好的食物，这里所说的营养酸味食物包括新鲜水果和酸奶等营养食品。水果有酸枣、葡萄、樱桃、杨梅、石榴、橘子、西红柿等。

★饮用酸奶帮助大

酸性食物如人工腌制的酸菜、泡菜等，几乎不含任何营养成分，却含有致癌物质亚硝酸盐，不适宜孕妇食用。酸奶不但营养价值高，而且对厌食症状有一定的治疗作用。酸奶富含钙、优质蛋白质、多种维生素和糖类，还能帮助人体吸收营养，排泄有毒物质。

★食物要利于消化

处于早孕反应时期的孕妇由于经常感到

爱心小贴士

早孕反应期孕妇饮食偏好变化

在早孕反应期，有的孕妇开始出现食欲不振、食欲异常、喜吃酸味食物、厌油腻味、恶心、口味异常等症状，进而导致进食量减少、偏食、挑食等现象。

图解怀孕圣经

恶心厌食，选择的食物应该易于消化。动物性食物中的鱼、鸡、蛋、奶，豆类食物中的豆腐、豆浆，均易于消化吸收，并含有丰富的优质蛋白质，且味道鲜美，孕妇可经常选用。大米粥、小米粥、烤面包、馒头、饼干、甘薯，易消化吸收，含糖分高，能提高血糖含量，改善孕妇因呕吐引起的酸中毒。酸奶、冰淇淋等冷饮较热食的气味小，有止吐作用，又能增加蛋白质的供给量，孕妇可适量食用。

★维生素不是补得越多越好

维生素是维持正常人体功能不可缺少的营养素，对孕妇和胎儿尤为重要。孕期营养关键在"全"和"够"，即孕妇摄入的各种营养素种类要齐全，数量要满足自身和胎儿发育的需要。孕期维生素的需要量是要有所增加，但只要膳食正常，一般是够用的。而在整个孕期连续大剂量服用维生素不但没有必要，反而有害。

国外也已有研究表明，过多服用鱼肝油，会导致胎儿畸形，并且过量服用维生素 A 可使孕妇食欲降低；过多服用维生素 D 会引起肾损伤，胎儿骨骼发育异常；过多服用维生素 E 会干扰凝血机制；过多服用维生素 C 会诱发尿路结石及突然停用会产生维生素 C 缺乏症等等。因此，孕妇不可盲目服用维生素药剂，如病情需要，应遵医嘱服用，以避免出现事与愿违、后悔莫及的情况。

★适宜食用流质或半流质食物

流质和半流质饮食有利于控制呕吐发作，

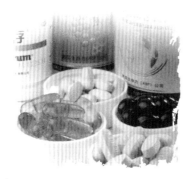

维生素虽好，但也不能滥补。

如萝卜汁、乳汁、冰糖绿豆汤、荷叶粳米粥等简便易做，可随时饮服。发生呕吐之后可进食一些蛋羹、莲子红枣汤、鱼汤、稀米粥等。

三、本周注意事项

孕妈妈可能被本周的早孕反应折磨得筋疲力尽，但为了顺利度过这一时期，仍应在苦乐并存的早孕反应时期保持警惕。

★双腿发软莫惊慌

在怀孕早期，很多孕妈妈都会有这种现象，应首先考虑是否贫血或者缺钙，如果不放心，应去医院进行检测，然后进行针对性的补充，这种情况有望缓解。

另外需提醒的是，即使没有这种情况都应在孕期进行适当的微量元素的补充与摄取，不论对胎儿还是孕妇，都是有益的。

★合理应对疲倦嗜睡

怀孕初期，孕妈妈容易感到疲倦、浑身乏力，整天昏昏欲睡，提不起精神，常常会想睡觉。这是早孕期的正常反应之一，怀孕3 个月后会自然好转。孕妈妈应该保证充足的睡眠。想要休息的时候就尽量休息，不要勉强自己。

每天应坚持保证有 8 ～ 9 小时的睡眠，中午最好休息 1 小时。卧室的窗户要常开，使空气流通。夏季尽量少开空调，采用自然风降温。冬季则要注意在保暖的同时，使室内空气流通，并保证居室的温度、湿度适宜。可通过集体供暖取暖，如果没有集体供暖，则可采用电暖器取暖，避免采用燃煤炉取暖，以免引起煤气中毒。另外，室内湿度 50％ 左右为宜，冬天如果空气过于干燥，可采用加湿器加湿，或是在室内放置两盆水，也可以种些绿色植物，来调节室内的温度和湿度。

睡眠时，准妈妈要注意保暖，根据气温盖好被褥，并采用左侧睡姿，这可减轻子宫的右旋程度，缓解韧带和系膜的紧张状态，并能保证血液供给胎宝宝充足的氧含量。

★尿频属于正常现象

许多孕妇在刚开始怀孕的时候出现尿频现象。怀孕初期的 3 个月，子宫在骨盆腔中渐渐长大，压迫到膀胱，从而使孕妈妈易产生尿意。到了怀孕中期，子宫会往上升到腹腔，尿频的现象就会得到改善。但到了怀孕末期，尿频现象会再度出现。

感觉尿频时，孕妈妈不妨多上几次厕所，这没有关系，尽量不要憋尿。孕妈妈可以临睡前 1 ～ 2 小时内不要喝水，这样能够减少起夜次数。如果在小便时出现疼痛或烧灼感等异常现象时，要立即到医院寻求帮助。

★可适当做一些家务

孕妇可以掌握一定的尺度，在不疲劳的

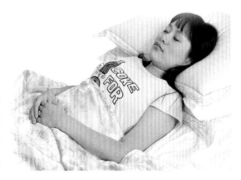

想睡就睡，孕妈妈要保证充足的睡眠。

前提下做一些家务。如做饭、收拾屋子、扫地等等。适当的体力劳动要掌握在不累、不搬重东西、震动较小、不压迫腹部的范围里。这样，不仅能得到适当的锻炼，而且还能调剂生活。

★不要长时间坐在电脑前

电脑操作室内有大量的正离子，空气中的负离子不足，如果换气不好，空气新鲜程度较差，会影响准妈妈的心血管、神经系统等的功能，对妊娠不利。所以，操作电脑的准妈妈要注意保护自己和胎宝宝，最好穿上防护服，并减少持续操作的时间，工作间隙要走出操作室，进行适当的活动。

另外，实验证明，在妊娠初期的 3 个月，母亲操作电脑，胎儿平均所受到的照射剂量为 0.006 拉得。这与孕期允许的最大照射量 0.5 拉得相去甚远。所以说，电脑显示屏所发出的 X 线不会对胎儿造成不良影响。

但是，人们发现除了 X 线外，电脑显示屏周围还会产生超低磁场。在体外实验中这种磁场还可以在细胞膜水平上干扰细胞的代谢和增殖，从而影响胚胎的正常发育。在一些动物实验中也发现，这种磁场会干扰和破坏胚胎的正常发育过程，对胚胎产生不良的生物作用。当然，长期使用电脑对胚胎和妊娠过程造成的不良影响还不只是超低频磁场，还有微波、射频、低频电场、紫外线等。

★远离各种不良因素

受孕后 24 ～ 46 天是胎儿肢体发育期，在这段时间如受到外界不利因素影响，就可能形成各种畸形。例如，感染风疹病毒、巨细胞病毒、疱疹病毒时，可导致先天性白内障、先天性心脏病、小眼、小头等畸形；接触放射线，则可能导致小头畸形；接触有机物如苯、丙酮、洗衣粉、装饰材料等，均可引起胎宝宝发育畸形；接触抗肿瘤药物、酒精、环氧乙烷、三氯乙烯和四氯化碳等，可引起基因毒性反应；接触铅、锰、二硫化碳、二溴氯丙烷、氯丁二烯、雌激素和孕激素可引起生殖性毒性反应等。所以，为了避免这些因素给妊娠带来危害，一定要在生活中、工作

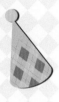

图解怀孕圣经

中积极地加以避免，尤其是在工作中，如果不能避免接触上述这些对妊娠有害的事物，那么，一定要暂时请假，远离这些不良因素。

早孕反应的症状

早孕反应，每个人都不一样，有的人嗜睡，有的人怕冷，有的人闻到油味会觉得不舒服……这些症状通常出现在停经6周以后，一般持续到怀孕3个月。每个人的情况都会有所不同，这和个人激素有关，有的人早孕反应时间比较长，直到16~18周才消失。

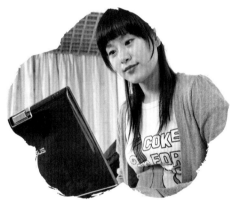

孕妈妈的工作如果实在离不开电脑，就需要保护好自己，不要操作的时间太长。

四、本周胎教课堂

为了孩子，应使自己情绪稳定下来。虽然早孕反应很不舒服，但为了孩子，要打起精神，尽量使自己愉快地度过这困难的一段时间。

★孕妈妈的行为影响宝宝

行为也是一种语言，只不过它是一种不说话的语言。孕妇的行为通过信息传递可以影响到胎儿。我国古人在这方面就早有论述，

古人认为，胎儿在母体内就应该接受母亲言行的感化，因此要求妇女在怀胎时就应该清心养性、守礼仪、循规蹈矩、品行端正，给胎儿以良好的影响。

★疏导情绪，使宝宝安宁

经研究发现，孕早期的准妈妈情绪波动时，肾上腺皮质激素分泌会增加，导致流产或生育出畸形儿的几率大大增加。当母亲受到强烈的精神刺激、惊吓、忧郁、悲痛时，植物神经系统活动会迅速加剧，内分泌发生变化，释放出来的乙酰胆碱等化学物质可以通过血液经胎盘进入胎儿体内，影响胎儿正常的生长和发育。孕妈妈情绪低沉还会直接影响食欲，对食物的消化吸收很不好。

所以，虽然本周你会因为妊娠早期的种种不良反应而导致情绪很不稳定，但也要注意疏导，不要给自己找借口："我是因为难受才这样！"或是"我脾气不好，我发了脾气，什么都不顾了！"而事实上不是这样，如果真按你所说，那就是没修养。情绪是先理智而发，但要理智地去疏导，可以采用前面我们已介绍的一些方法去疏导不良情绪，但一定要谨记，养胎第一要抑制怒、忧、思、虑。只有克制了这些不良情绪，使自己的情绪保持在愉悦状态，才能够很好地养胎保健，这一点你一定要谨记！

★给宝宝爱的环境

小宝宝被孕育后，最期待的就是在爱的环境中长大，所以进行胎教的首要关键就是

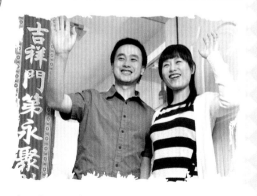

在怀孕后，夫妻双方都要注意保持良好的情绪。

"爱"；爱是天然而来，所以不管父母的学历背景如何，对孩子都有一份爱。然而，建议准父母对胎儿的性别不要过于期待，能以平常心接纳。

五、本周准爸爸必读

做丈夫的要在妻子早孕反应阶段给予妻子特别关注，要给予妻子更多的关怀与体贴，经常与妻子交流情感，从妻子那里尽可能地了解怀孕期的情感发展，帮助妻子克服怀孕中的困难。这样，妻子不仅信赖你，而且通过怀孕，夫妻之间的情感将进一步发展。

★稳定妻子情绪

在这个时期，妻子的情绪波动大，知道怀孕后会感到既欣喜又不安，这时丈夫应当理解妻子的心情，并稳定妻子的情绪，帮助妻子克服早孕反应，使妻子充分休息、放松身心，度过最初的艰难时刻。

★烹调要符合孕妇口味

怀孕后很多孕妇饮食习惯发生了变化，有的孕妇喜欢吃酸的，有的喜欢吃辣的，因此要根据孕妇的口味，选择烹调方法。怀孕后多数孕妇不喜欢油腻的煎炸食物，所以烹调以炒、炖和清蒸为主。

★适应妻子的情爱转移

妻子怀了孕，就要做妈妈了，过惯了的二人世界的幸福生活，即将因为小宝宝的出生而改变，其中最为突出的就是妻子对丈夫的爱的转移。过去温柔体贴的妻子似乎对丈夫关心不够了，过去经常说的情话减少了，甚至对性生活也有些淡漠了，如此等等。

★给予妻子理解与更多的爱

处于早孕反应时期的孕妇会有一些生理上的变化。对于这些变化，丈夫应当理解和体谅，并采取各种方法给予妻子更多的关怀和爱抚，使妻子心情愉快，顺利地度过孕期和产期。这一特殊阶段的妇女更渴望得到亲人的爱抚和关怀，更积极寻求和谐的生活。只要你理解并认识到了这一点，并做好充分的思想准备，那么，一切就非常简单了。其实，妻子并没有过多的奢望，哪怕是一句充满爱的话语，一次温情的拥抱或是一瞥深情的目光，都会给她带来莫大的安慰。妻子在这种温馨的气氛中一定会感到满意。

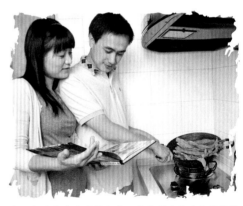

妻子郭遇秋喜欢吃什么菜，丈夫刘波就为妻子做什么菜。

图解怀孕圣经

第八章 8

爱在体会中成长

——怀孕第7周

进入本周后，宝宝的上下颌已出现。不管胎儿是男性或女性，乳腺组织都开始发育。在第7周胎儿就可以在妈妈体内里蠕动了，但这时由于活动幅度很小，因此孕妈妈还不必心急，这时感受不到胎动是正常的。

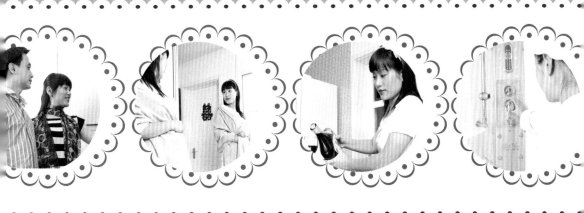

一、本周怀孕历程

> 进入第7周了，孕妈妈的妊娠反应依然很明显。虽然目前从外表看不出有什么改变，但是在孕妈妈的体内却发生着翻天覆地的变化。

★ 胎儿发育情况

在这一周，孕妈妈还感觉不到宝宝来回的运动，但是这个小跳豆会不时地在潮湿的"小家"里四处移动。

★ 孕妇身体状况

进入本周后，孕妈妈的恶心呕吐、尿频、易疲劳等反应更加强烈。本周是胚胎腭部发育的关键时期，如果您的情绪波动过大会影响胚胎甚至会导致腭裂或唇裂。好好调整自己的情绪，千万别因小而失大。

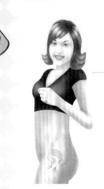

1 子宫有所增大，但是从外形上看来，准妈妈的外形体征还是不明显。

2 由于孕激素的影响，有些准妈妈的皮肤会变深，甚至出现妊娠斑。尤其是会阴皮肤在妊娠后，会由于色素沉着而颜色变深，血管充血，组织变软，伸展性增大，这是在为以后的胎宝宝娩出作准备。

二、本周营养指南

> 此时，孕妈妈切不可过多地考虑体形，因为目前这几周是"胎宝宝"发育的关键时期，维持胎儿生命的器官正常生长，一定要保证营养的供给。只要孕妈妈的体重符合这一孕期的标准就不用担心。

★ 注意增加植物油的摄入

此时，胎儿机体和大脑发育速度加快，对脂质及必需脂肪酸的需要增加，必须及时补充。因此，增加烹调所用植物油即豆油、花生油、菜油等的量，既可保证孕中期所需的脂质供给，又提供了丰富的必需脂肪酸。孕妇还可吃些花生仁、核桃仁、葵花子仁、芝麻等油脂含量较高的食物。

★ 避免饮酒

在妊娠期孕妇饮酒，可能使宝宝患上胎儿酒精综合征，将会造成伴随孩子一生的一系列身体和行为缺陷。它以胎儿在出生前和出生后的发育迟缓为特征。在患胎儿酒精综合征的患儿中，也可见到心脏和肢体缺陷，面容古怪，如鼻子短而倒转，上颌骨扁平，双眼不对称。这些儿童也会有行为的异常，语言障碍和关节、肌肉的异常症状。

因而为了宝宝未来的健康成长，孕妈妈饮酒应以2杯啤酒或1杯葡萄酒为极限，最好避免喝酒。

★ 绿豆是理想食品

赖氨酸是人体必需的氨基酸。它是合成蛋白质的重要原料，可以提高蛋白质的利用率，从而增进食欲和消化功能。

绿豆中赖氨酸的含量高于其他食物。此外，绿豆还富含淀粉、脂肪、蛋白质、多种维生素及锌、钙等矿物质。中医认为，绿豆性味甘寒，有清热解毒、消暑止渴、利水消肿之功效。是孕妇补锌及防治妊娠水肿的食疗佳品。

爱心小贴士

绿豆粥制作

取绿豆30克、大米60克洗净熬粥吃，可清暑热、利小便、止烦渴，预防及治疗妊娠水肿。

★野菜有益妊娠

野菜不仅以其污染少或无污染而优于田园蔬菜，而且具有营养及食疗双重作用。我国营养学家对我国近100种可食用的野菜进行分析，发现野菜中富含植物蛋白、维生素、纤维素及多种矿物质，其营养价值颇高，味道别具一格。更为可贵的是，野菜的防病保健作用显著。例如，小根蒜有健胃、怯痰之功效；地米菜可补脑明目；蕨菜可清热利湿、消肿止痛，还有活血安神之功效。

人们每天吃的米、面、杂粮、肉、鱼、禽、蛋等，在身体内多呈酸性反应，只有野菜经过消化分解后在身体内呈碱性反应。孕妇间隔地吃些野菜可以中和体内的酸性，以维持身体弱碱性的内环境。这对于孕妇优境养胎十分重要。吃野菜还可以扩充营养素的来源，调剂口味，而且促进胃肠道清洁，减少粪便中毒素的吸收，有益于妊娠。

★素食妈妈饮食需注意

素食的孕妇一定要多亲近豆类制品，因为这类食品所含的蛋白质是植物蛋白中最好的一种，其中的氨基酸构成与牛奶相近，而胆固醇含量比牛奶低，并含有不饱和脂肪酸，有利于增加血液中的游离氨基酸。此外，由黄豆制成的豆浆中含有钾、铁、维生素E等对人体有益的元素，是一种理想的营养饮料。

实际上，素食的孕妇在孕期如果特别留意调配自己的膳食，每天吃豆类及豆制品、谷物（包括粗粮）、植物油、各类蔬菜、水果，经常晒太阳，就不必担心营养缺乏。

★孕期切勿节食

苗条的身材本来就不属于孕期，这个时候，你应该分清主次，一切以宝宝的生长发育为中心。怀孕期间，胎儿从母体流经胎盘和血液中汲取营养，使生长发育没有后顾之忧。所以，孕妇应尽量避免节食，尤其不要减少胎儿必需的营养成分的摄取。

此外，孕期节食对孕妈妈自己的身体也是有害的。以减肥为目的的饮食往往导致缺铁、缺叶酸以及其他重要的维生素和矿物质的缺乏。

★不适宜食用腌制食物

孕妇不宜食用腌制食品，一是孕期容易患妊娠高血压综合征，腌制食物含有大量的盐，是高血压的诱导因素，长期食用对健康不利；另外腌制食物中含有亚硝酸盐，长期食用容易发生亚硝酸盐中毒，对胎儿也有一定的影响。正常人也不宜常吃腌制食物。

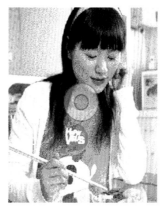

腌制食物中含有亚硝酸盐，孕妈妈不宜常吃。

★可防治早孕呕吐的营养素

维生素 B_6 参与女性身体内蛋白质、脂肪、糖类以及某些激素的代谢。对于各种病因引起的呕吐，尤其是妊娠呕吐的疗效最佳。

正常人每日需要维生素 B_6 1.6～2.0 毫克。如果摄入不足，就可影响人体对蛋白质等3大产热营养素的吸收，引起神经系统及血液系统的疾病。孕妈妈如果缺乏维生素 B_6，会加重早孕反应，使妊娠呕吐加剧，反复呕吐不仅造成脱水与低血糖，而且导致胚胎早期凋萎。因此，孕妈妈要注意摄入富含维生素 B_6 的食品。

维生素 B_6 在麦芽糖中含量最高，每天吃1～2勺麦芽糖不仅可以防治妊娠呕吐，而且使孕妈妈精力充沛。富含维生素 B_6 的食品还有香蕉、马铃薯、黄豆、胡萝卜、核桃、花生、菠菜等植物性食品，动物性食品中以瘦肉、鸡肉、鸡蛋、鱼等含量较多。

★使用果品需注意

妇女怀孕后常伴有恶心、呕吐、食欲不振等反应，喜欢吃一些酸性甜果品，山楂酸甜可口，并有开胃消食的作用，是孕妇们喜欢的果品。但是，山楂对子宫有一定的兴奋作用，可促使子宫收缩。如果孕妇大量食用山楂及山楂制品，可能造成流产。因此，有过流产史或有先兆流产史的孕妇，应忌食山楂。

桂圆营养丰富，被作为补品食用，但妊娠期间应该少吃或不吃。桂圆中含有葡萄糖、蔗糖，维生素等物质，具有补心安神、养血益脾的功能。其性温大热，而孕妇往往怀孕后阴血偏虚，阴虚产生内热，再食桂圆会热上加热，造成孕妇大便干燥、口舌干燥而胎热，不但不能保胎，反因内热迫血妄行，出现阴道出血、腹痛等先兆流产症状。

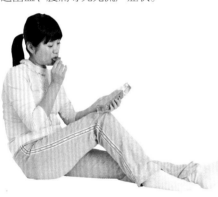

山楂虽然具有开胃的作用，但孕妈妈不宜多吃。

孕妇宜与忌

每天食用水果不宜超过300克

孕妈妈都知道，多吃水果可增加营养，不会引起发胖，生出的孩子皮肤会白嫩细腻。但是也要注意，水果中90%是水分，还含有葡萄糖、果糖、蔗糖，这些糖类很容易被胃肠道消化吸收，果糖和葡萄糖经代谢可转化为中性脂肪，促使体重增加，还易引起高脂血症。所以孕妇每天水果食量不应超过300克。

三、本周注意事项

在本周，是胎儿发育的关键时期。维持胎儿生命的最重要器官正在生长成形，因此，孕妈妈在生活中更应该小心谨慎。

★何时进行B超检查

B超检查，是利用向人体内部发射超声波，并接受它的回声信号，也就是在屏幕上显示图像来进行疾病检查的方法。由于这种检查方法对人体无损伤，因而，目前在妇产科已广泛应用。

在怀孕早期出现以下情况时应做B超检查。

有先兆流产现象，且阴道出血时间长，需了解胚胎是否存活，是否有必要继续保胎；还需排除葡萄胎的可能。

出现下腹部疼痛，需排除宫腔外怀孕，或怀孕合并肿物。

对月经不正常的怀孕妇女，需了解胚胎发育情况，估计怀孕周数，排除多胎。

明显的胎儿畸形，如无脑儿、缺肢等也可能在怀孕12周左右通过B超检查发现。

★孕妇运动应留心

当孕妈妈要运动时，慢慢开始，缓和地进行，最后慢慢平静而结束；时不时地停下来休息一下；确保运动前、运动中和运动后喝大量的水；不要在非常炎热和潮湿的环境中运动；如果感到不舒服，如气短和劳累，则须休息一下，感觉好转再继续运动；孕早期不要做背部的锻炼，因为这样做会给胎儿供血的血管承受过大的压力，影响对胎儿的供血。

★洗澡水温不要过高

洗热水澡是很多人的习惯，包括一些孕妇，觉得能使自己神清气爽，消除疲倦。但研究资料显示，怀孕2个月内的胚胎组织对于温度变化极为敏感，即使是洗澡水的温度。一般来讲，水温超过42℃就可能会对胚胎的中枢神经系统造成损害，发生神经管缺陷，如无脑儿、脊柱裂的几率大为增大，或出生时体重低。

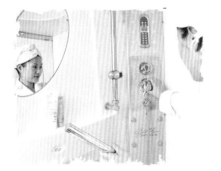

孕妈妈现在要改变过去洗热水澡的习惯了。

四、本周胎教课堂

现在正是胚胎发育最关键的时刻，在养胎护胎与胎教措施的选择方面和受孕1个月时所不同的是，要在思想感情上确立母儿同安的观念，以很好地在精神与饮食营养上保护胎儿。

★孕2个月的音乐胎教

由于在妊娠第二个月胎儿的听觉器官已经开始发育，而且神经系统也已初步形成，尽管发育得还很不成熟，但已具备了可以接受训练的最基本条件。因此从这个月的月末开始，可以给母亲和胎儿放一些优美、柔和的乐曲，每天放1～2次，每次放5～10分钟。这不仅可以激发孕妈妈愉快的情绪，也可以对胎儿的听觉给以适应性的刺激作用，为进一步实施的音乐胎教和听觉胎教开个好头。

★形象意念胎教法

有些科学家认为在孕妈妈怀孕期如果经常设想孩子的形象，在某种程度上与将要出生的胎儿较相似。因为孕妈妈与胎儿具有心理与生理上的相通，从胎教的角度来看，孕妇的想象是通过意念构成胎教的重要因素，转化、渗透在胎儿的身心感受之中。同时孕妈妈在为胎儿形象的构想中，会使情绪达到最佳的状态，而促进体内具有美容作用的激素增多，使胎儿面部器官的结构组合及皮肤的发育良好，从而塑造出自己理想中的胎儿。日常生活中看到许多相貌平平的父母却能生出非常漂亮的孩子，这与怀孕时妈妈经常强化孩子的形象是有关系的。

★形体美学胎教

主要指孕妇本人的气质，首先，孕妇要有良好的道德修养和高雅的情趣，知识广博，举止文雅，具有内在美。其次，是颜色明快、合适得体的孕妇装束，一头干净、利索的短发，再加上面部恰到好处的淡妆，更显得人精神焕发。研究结果表明，孕妇化妆打扮也是胎教的一种，使胎儿在母体内受到美的感染而获得初步的审美观。

爱心小贴士

大自然胎教
孕妇多到大自然中去饱览美丽的景色，可以促进胎儿大脑细胞和神经的发育。

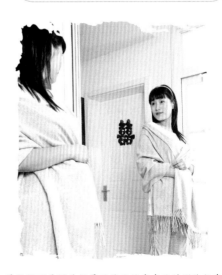

孕妈妈不要因为怀孕了就不注意自己的形体仪表，其实这也是对胎宝宝的一种胎教。

五、本周准爸爸必读

在妊娠早期，早孕反应使许多孕妇难以承受，妊娠期带来的一系列生理变化要求孕妇去适应；妊娠给生活、工作、学习都带来种种不便，加上有的孕妇事先并没有作好怀孕的心理准备，准爸爸这时候要主动伸出援助之手。

★给予妻子更多的理解和爱

妇女在怀孕后，大脑皮质功能会出现暂时的失调，兴奋和抑制不平衡，自制力减弱，所以她们会趋向抑制状态，表现为怠倦、嗜睡；或趋向于兴奋状态，表现为易怒、激动、烦躁等。总之，此期的准妈妈肯定很挑剔，情绪很不稳定，精神也很脆弱，做准爸爸的应该理解和帮助妻子。

尽可能多抽时间和妻子在一起，和她一起憧憬美好的未来，想想孩子的模样，或是陪她一起散散步，一起走走亲戚等，这样会使妻子感到自己受到准爸爸更多的关注，会使她有种被保护感，使怀孕的不良心理得到平衡，她会逐渐放松起来，有益于孕育。

另外，要多注意帮助妻子，当妻子感到身体不适时，要多加照顾；当她去医院检查时，要尽量抽时间陪她……总之，要保证给予准妈妈适当的照顾，为她排忧解难，使她心情舒畅，这对孕育来说是很有意义的，准爸爸应该努力做好这方面的工作。

★善于开导妻子

一般，女性在得知自己怀孕后，会非常喜悦，她们会为自己的孕育而感到自豪，欣喜之情溢于言表。可是随着孕育的发展，她们又可能陷入一种茫然或担忧状态之中。尤其在此期，她们会因为妊娠反应而紧张、担忧，也会变得很敏感，她们甚至开始考虑种种即将面临的新问题：如何适应由女人、妻子到母亲的社会角色的转变，如何孕育腹中的胎宝宝，如何应对在孕期和分娩中可能遭受的痛苦等。所以，在此期，准妈妈会表现得很脆弱，容易引起伤感、烦恼、不安与畏难情绪。这时，准爸爸就要学会关心、爱护准妈妈，要帮助准妈妈认识到自己的心理变化，积极地开导她，比如告诉她："你的身体很棒，一定不会有问题！""没关系，如果觉得不舒服，我们去请教医生，不要胡思乱想！""我会找到很好的医生来做你的妊娠顾问，所以没必要太紧张！"总之，要用你的爱和耐心，来帮助准妈妈调整心态，这样更有益于胎宝宝的健康发育。

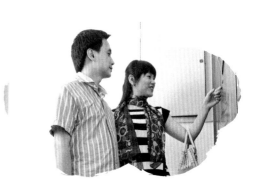

关心妻子的刘波陪妻子郭遇秋串门来稳定妻子的情绪。

图解怀孕圣经

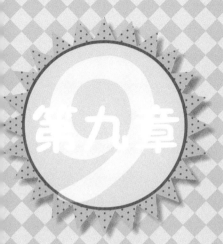

第九章 聆听幼小的心跳

——怀孕第8周

怀孕犹如一次"旅行"，一旦怀孕，便踏上了"旅行"的征途，分娩出"小天使"之后，也就到达了旅行的终点。为了使"旅行"愉快，就得掌握好相应的孕期知识，作好自我监护。这样才能使胎儿正常发育，减少危害母婴生命与健康的孕期病症。

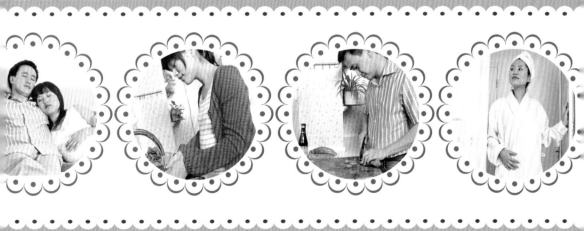

一、本周怀孕历程

进入第8周后，胚胎已经初具人形，但是小尾巴还没有完全消失，大小和外形看起来像一颗葡萄，有时会像跳动的豆子一样运动。

★胎儿发育情况

怀孕第8周的时候，胚胎快速地成长。胚胎的器官已经开始具备了明显的特征。由于骨髓还没有形成，肝脏代替产生大量的红细胞，直到骨髓成熟后来接管肝脏的工作。

从现在开始，"胎宝宝"将迅速生长，速度丝毫不亚于孕早期心脏和大脑的发育时的速度，并在几周中显现出明显的轮廓。到第8周末，"胎宝宝"将长到3厘米左右、体重约有4克；胎盘和脐带形成；皮肤像纸一样薄，血管清晰可见；用肉眼就能分辨出头、身体和手足；已经会做踢腿、伸腿、抬手、移动双臂的小动作了——尽管孕妈妈丝毫也察觉不到。

★孕妇身体状况

你的腹部现在看上去与孕前没有两样，但你的子宫已有明显的变化。当子宫成长时，你的腹部会感到有些痉挛，有时会感到瞬间的剧痛。

二、本周营养指南

妇女在整个妊娠期间，体重增加除了胎儿3千克之外，还要增加9千克左右，其中，胎盘0.6千克，羊水0.8千克，子宫增加0.9千克，乳房增大0.8千克，血液增加1千克，其余的分布于全身。这么大幅度的物质积累，全部依靠孕妇在妊娠期间的营养补充。

★供应足够的蛋白质

孕早期蛋白质供应不足会影响宝宝脑细胞的生长，因为大脑发育的关键时期是孕期的最初三个月和出生后的头六个月。这个时期被称为脑神经细胞激增期，而脑细胞增殖的特点是"一次性完成的"，这就需要母亲在这一时期特别要注意营养的摄入。如果营养不良，胎儿的脑细胞分裂增殖就减少，也就造成脑细胞永久性减少，同时脑细胞的体积增大和髓鞘形成均受到影响，致使智力发生障碍。

★食用西红柿要注意

西红柿酸甜可口，是很多孕妈妈的心仪食品。但在食用西红柿时，要注意以下几个方面的问题。

要选择个大、圆润、丰满、外观漂亮的食用：不要吃长有赘生物的西红柿，因为这个赘生物是肿瘤。

不吃未成熟的西红柿：因为青色的西红柿含有大量的有毒番茄碱，孕妇食用后，会出现恶心、呕吐、全身乏力等中毒症状，对胎儿的发育有害。

不要空腹吃：西红柿含有大量的胶质、果质、柿胶粉、可溶性收敛剂等成分。这些物质容易与胃酸起化学反应，结成不易溶解的块状物，易阻塞胃出口引起腹痛。

爱心小贴士

告诉你随手可得的补血食物

许多贫血的孕妇常常不惜代价买高级补品"补"血，但贫血不是很严重的孕妇最好食补，生活中有许多随手可得的补血食物哦！

补血食物以含有铁质的胡萝卜素为最佳，其他一些补血类食物有金针菜、龙眼肉、咸萝卜干、黑豆、菠菜等。

图解怀孕圣经

三、本周注意事项

> 妊娠两个月时，胎儿的精气在母体的子宫内生成，必须谨慎护理，不要随便惊动他。这时的胚胎不仅形态上已产生了巨变，而且还能够感受到外界的刺激，孕妇切不可认为怀孕不久，胎儿尚未成形而掉以轻心。

★打预防针要谨慎

孕妇生了病，在选择药物时，总考虑到是否会致畸胎。那么，孕妇打预防针，对胎儿有没有损害呢？尤其是有些疫苗使用说明书中写着"孕妇禁用"的字样，越发使人疑虑重重。

孕妇打预防针对胎儿是否有损害，主要取决于：

接种的是活疫苗还是死疫苗。活疫苗，是经过处理后的活病毒，毒性低，不会引起疾病，却能在体内生长繁殖，一次注射，终生受益。孕妇注射活疫苗，等于感染了活病毒。病毒有可能通过胎盘进入胎体，虽然毒性已减弱，但不能保证对胎儿肯定无影响。所以，孕妇以不用活疫苗为好。

死疫苗是经过处理的死菌或者死病毒，进入人体后不会生长繁殖（却可引起免疫反应），需多次注射。孕妇接种后，死菌或死病毒不会进入胎体，也就不会影响胎儿，所以，孕妇可以接种。

要看注射后全身反应大不大。有时候，虽然是灭活疫苗，但是如果注射后会引起严重的全身反应，如高热等，也有可能对胎儿产生不良的影响。不过，这种可能性很小。因为全身反应太大的疫苗，最后总是会被淘汰的。

★日常洗浴时间要适度

在浴室内沐浴，孕妇容易出现头昏、眼花、乏力、胸闷等症状。这是由于浴室内的空气逐渐减少，温度又较高，氧气供应相对不足所致。加之热水的刺激，会引起全身体

表的毛细血管扩张，使孕妇脑部的供血不足。同时胎儿也会出现缺氧、胎心率加快，严重者还可使胎儿神经系统的发育受到不良影响。因此，孕妇在进行热水浴时，每次的时间应控制在 20 分钟以内为佳。

四、本周胎教课堂

> 胎教，如果找对了方法，才会收到更好的结果。因此，准爸爸妈妈们要多方收集一些胎教方法，并将它们运用到自己的宝宝身上。

★语言胎教效果好

准爸爸妈妈用优美的语言和胎儿对话，反复进行，可以促进胎儿大脑的发育。给腹中的宝宝进行语言胎教，就是要使胎儿不断接受语言波的信息，训练胎儿在空白的大脑上增加语言的"音符"。在爸爸妈妈和胎儿的对话中，要充分体现关心和爱抚。告诉胎儿大自然的风景变化和眼前的美好景观以及父母对未来生活的憧憬，讲愉快优美的童话故事。这时候，胎儿会静静地聆听，感到安全、舒适。准妈妈也可以适当地阅读文学作品，清心养性。

在语言胎教中，准爸爸的作用是很大的！准爸爸可以把双手放在孕妈妈腹部跟胎儿讲话："我是爸爸，现在是早晨，天气晴朗，一会儿爸爸去上班了，你跟着妈妈要听话，下班爸爸再给你讲故事。""今天是星期日，

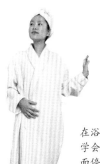

在浴室洗浴时，孕妈妈要学会速战速决，不要在里面停留的时间太长。

是休息的时候，爸爸妈妈带你去公园，呼吸新鲜空气，看看绿绿的草地，红红的花朵，好吗？""宝宝，爸爸妈妈喜欢你，无论你是男孩，还是女孩都喜欢，放心睡觉吧！""宝宝要听话，别太贪玩，乱踢妈妈哦！"试一试吧！

★音乐胎教方式多

音乐胎教包括准妈妈收听音乐和父母自己唱歌两种方式。这两种方式都十分有助于宝宝的情绪培养，也有利于宝宝的智力发育，那么，具体方法是怎样的呢？这里简要介绍一下。

定时收听舒缓的胎教音乐：每次5～10分钟，时间从短到长，循序渐进，不宜一开始就进行时间过长，以免引起孩子烦躁不安。一般现在超市中都有专门的胎教音乐ＣＤ出售，孕妈妈只要从中挑选出自己喜欢的就可以了。

爸爸妈妈自己哼唱歌曲：这是在任何时候任何地点都可以进行的音乐胎教，准妈妈只需哼唱自己喜欢的歌曲，声音可以大点。这种方法不仅能让宝宝心身愉快，还可以让准妈妈拥有良好的心情。

需要注意的是，胎教音乐不宜过响，节奏应尽量舒缓，不宜选择节奏过于强烈的音乐。如果妈妈自己哼唱歌曲的话，声音也不宜过响，以免过度疲劳，或引起宝宝不安。

五、本周准爸爸必读

现在，孕妈妈已经怀孕两个月了，准爸爸也从原来的手足无措变得经验丰富起来，继续保护和照顾好妻子吧。

★满足妻子的食欲

为防止因早孕反应引起孕妇营养不良，要设法促进孕妇的食欲，在食物的选择、加工及烹调过程中，注意食物的色、香、味，同时根据个人的经济能力、地理环境、季节变化来选择加工、烹调食物，使孕妇摄入最

佳的营养素。

具体来说，要注意以下几点。

食物形态要能吸引人的视觉感官，同时还要清淡爽口、富有营养。如番茄、黄瓜、辣椒、鲜香菇、新鲜平菇、苹果等，它们色彩鲜艳，营养丰富，易诱发人的食欲。

选择的食物要易消化、易吸收，同时能减轻呕吐，如烤面包、饼干、大米或小米稀饭。干食品能减轻恶心、呕吐症状，大米或小米稀饭能补充因恶心、呕吐失去的水分。

食品要对味，烹调要多样化，并应尽量减少营养素的损失。

可根据孕妇的不同情况和嗜好，选择不同的原料和烹调方法来加工食物。如孕妇有嗜酸、嗜辣和其他味道的爱好，烹调食物时可用柠檬汁、醋拌凉菜；也可用少量香辛料，如姜、辣椒等，让食物具有一定的刺激性，以增加食欲。

★克制房事

妊娠初期和后期，夫妻同房易引起流产、早产或阴道感染，在产前一个月性生活频繁，可引起胎儿呼吸困难和黄疸等。妇女在妊娠期对性的要求多半不高，因而克制房事的主要责任在丈夫身上。

妊娠12周以前，胚胎和胎盘正处在形成时期，胚胎着床尚不稳定，性活动的刺激容易发生子宫收缩，从而导致流产。特别是有习惯性流产史的孕妇，在妊娠头3个月，更是绝对禁忌性交，以免触发流产。

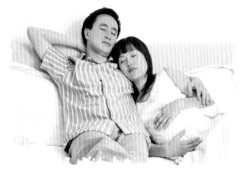

准爸爸要控制自己，不要因为一时的欢娱而影响到孕妈妈和胎宝宝。

第七章
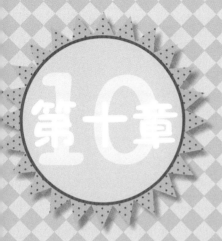

构建牢固的"防火墙"
——怀孕第9周

进入第9周，也就是开始了孕3个月，从这个月开始，胚胎正式可以叫做"胎儿"了，孕妈妈应及时了解胎宝宝和自己的变化，掌握饮食、常见疾病等知识，以便对自己的生活进行调节。同时，准爸爸也要尽到职责，因为现在仍是容易流产的时期，必须谨慎对待。

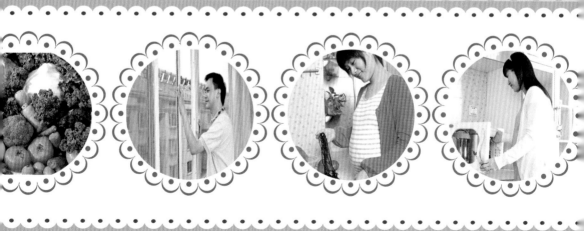

一、本周怀孕历程

怀孕已经9周了，孕妈妈是否已经适应了怀孕的各种症状呢？早晨醒来后的晨吐很快就要结束了，现在想知道腹中胎儿的变化吗？

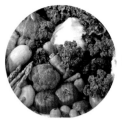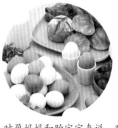

新鲜的水果和蔬菜可以帮助孕妈妈抵抗早孕反应。　对孕妈妈和胎宝宝来说，鸡蛋是一种很好的营养品。

★胎儿发育情况

怀孕第9周的时候，胎儿的许多位置发生了变化。虽然在这时候还不能通过B超辨认宝宝的性别，但是宝宝的生殖器官已经在生长了。

★孕妇身体状况

孕妇在这时候会发现，自己体重没有增加太多，但乳房更加胀大，乳头和乳晕色素加深，腰围也增大，这时候孕妈妈要更换大的胸衣和宽松的衣服，这样会感到更舒服一些。很多孕妇在怀孕初期会出现晨昏乏力、身体不适、恶心呕吐等情况。由于子宫扩张压迫膀胱导致尿频，激素分泌增多导致心情烦躁。

二、本周营养指南

孕早期是母体内发生适应性生理变化的时期，多数孕妇在孕早期会出现恶心、食欲不佳和孕吐等早孕反应，因此在饮食方面也应适当作出调整。

★减少食盐量

孕期由于肾脏发生功能减退，排钠量相对减少，从而导致水、电解质的失衡，引起血钾升高，导致心脏功能受损。如果体内的钠含量过高，血液中的钠和水会由于渗透压的改变，渗入到组织间隙中形成水肿。因此，多吃盐会加重水肿并且使血压升高，甚至引起心力衰竭等疾病。

但是长期低盐也会有不良反应，正常的孕妇每日的摄盐量以3～5克为宜。

★确保额外的铁元素补充

铁是人体生成红细胞的主要原料之一，正常妊娠时，孕妇的血容量要增加50%，这就要求有大量的铁来制备额外的红细胞。孕期的缺铁性贫血，不但可以导致孕妇出现心慌气短、头晕、乏力，还可导致胎儿宫内缺氧，生长发育迟缓，生后智力发育障碍，生后6个月之内易患营养性缺铁性贫血等。几乎所有能提供充足热能的饮食都含有足够的矿物质不会引起矿物质缺乏，而铁除外。因此，在孕期应特别注意补充铁剂。

在怀孕早期，每天应至少摄入15～20毫克铁；怀孕晚期，每天应摄入20～30毫克铁。富含铁的食物有瘦肉、猪肝、鸡蛋、海带、绿叶蔬菜（芹菜、油菜、苋菜等）、干杏、樱桃等。

★ 没有食欲巧应对

在这一周里，许多孕妈妈由于早孕反应加重，影响到食欲。怎么办呢？如果胃口不好，就要吃得精，多吃蛋白质含量丰富的食物及新鲜水果、蔬菜等。制作上要清淡、爽口。

另外，如果呕吐得厉害，孕妈妈要及时去医院检查，进行输液治疗很有效。

三、本周注意事项

很多孕妇在怀孕初期会出现晨昏乏力、身体不适、恶心、呕吐等情况。因此，本周孕妈妈除了要正确应对恶心以外，还要注意自己和胎儿的安全。

★正确应付恶心

在这一时期，孕妈妈也许还会感到恶心，一般是在早上，有时一天中的任何时间都可能发生。下面是一些帮助缓解恶心的小窍门：

在床头放一些小零食，如饼干之类，起床前吃上一两块。

恶心时喝点含姜饮料，如姜汁饮料，或在一杯热水里放一片生姜。

两餐之间吃一些刺激性少的零食，如面包干或饼干。

如果真的不能吃不能喝，请教一下医生，他们有办法帮助你。注意防止脱水。

★尽量少使用微波炉等电子产品

现代生活离不开微波炉、电磁灶、电热毯、电脑等一系列电子产品，这些产品大大提高了人们的生活质量。

但是，孕期还是少用这些产品为好，因为这些产品都会产生电离辐射，最好用其他用品来替代。比如，天气寒冷时睡觉，怕冷时可以用热水袋保暖，不要使用电热毯；加热食物时能用天然气就尽量不要使用微波炉；使用微波炉或电磁灶时要注意让身体与之尽量保持远一些的距离；尽量减少与电脑接触的时间，使用时最好穿戴上电磁波防护衣。

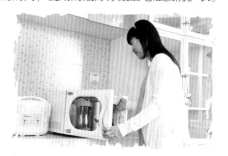

现在正是胎宝宝很脆弱的时候，孕妈妈最好还是远离微波炉等电子产品。

★每天少看电视

很多人怀孕后，每天的活动比原来减少了许多，于是经常看电视消磨时间。但彩色电视机在工作时，显像管在高压电源的激发

下不断发出看不见的 X 射线，还会产生波长小于 400 微米的紫外线。如果距荧光屏 3 ~ 4 米远，每次最多看 1 ~ 2 个小时，中间休息 10 分钟以上，尚不会对孕妇和胎儿有多大的影响，但若是长时间地看电视，可能会引起流产和早产，导致胎儿发育异常。另外，看电视时间太长会影响孕妇的下肢血液回流，加重下肢水肿，甚至出现下肢静脉曲张。

四、本周胎教课堂

> 当得知他（她）的存在，孕妈妈在欣喜之余更多地想的是背负的责任：如何在他（她）的胎儿期施教于他（她），让他（她）成为一个聪明的宝宝。

★勤于哼唱

胎教一词已成为时下时髦用语之一，在促进优生方面确有独到功效。其中，音乐对胎儿具有特殊的营养作用，故音乐胎教最为流行。但是，科学家发现再好的音乐也比不上出自于孕妇口中的歌声。这是因为孕妇的歌声能使胎儿获得感觉与感情的双重满足，无论是来自录音机或是电唱机的歌声，既没有母亲唱歌给胎儿机体带来的物理振动，更缺乏饱含母爱的亲情对胎儿感情的激发。正如美国产前心理学会主席卡来特教授所说："孕期母亲经常唱歌，对胎儿相当一种'产前免疫'，可为其提供重要的记忆印象，不仅有助于胎儿体格生长，也有益于智力发育。"

妈妈哼唱哪些歌曲为好呢？科学家已经发现，胎儿所"喜闻乐见"的歌曲旋律具有舒缓、优美的特点，而那些激烈悲壮的乐曲或者噪声则使胎儿烦躁甚至乱动。因此，宜多哼唱舒缓、明快、类似于胎儿心音节奏的歌曲。

★意识诱导很重要

在日常生活中，有少数孕妇为了一点暂时的身体不适而出现对胎儿怨恨的心理，这时胎儿在母体内就会意识到母亲的这种不良

情感，而引起精神上的异常反应。专家认为这样的胎儿出生后大多数出现感情障碍、神经质、感觉迟钝、情绪不稳、易患胃肠疾病、疲乏无力、体质差等。因此孕妇在妊娠期间应排除这些不良的意识，母亲应将善良、温柔的母爱充分体现出来，通过各方面的爱护关心胎儿的成长。

★对宝宝进行习惯培养

对胎宝宝进行习惯培养，可能你对这个很怀疑，但事实上绝对可以做到。因为有临床实验表明：胎宝宝在出生前的几个月内，可能和母亲在某些方面就有着共同的节律。母亲的习惯将直接影响到胎宝宝的习惯。所以，为了让胎宝宝也养成一些好的习惯，做母亲的就要从自身做起，养成一些良好的生活习惯，比如规律的睡眠，规律的工作、饮食等，只要你养成的是良好的生活习惯，相信这对胎宝宝必定也是有益的。

五、本周准爸爸必读

虽然孕妈妈对于胎儿的生长发育处于直接地位，但准爸爸对胎儿的影响也是很重要的，因此一定要注意自己的言行。

★避免噪声对胎儿造成损害

妻子的卧室里不宜摆放家电产品，特别是电冰箱，严格控制音响的音量和使用时间。如果居住在闹市或机场附近，有条件的话先暂住到较安静的地方，如去娘家住。外出时尽量避免在嘈杂的场所久留，以免引发流产、早产甚至畸胎。

★避免让妻子受到居室污染

空调房间里最好安置空气负离子发生器，并要及时清洗、消毒空调器，每天注意通风换气。如果是新装修的房子，除了选用绿色环保材料外，至少在4个月后再搬进去，搬入后每天上午、下午通风30～60分钟。

★不要让妻子使用风油精等药物

孕妇不宜涂用清凉油或风油精、万金油、一心油之类药物，否则会影响优生。这是因为，这些物质中含有樟脑、薄荷、桉叶油等成分。樟脑可经皮肤吸收，对人体产生某种影响。对孕妇来说，樟脑还可穿过胎盘屏障，影响胎儿正常发育，严重的可导致畸胎、死胎或流产。尤其怀孕头3个月其危害更大。

丈夫在关心妻子身体健康时应该注意，避免让妻子接触到风油精等物质。在夏天的时候，可以为妻子摇扇或用其他方式驱蚊，丈夫在这方面对妻子的关心还能促进夫妻间感情，缓解稳定孕妈妈孕期起伏的情绪。

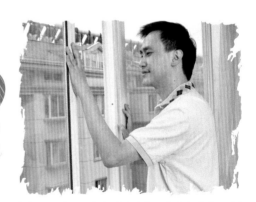

在妻子怀孕后，丈夫刘波非常注意居室通风，避免让妻子受到居室污染。

爱心小贴士

改变居室色调

研究证实，不同色彩对孕妇有不同影响。绿色可使孕妇心情宁静，精神镇定，有助于心跳减慢，呼吸平缓，有利于胎儿发育，还可缓解妊娠反应或不适。因此，准爸爸最好把居室调为绿色。

图解怀孕圣经

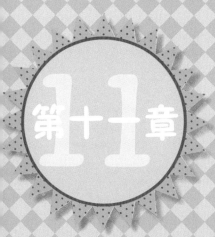

第十一章 摆脱惶恐与忧郁
——怀孕第10周

到了本周末，已经度过了最危险的流产时期了，可是此时准妈妈的情绪波动却很大，经常会陷入惶恐和忧郁之中。因为准妈妈要担心的实在是太多了，辐射、污染、身体的变化……总觉得宝宝会被夺走。为了宝宝，请平静下来吧。

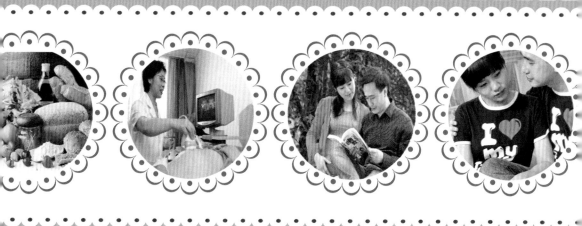

一、本周怀孕历程

宝宝在过去的一周里又长大了许多，单是胎儿的头部便占了身长的1/2，可见大脑正多么迅速地生长。一个天才就要诞生了！

★胎儿发育情况

怀孕第10周的时候，胎儿的眼皮还是黏合在一起，直到27周以后才能完全睁开。

现在，胎盘开始形成，可以支持产生激素的大部分重要功能。胎盘具有五大功能，即气体交换、供应营养、排泄废物、防御及内分泌作用。因而它可以说是胎儿营养的大本营。足月妊娠的胎盘重500～600克，大约是新生儿体重的1/6，直径达16～20厘米，厚约2.5厘米。

★孕妇身体状况

在本周孕妇的情绪波动会很大，这主要是受孕激素作用的结果。

二、本周营养指南

在饮食上，准妈妈需要营养，但要注意过犹不及，补充任何营养素都要适当。同时还要注意合理的膳食搭配。

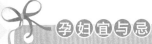

推荐菜肴蓬松蛋

鸡蛋、奶油、牛奶各适量（3个鸡蛋用1汤匙油、2汤匙牛奶），盐少许。将奶油化开，打入鸡蛋，倒入牛奶，放入盐，打起泡沫，放在火上煮，同时不断地搅动。变稠时，从火上取下，再搅动，盛入盘中，与面包干同吃。

★适当增加能量的摄入

在孕早期，如果为人体提供能量的糖类、脂肪供给不足，孕妇会一直处于"饥饿"状态，可导致胎儿大脑发育异常，出生后智商低。糖类主要来源于蔗糖、面粉、大米、红薯、土豆、山药等，孕妇每天应摄入150克以上的糖类。脂肪主要来源于动物油和植物油，植物油中的芝麻油、豆油、花生油等是能量的主要提供者，能满足母体和胎儿对脂肪酸的需要。

★适当多食乳制品

乳类和乳制品是营养最完全的一类食品，富含蛋白质和容易吸收的钙。孕妇每日应尽可能保证摄入乳类和乳制食品200克。

★每天摄入200克粮谷类食物

粮谷类食物，包括米、面、杂粮、赤豆、绿豆及含脂肪多的坚果类。这些食物可提供能量，供给蛋白质、无机盐、B族维生素、膳食纤维。每日最低摄入量应在200克以上。

★确保无机盐的供给

无机盐和维生素对保证早期胚胎器官的形成发育有重要作用。含锌、钙、磷、铜高的食物有奶类、豆类、肉类、蛋类、花生、核桃、海带、木耳、芝麻等。

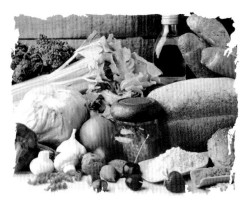

在这个时候，孕妈妈不能因害怕发胖而控制饮食，要适当增加能量的摄入，这样才能保证自己和胎宝宝的营养需求。

图解怀孕圣经

三、本周注意事项

> 在本周，妊娠反应的各种不适仍然存在，但不要惊慌，这种不适会逐渐减轻，不久就会消失。

★孕期检查并非越多越好

孕期检查过多非但没必要，还浪费孕妇的时间和费用。尤其像 B 超等超声波检查还是少做为宜。孕期检查只要遵照医嘱，根据胎儿的不同发育阶段进行必要的检查就可以了。一般在怀孕早期需做 B 超来确定胎儿是否存活并排除宫外孕，在怀孕 22～26 周时筛查胎儿大体畸形，到 28 周后每月查一次；孕 37 周到临近预产期时，每周查一次就可以了。

★注意阴道分泌物

有些女性在怀孕初期会发现自己的阴道分泌物较平常多，怀孕初期，受激素弥补的影响，怀孕初期增多的分泌物是正常现象。如果外阴不发痒，白带也无臭味，就无须顾忌。

但如果外阴瘙痒、疼痛；白带呈黄色，有怪味、臭味等症状时，就需要去医院就诊，这大致是因为外阴或阴道疾病所致。如果任性不管，将会影响胎儿的生长发育。

总之，准妈妈们要注意清洁卫生，勤换内裤，保持内裤及会阴部清洁。

★患了乙肝怎么办

如果妊娠早期得肝炎，会使妊娠反应加重，增加早产几率。发生在妊娠晚期，会引起产后出血和感染。对胎儿的影响是流产率高，死胎较多。即使顺利娩出，在新生儿时期发生某些并发症、智力低下甚至死亡的几率，也比正常产妇所生的孩子要高得多。

对怀孕后患乙肝的孕妇，大多数学者主张在一般情况下可以继续妊娠，不必做人流，只要注意多休息，配合医生积极治疗，预后是良好的。只有少数病情严重的患者，若继续妊娠，会加重肝脏负担，使病情恶化，所以主张先做短期支持疗法，然后采取人流中止妊娠。争取在早孕期间施行人流。

如果妊娠期得了乙肝，除了应用大量的维生素、能合剂保护肝脏外，还可以采用中药治疗。

爱心小贴士

白带增多，要恰当应对

孕妈妈可为自己准备专用的盆、浴巾，每天用温开水清洗外阴2～3次，清洗时不要用普通肥皂，具体问题建议孕妈妈还是应该咨询医生。

四、本周胎教课堂

> 胎儿的大脑神经系统结构和功能不可能超限度地发展，因而也不必过分迷信胎教，用"爱"呵护即可。

★爱抚腹中宝宝

全身放松，呼吸匀称，心平气和，面部呈微笑状，双手轻轻放在腹部的胎儿位置上，双手从上至下，从左至右，轻柔缓慢地抚摸胎儿，感觉好像真的在爱抚可爱的小宝宝，感到喜悦和幸福，默想或轻轻地说："宝宝，妈妈跟你在一起"，"宝宝好舒服，好幸福"，"宝宝好聪明好可爱"。每次 2～5 分钟。

★一本好书，母子受益

孕妇通过阅读书籍，可以产生敏捷的思维和丰富的联想。母亲的思维和联想能够产生一种神经递质，这种神经递质经过血液循环进入胎盘而传递给胎儿，然后分布到胎儿的大脑及全身，并且给胎儿脑神经细胞的发育创造一个与母体相似的神经递质环境，使胎儿的神经向着优化方向发展。因此，孕妇阅读有益的书刊，就犹如为子宫中的胎儿服用了超级维生素，使胎儿健康发育。

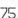

需要注意的是，书是为了保护准妈妈心境宁静，情绪稳定，孕妈妈不宜看那些低级下流、污秽、打斗、杀戮的作品，世俗人情写得过分悲惨凄厉的文学作品也不宜看。应当看一些轻松、幽默、使人上进的作品，从而达到母子受益的效果。

★选择入睡的音乐

适合孕妈妈作为入睡音乐的，如海顿《小喇叭协奏曲》、罗西尼歌剧《威廉泰尔序曲》、普罗高菲夫组曲《彼得与狼》。

五、本周准爸爸必读

丈夫要提高文化素质，言行举止要文明。协助妻子记好胎教日记，让妻子始终保持愉快的心情。

★选择最适合的胎教方案

现在，社会上种类繁多的"胎教方案"不断描述着，照此培养出的孩子如何"超常"、"智力超群"，多数父母不愿意让自己落伍，也纷纷解囊参加培训或买"方案"。其实这些所谓的"方案"中有一些就是打着"科学"、"专家"的旗号在进行误导，有的明显违背胎儿发展的自然过程，只是为了经济目的。

因而，准爸爸应阅读一些科学的书籍，与孕妈妈进行讨论，做到心中有数，保持冷静的头脑，结合自身的期望值，为小宝宝量身定制一个合适的胎教方案。

★舍得为妻子和宝宝投入

一旦妻子怀孕，丈夫要舍得多投入一些。只要有益于妊娠母子的健康，该吃的吃，该花的花，千万不要因为自己的夫人要买一些她非常喜欢的东西而吵嘴。

★多和妻子谈论胎儿情况

丈夫要多与妻子谈论胎儿情况，多关心妻子妊娠反应的情况，与妻子谈论胎儿在母亲腹中非常舒适，自由自在的样子。要经常和妻子猜想宝宝的脸蛋长得多么漂亮，眼睛多么明亮，增加母子生理心理上的联系，增进母子的感情，消除妻子因妊娠反应所引起的不愉快，而对腹中的胎儿的怨恨。实验证明，母亲与胎儿有着密切的心理联系，母亲对胎儿有任何厌恶的情绪或流产的念头，都不利于胎儿的身心健康。

★分享妻子的感觉

孕妈妈需要有人当她的听众，分享她的快乐与忧虑，而丈夫正是最佳人选，如此可拉近夫妻双方甚至与孩子间的距离，培养出彼此互相信赖的关系与亲密的感情。所以，面对孕妈妈的述说，丈夫不要有厌烦心理，要当好听众。

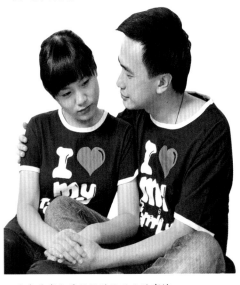

丈夫要多和孕妈妈讨论胎儿的事情。

图解怀孕圣经

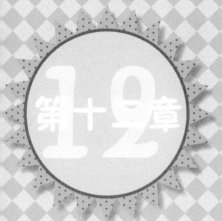

第12章 让我轻轻地抚摸你
——怀孕第11周

宝宝的成长速度在本周越发惊人，同时您从这时候起也不必为流产而过多地担心了。这个时候孕妇不仅可以抚摸胎儿与其沟通信息、交流感情，还应当抚摸胎儿，帮助胎儿做"体操"。

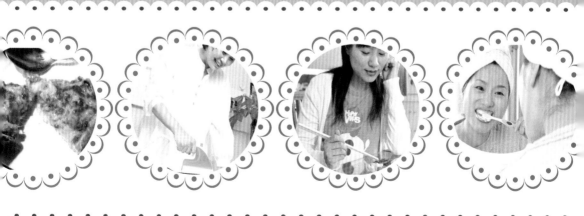

一、本周怀孕历程

在本周，孕妇基本摆脱了怀孕初期情绪，如波动大、身体不适等症状的困扰，这时候孕妈妈可以好好地享受一下孕育宝宝的乐趣和幸福了。

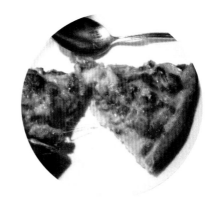

孕妈妈晚上饿的时候，不要把比萨当夜宵吃。

★胎儿发育情况

进入孕 11 周，胎儿维持生命的器官如肝脏、肾脏、肠、大脑以及呼吸器官都已经开始工作。

借助多普勒仪器，可以听到胎儿心脏快速跳动的声音，有些孕妇称之为快速奔跑的小马。从本周开始，胎宝宝在今后的 6 个月中的主要任务就是让自己长得又结实又健康，为将来出生后能够独立生存做准备。

★孕妇身体状况

在本周，孕妇基本摆脱了怀孕初期情绪，如波动大、身体不适等症状的困扰，这时候您可以好好地享受一下孕育宝宝的乐趣和幸福了。本周开始，由于胎儿骨胳迅速地生长，对钙的需求增大，这时候孕妇要注意多服用一些含钙的食品来满足自身和宝宝的生长发育的需要。

二、本周营养指南

孕中期由于子宫逐渐增大，常会压迫胃部，使餐后出现饱胀感，因此每日的膳食可分 4～5 次，但每次食量要适度，不能盲目地吃得过多而造成营养过剩。如孕妇体重增加过多或胎儿超重，无论对妈妈还是对宝宝都会产生不利影响。另外还要注意不能过量服用补药和维生素等制剂，以免引起中毒。

★尽量不要吃夜宵

依照人体生理变化，夜晚是身体休息的时间，吃夜宵之后，容易增加胃肠道的负担，让胃肠道在夜间无法得到充分的休息。此外，夜间身体的代谢率会下降，热量消耗也最少，因此容易将多余的热量转化成脂肪堆积起来，造成体重过重。有些孕妇容易产生睡眠问题，如果再吃夜宵，也可能会影响孕妇的睡眠质量，因此大体上并不建议孕妇吃夜宵。

如果孕妈妈真的想吃宵夜，必须先理清，是因为肚子饿还是只是一种无意识的习惯。例如：边吃边看电视或书刊，或先生、家人的疼惜与爱心，想让孕妈妈与胎儿获得更多的营养；如果纯粹因为肚子饿想吃夜宵，建议最好在睡前 2～3 小时吃完，且避免高油脂高热量的食物，像油炸物、比萨、各式的零食、垃圾食物等。因为油腻的食物会使消化变慢，加重胃肠负荷，甚至可能影响到隔天的食欲。

★注意食品质量

对于因工作忙，喜欢在外面买现成的食品食用的孕妇，应注意食品质量。选择近期制作出厂，外观新鲜，没有碰撞或破裂，不含色素及防腐剂的食品。不要选择腌熏制品，如腌肉、熏鱼等食品。因为质量不好的食品食用后会引起食物中毒。含亚硝胺高的食品食用后，易引起胎儿畸形。

★不吃霉变食品

研究表明在妊娠早期 2 ~ 3 个月，胚芽着床发育，胚体细胞正处于高度增殖、分化阶段，如受真菌、毒素的侵害，可使染色体断裂或畸变，有的停止发育，发生死胎、流产；有的产生遗传性疾病或胎儿畸形，如先天性心脏病、先天性弱智等。另一方面，胎儿由于各器官发育不完善，特别是肝、肾的功能十分低弱，真菌、毒素都会对胎儿产生毒性作用，影响其发育。

★注意补锌

一般来说，孕妈妈日需锌量为 20 毫克。医学家们认为，缺锌将影响细胞的分裂和再生。因此孕妈在整个孕期内及哺乳期，都应适当补锌。

孕期补锌的最好办法是多吃含锌丰富的食物。动物性食物含锌量高于植物性食物，而且生物利用率也高，如肉类、动物内脏、鲜蛋、牛奶及鱼虾类、海带、银耳、豆制品、花生米等含锌量也很高。蔬菜中锌的含量普遍比较低，其中含锌量较高的有油菜、萝卜、韭菜、黄花、大白菜等。

★食用银杏莫过量

银杏也称白果，富含蛋白质、脂肪、糖类、多种氨基酸、胡萝卜素及维生素 B_1、维生素 B_2 等。银杏不仅是上好的食用佳品，还具有极佳的保健功能。

现代医学证明：银杏中的黄酮苷对脑血栓、高血压、冠心病、动脉硬化、脑功能减退等疾病有特殊的预防和治疗效果，经常食用银杏可以扩张微血管，促进血液循环，使人肌肤红润，精神焕发。

但由于银杏中含有微量氢氰酸，过量食用，会出现发热、呕吐、腹泻、抽搐、肢体僵直、皮肤青紫、瞳孔散大甚至昏迷不醒等中毒现象，因此孕妇不宜过量、过频食用。

★适时补充维生素A

胎儿发育的整个过程都需要维生素 A，它尤其能保证胎儿皮肤、胃肠道和肺部的健

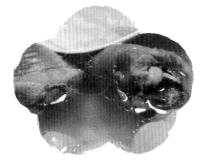

白果最典型的食谱是白果炖鸡，这也成为很多孕妇的常用食物，但切记不宜过量。

康发育。怀孕前 3 个月，胎儿自己并不储存维生素 A，因此一定要供应充足。甘薯、南瓜、菠菜和芒果都含有大量的维生素 A。

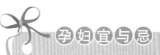
孕妇宜与忌

鸡子粥

原料：鸡蛋、阿胶、糯米、精盐、熟猪油。

做法：将鸡蛋打烂搅散，糯米用清水浸泡 1 小时。锅内放清水，烧开后加糯米，待开后，改用文火熬煮成粥，放入阿胶，淋入鸡蛋。开后，再加入猪油、精盐、搅匀即成。

特点：养血安胎。适用于孕妇胎动不安、小腹痛、胎漏下血、先兆流产。

三、本周注意事项

生活上的细节，在正常情况下，偶尔疏忽好像无关紧要，但若是孕妇，就很可能是一大致命伤，所以必须谨慎从事。

★不宜过度静养

有些妇女怀孕后十分害怕早产或流产，因而活动大大减少，不参加文体活动，甚至

从怀孕起就停止做一切工作和家务，体力劳动更不敢参加。其实，这样做是没有必要的，对母婴健康并不利，甚至有害。

当然，孕妇参加过重的体力劳动、过多的活动和剧烈的体育运动是不利的，但是如果活动太少，则会使孕妇的胃肠蠕动减少，从而引起食欲下降、消化不良、便秘等，对孕妇的健康也不利，甚至会使胎儿发育受阻。因此，妇女在怀孕期间应注意做到适量活动、运动和劳动，注意劳逸结合，掌握在与平常差不多的活动量就可以了。

★不要多闻汽油味

航空汽油、车用汽油和溶剂汽油对人体的危害都较大，因为这些动力汽油为了防震防爆，都加入了一定量的四乙基铅，故又称为乙基汽油。乙基汽油燃烧时，四乙基铅即分解，放出铅，随废气排入大气中，通过呼吸进入体内的铅会在血液中积累，进而对人体包括孕妇腹中的胎儿产生危害，可引起铅中毒和胎儿先天性发育畸形。尤其胎儿由于抵抗力不足，受害更大，因此，孕妇要忌多闻汽油。

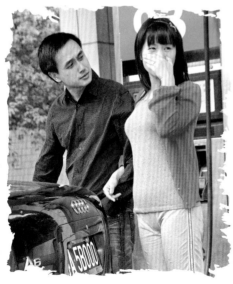

汽油对胎宝宝危害很大，孕妈妈不要多闻汽油味。

★不要长时间保持同一姿势

同一姿势勿保持过久，以免血流不顺畅，刺激子宫收缩造成流产；并且如果长时间保持同一姿势，腿部容易形成静脉曲张。

★孕期口腔卫生保健

怀孕后，由于分泌素的作用往往使口腔中的唾液变为酸性，加之早孕时偏好酸性食物，胃部常返酸水至口腔中，会引起并加剧龋齿；口腔细菌分泌的毒素作用引起牙龈炎，有时还形成触之易出血的硬肿块。因此，孕妈妈要比以往更注重口腔卫生，不能刷牙时可选用漱口水代替。如果有必须拔掉的牙齿，不宜在妊娠3～8周之间进行，避免引发流产和早产。

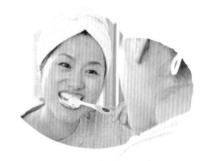

孕妈妈要比以前更注意口腔卫生，勤于刷牙。

★不去染发烫发

孕妇的皮肤敏感度较高，应禁忌染发烫发，以免使自己和胎儿受害。有的孕妇烫发用冷烫精，也有害于头发。烫发对头发有损伤且一次烫发要2～3小时，孕妇因而体力消耗大，再说化学冷烫，含碱化物质对胎儿生长发育有害，且个别还会发生过敏反应。因此，孕妇不宜烫发。

★正确处理怀孕初期的便秘

怀孕初期很多人会出现便秘的症状，这时可多吃蔬菜、海藻类等含纤维质丰富的食

图解怀孕圣经

物，或是多喝水、牛奶等，以饮食疗法来改善便秘。在注意饮食生活的同时，也须适当地运动。例如，散步或柔软体操等对便秘的改善都有效果。为了加强肠的蠕动，以手进行顺时针方向的按摩也可避免便秘。

如果尝试以上各种方法后仍无法改善时，绝对不可自行使用洗肠剂或泻药，而须看医生治疗。便秘是痔疮恶化的根源，为了避免病情更加严重，请及早治疗。

四、本周胎教课堂

胎教的各种内容都是围绕一个目的，即输入良性信息，确保胎儿生存的内外环境良好，使胎儿健康成长。

★不要急于求成

要想有健康、聪明的孩子，不要急于求成，而要选择最佳的方案进行科学的胎教。科学的胎教需要父母对胎教有正确的认识，学习相应的知识、技能，用科学的方法进行。应按自然的发展规律，按胎儿的月龄及每个胎儿的发展水平进行相应的胎教。做到不放弃施教的时机，也不过度人为干预。在自然和谐中有计划进行胎教，才可能获得最大的效果。

★开始经常欣赏音乐

孕妇经常欣赏音乐，心情保持舒畅，这

对未来婴儿的心理健康和情绪平稳是有益的。同样，胎儿经常接受音乐刺激，有益于大脑右半球的发育，对未来婴幼儿的智能和想象力的发展提供了良好的条件，让可爱的宝宝赢在起跑线上。

★宝宝爱听妈妈说话

孕妇可用中度音量向腹内的胎儿亲切授话，或吟读诗歌，或哼唱小调，或计算数字。如此都会给孩子留下美好的记忆，切忌大声粗暴地训话，这样会造成胎儿烦躁不安。等胎儿生下来以后，会变得十分神经质，以至于对语言有一种反感和敌视的态度。

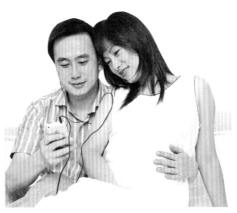

孕妈妈可以让准爸爸给自己买一个好用的MP4，用来欣赏音乐。

五、本周准爸爸必读

孩子是夫妻双方爱情的结晶，胎教不仅仅是孕妇的事，丈夫同样也有不可推卸的责任。

★陪妻子一同与胎儿"玩耍"

丈夫应积极支持妻子为胎教而做的种种努力，并主动参与进来，如陪着妻子一同与胎儿"玩耍"，对胎儿讲故事，描述您每天的工作及收获，让胎儿熟悉自己的父亲低沉而有力的声音，安心和产生信赖感。

★摸摸肚子，唱支歌儿

做丈夫的应该每晚摸摸妻子日渐隆起的肚子，你还可以对着妻子的肚子和自己的"宝宝"说说话，高兴时也可以唱个歌儿。据说，胎儿更喜欢频率低一些的男性嗓音。

准爸爸的抚摸和声音都是胎儿所喜欢的，而你这样做，更重要的是会让妻子心里很舒服，妻子心情好。对胎儿的健康发育又是一个良性刺激。所以说，爸爸这样做，是在推动着一个母婴健康的良性循环。

★陪妻子做产检

陪妻子去医院做产检时，有时可听到胎儿的心跳，或透过超声波亲眼看到胎儿，这是一种很美妙的体验，可带给妻子一种安心、幸福的感觉。若有不乐观的情况出现，也能共同分担、商量，并能立即作出最适当的决定。

★甘做家庭妇男

家务琐事很多、很碎，夫妻间有时难免发生冲突。但在妻子怀孕阶段，准爸爸要尽量抢着做家务，尤其是较重的活，以减少夫妻之间的摩擦，使妻子的心理得到满足。

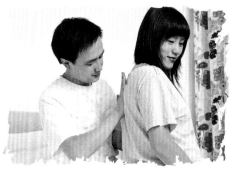

妻子郭遇秋怀孕期间，丈夫刘波经常为她做睡前按摩。

爱 心 小 贴 士

给妻子睡前按摩

孕后的妻子，会经常觉得腰酸背痛，到了妊娠的中晚期，妻子的腿或脚还可能水肿。所以，睡前让丈夫揉揉后背、揉揉肩，按摩一下腿和脚，对妻子来说，既是身体的需要，也是心理的需要。

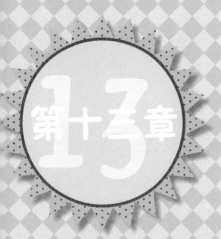

第十3章

一切为了宝宝的安全

——怀孕第12周

孕妈妈现在正在孕育着一个可爱的宝宝，一定不愿意做任何对宝宝可能产生伤害的事，为了宝宝的身体健康，孕妈妈生活中要更多一份细心。

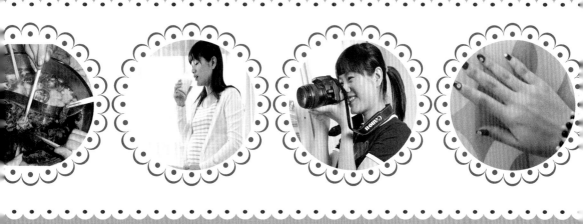

一、本周怀孕历程

> 孕早期在本周即将结束了，3个月来您和宝宝都发生了巨大的变化。

★胎儿发育情况

怀孕第12周的时候，胎儿已经初具人形。这时，胎儿维持生命的器官已经开始工作，如肝脏开始分泌胆汁，肾脏分泌尿液到膀胱。

★孕妇身体状况

在本周，也许孕妈妈的面部会出现褐色的斑块，不必太担心，这些都是怀孕的特征，随着分娩的结束，斑块会逐渐变淡或消失。

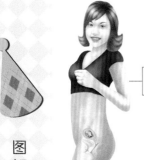

1 子宫增大并且上升到腰部。

2 脖子和脸上开始出现黄褐斑。

二、本周营养指南

> 此阶段开始大部分的孕妈妈孕吐情况趋缓，食欲也会逐渐恢复正常，可以开始注意营养的摄取与均衡。

★适可而止的高蛋白

蛋白质供应不足，易使孕妇体力衰弱，胎儿生长缓慢，产后恢复健康迟缓，乳汁分泌稀少，故孕妇每日蛋白质的需要量应达90～100克。但是，孕期高蛋白饮食，则可影响孕妇的食欲，增加胃肠道的负担，并影响其他营养物质摄入，使饮食营养失去平衡。

研究证实，过多地摄入蛋白质，人体内可产生大量的硫化氢、组胺等有害物质，容易引起腹胀、食欲减退、头晕、疲倦等现象。同时，蛋白质摄入过量，不仅可造成血中的氮质增高，而且也易导致胆固醇增高，加重肾脏的肾小球过滤的压力。因此，孕妇应适量摄入高蛋白。

★不可迷信的高钙

很多孕妇盲目地进行高钙饮食，大量饮用牛奶，加服钙片、维生素D等，对胎儿有害无益。孕妇补钙过量，胎儿有可能患高钙血症，出生后，患儿颚骨会变宽而突出、主动脉窄缩等，既不利健康地生长发育，又有损后代的颜面美观。

一般来说，孕妇在妊娠前期每日需钙量为800毫克，后期可增加到1100毫克，这并不需要特别补充，只需从日常的鱼、肉、蛋等食物中合理摄取就够了。

★偏信酸食的误区

研究发现，妊娠早期的胎儿酸度低，母体摄入的酸性药物或其他酸性物质容易大量聚积于胎儿组织中，影响胚胎细胞的正常分裂增殖与发育生长，并易诱发遗传物质突变，导致胎儿畸形发育。

妊娠中后期，由于胎儿日趋发育成熟，其组织细胞内的酸碱度与母体相接近，受影响的危害性相应小些。因此，孕妇在妊娠中期大约两周时间内，不要过多服用酸性药物

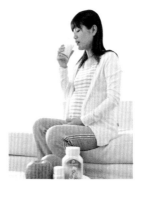

孕妈妈补钙要适量，不能迷信高钙。

和酸性食物、酸性饮料等。

★容易被忽视的碘

在这个阶段，孕妈妈应在食物里增加碘的含量，因为胎儿脑的发育必须依赖母体内充足的甲状腺素，甲状腺素是促进大脑和骨骼发育的重要原料。缺碘的胎儿出生后智力低下，个子矮小，有可能患克汀病。因此，孕妇每天需碘量应在 0.115 毫克左右，最好食用加碘盐。

★烹调加工要谨慎

蔬菜、谷米清洗时，不要在水里泡时间过长，以免造成营养物质流失。特别是维生素 C 和 B 族维生素，在水里泡的时间过长很容易损失。

烹调菜肴时要尽量做到高温时段加工。如果慢火时间过长，无论从营养价值、颜色和口感上都会受损，孕妇食欲也会受影响，因而胎儿营养受损。

煮青菜、煮豆以及做米粥时，严禁用小苏打（弱碱性），因为 B 族维生素、维生素 C 最不耐碱。

★孕妇吃虾要防不良反应

虾含有很高的钙。如果孕妇吃虾以后没有不良反应，如过敏、腹痛，就没有问题。怀孕期间适量多吃虾或虾皮可以补充钙、锌等微量元素，尤其是钙可以促进幼儿的生长。吃虾也可以促进幼儿脑部的发育。因此，只要孕妇对虾无不良反应，就可以食用。

★不要忽视镁元素

镁是构筑孩子健康的至关重要的基石之一。镁不仅对胎儿的肌肉健康至关重要，而且也有助于骨骼的正常发育。近期研究表明，怀孕前 3 个月摄取的镁的数量关系到新生儿的身高、体重和头围大小，幸运的是，在色拉油、绿叶蔬菜、坚果、大豆、南瓜、甜瓜、葵花子和全麦食品中都很容易找到镁的身影。同时，镁对孕妈妈的子宫肌肉恢复也很有好处。

★孕妇吃火锅应避免什么

吃火锅时除了要注意食物营养外，孕妈妈还需特别留意如下各项。

火锅太远勿强伸手：假如火锅的位置距自己太远，不要勉强伸手取食物，以免加重腰背压力，导致腰背疲倦及酸痛，最好请丈夫或朋友代劳。

加双筷子免沾菌：孕妈妈应尽量避免用同一双筷子取生食物及进食，这样容易将生食上沾染的细菌带进肚里，而造成泻肚及其他疾病。

自家火锅最卫生：孕妈妈喜爱吃火锅，最好自己在家准备，除汤底及材料应自己安排外，食物卫生也是最重要的。切记，无论在酒楼或在家吃火锅时，任何食物一定要灼至熟透，才可进食。

降低食量助消化：怀孕期间可能会出现呕吐反胃现象，因此胃部的消化能力自然降低。吃火锅时，孕妈妈若胃口不佳，应减慢进食速度及减少进食分量，以免食后消化不了，引致不适。

★嫩玉米可以防流产

在嫩玉米粒的胚乳中，含有丰富的维生素 E，而维生素 E 有助于安胎，可用来防治习惯性流产、胎儿发育不安等。另外，嫩玉米中所含的维生素 B_1，能增进食欲，促进发育，提高神经系统的功能。在嫩玉米中还含有丰富的维生素 B_6。

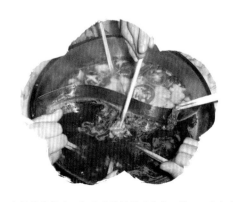

火锅虽然好吃，但为了孕妈妈的健康，最好还是在家里自己做，火锅底料选择清汤为好，避免辛辣食物。

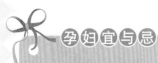

孕妇宜与忌

营养菜谱

菠菜煎豆腐

原料：菠菜500克，豆腐3块，素油、酱油、糖、味精、盐各适量。

做法：锅烧热加油，豆腐切片放入油锅两面煎黄，加上配料，烧1～2分钟，再加菠菜即可。

特点：色味鲜美，含大量维生素。

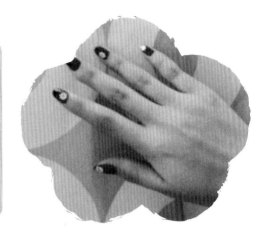

三、本周注意事项

如果能注意日常生活中的保健，孕妈妈就给了孩子一个极好的开端。

虽说爱美是女人的天性，但此时乱染指甲油却对胎儿有害。

★预防胎儿宫内发育迟缓

胎儿在子宫内生长发育迟缓，以致小于同等孕龄的胎儿，称胎儿宫内发育迟缓。除孕妇营养不良导致外，胎盘形成异常，子宫、胎盘血流减少，脐带过长、过细，也可导致胎儿发育迟缓。

预防胎儿宫内发育迟缓应从怀孕早期做起，避免感冒等传染病，避免接触毒物和放射性物质。妊娠期要加强营养，有内科疾病应在治疗的同时增加卧床休息的时间，以增加胎盘血流量。

★乱染指甲易流产

指甲油以及其他化妆品往往含有一种名叫酞酸酯的物质。这种酞酸酯若长期被人体吸收，不仅对人的健康十分有害，而且最容易引起孕妇流产及生出畸形儿。

如果孕妇腹中是男婴，这种有害物质还会危害婴儿腰部以下的器官，引起生殖器畸形。因此，母亲哺乳期间使用这种物质的化妆品，孩子长大后，可能患不孕症或阳痿，这是酞酸酯这种物质阻碍雄激素发挥作用造成的恶果。

★不要长途旅行

怀孕期间最好不要外出旅行，特别是在怀孕初期和最后几个月，避免长途旅行。如果因各种原因必须旅行，则采用旅行时间最短、最舒适的方式，避免震动，保护好腹中的胎儿。

火车：必须要预订座位，不要靠近餐车及车门旁边。

汽车：一定要系好安全带，扣带放低，安全带横过骨盆。一旦感到不适，就必须停车。

乘飞机：妊娠7个月后，最好不要乘飞机。因为机舱内压力会发生变化。

★要预防痔疮

在妊娠中期和末期，孕妇有可能会出现肛门发痒、疼痛，排便时有出血现象，这就是患了痔疮。这是由于胎儿头部的压迫，造成孕妇肛门周围的静脉肿胀而形成的，用力排大便会使痔疮加重。要防止得痔疮，孕妇首先要防止便秘，此外不要长时间站立。一旦患了痔疮，用冰袋敷于患处能帮助减轻痒痛，如果痔疮持续时间长，可请医生开药膏或栓剂。

图解怀孕圣经

四、本周胎教课堂

孕妇愉悦的情绪可促使大脑皮质兴奋，使孕妇血压、脉搏、呼吸、消化液的分泌均处于相互平稳、相互协调状态，有利于孕妇身心健康。同时改善胎盘供血量，促进胎儿健康发育。

★微笑也是胎教

微笑是开在嘴角的两朵花，我们都喜欢看见微笑的脸。腹中的胎儿虽然看不见母亲的表情，却能感受到母亲的喜怒哀乐。

每天清晨，可以对着镜子，先给自己一个微笑，在一瞬间，一脸惺忪转为光华润泽，沉睡的细胞苏醒了，让人充满朝气与活力。良好的心态，融洽的感情，是幸福美满家庭的一个重要条件，也是达到优孕、优生的重要因素。一个充满欢声笑语的家庭必然是幸福的。

孕妇愉悦的情绪可促使大脑皮质兴奋，使孕妇血压、脉搏、呼吸、消化液的分泌均处于相互平稳、相互协调状态，有利于孕妇身心健康。同时改善胎盘供血量，促进胎儿健康发育。

孕妈妈们每天都开心一点吧，不要吝啬你的微笑。

★孕妈妈要勤于陶冶自己的情操

孕妈妈应当多接触琴棋书画，多看画展、花展、科技展，阅读一些轻松乐观、文字优美的文学作品，学习插花、摄影和刺绣等知识和操作，陶冶自己的情操，与胎儿进行心灵情感的交流。

五、本周准爸爸必读

知识就是力量，这是一个朴素的真理。所以，要做个称职的准爸爸你还得多学点儿，以便更准确地知道该怎么照顾妻儿。

★给予妻子心理支持

孕期女性容易出现情绪波动，可表现为烦躁、焦虑、易怒、脆弱、害怕孤独，所以对所爱的人的依赖感增强。这种"依赖"，在很大程度上是一种心理依赖，她们希望自己最亲爱的人能够多陪陪自己。以下做法更能体现你对孕后妻子的爱意：多和妻子聊天，和妻子说说将要出世的孩子；说说生的时候会怎么样，以减轻妻子对怀孕及分娩的种种担心和疑虑。

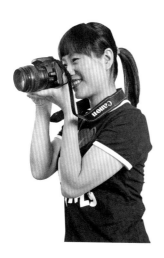

郭遇秋在怀孕后迷上了摄影，这对陶冶情操非常有好处。

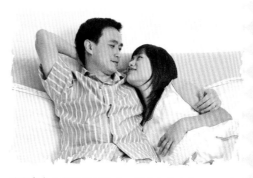

刘波在妻子郭遇秋怀孕后，经常陪妻子聊天，以减轻她对怀孕分娩的担心。

★正确对待妻子的饮食

孕妇到了妊娠中期,由于妊娠反应消失,胎动出现,胎儿发育迅速,孕妇的情绪明显好转而且稳定,食欲旺盛,食量增大,所以做丈夫的就需要在孕妇的饮食上下工夫。

首先,不要讥讽妻子饭量大。

其次,亲自动手为妻子选购、烹调各种可口的佳肴。

再次,注意核算每日妻子饮食的营养量,保证营养平衡,并根据孕妇的健康状况,适当调整饮食结构。

爱心小贴士

居室不宜铺地毯

很多孕妈妈的居室内都铺有地毯,人们认为它能够吸收噪音和尘埃。尤其是那些气候寒冷的地区,原本并没有铺地毯,很多准爸爸为了让孕妈妈脚下保暖,特地铺上地毯。

但准爸爸应注意,居室的地毯对孕妈妈不太适宜。因为,地毯上可储存人们从外面环境中带回的铅元素,它对胚胎有毒害作用;地毯还是螨虫栖身的好所在,可使螨虫在这里排泄,排泄出的小颗粒极易被孕妈妈吸入,使她们发生过敏性哮喘;地毯对水果、蔬菜及家用防腐剂的吸附力也很大,即使多年停用后仍有毒物存在,使用吸尘器也无能为力。

图解怀孕圣经

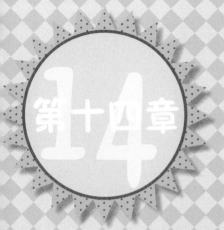

第十四章

用心感受宝宝的蠕动

——怀孕第13周

进入本周时，孕妈妈已经开始了第3个月的孕育历程。这时，如果孕妈妈用手轻轻在腹部碰触，胎儿就会蠕动起来，但孕妈妈仍然感觉不到胎儿的动作。胎儿的神经元迅速地增多，神经突触形成，胎儿的条件反射能力加强，手指开始能与手掌握紧，脚趾与脚底也可以弯曲，眼睑仍然紧紧地闭合。

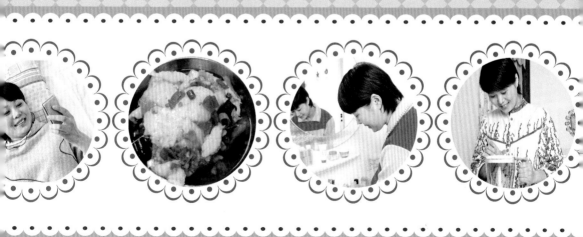

一、本周怀孕历程

> 胎儿此时在妈妈的肚子里已经可以做很多事情了，如皱眉、做鬼脸、斜着眼睛。可能他也在吸吮自己的手指，科学证明这些动作可以促进大脑的成长。

★胎儿发育情况

现在宝宝的皮肤上覆盖了一层细细绒毛，这层绒毛在宝宝出生后会消失。胎儿此时在妈妈的肚子里已经可以做很多事情了，如皱眉、做鬼脸、斜着眼睛，可能他也在吸吮自己的手指等，科学证明这些动作可以促进大脑的成长。

★孕妇身体状况

孕妈妈现在已然进入了孕中期，好好享受这个时段吧！虽然现在孕妈妈流产的机会大大减少了，但是有过流产史的孕妇依然要注意，不过不必太过于担心，因为这时候的宝宝已经很结实了，他自己也会保护自己的。因此，孕妈妈在这时候最好把精力放在为将来顺利地分娩及产后的恢复而必做的事情上——运动。现在需要做一些适当的运动，比如可以有目的地做一些孕妇操，每天晚饭后还可以让丈夫陪着一起散散步，这是最安全和健康的运动。

二、本周营养指南

> 进入本周，孕妇的情况已经大有改善，早孕的不适反应基本消失，流产的危险也变得很小，但是对于饮食营养的关注则丝毫不能放松。

★增加主粮摄入

应选用标准米、面，搭配摄食些杂粮，如小米、玉米、燕麦片等。一般来说，孕中期每日主粮摄入应在 400～500 克，这对保证热量供给、节省蛋白质有着重要意义。

★增加动物性食物

动物性食物所提供的优质蛋白质是胎儿生长和孕妇组织增长的物质基础。此外，豆类以及豆制品所提供的蛋白质质量与动物性食品相仿。对于经济条件有限的家庭，可适当选食豆类及其制品以满足机体需要。但动物性食品提供的蛋白质应占总蛋白质质量的1/3以上。

★吃鱼让宝宝更聪明

鱼类是重要的动物性食物，营养价值极高，味道鲜美，容易消化，营养素也易吸收，对胎儿脑及神经系统的发育非常有益。

鱼肉组织柔软细嫩，比畜禽肉更易消化。鱼类蛋白质含量丰富，利用率极高，85%～90%为人体需要的各种必需氨基酸，而且比例与合成人体蛋白质的模式也极相似。鱼类脂肪含量不高，但其所含的不饱和脂肪酸的熔点低，消化吸收率达95%左右，有益于胎儿大脑和神经系统的发育。鱼类含无机盐稍高于肉类，是钙的良好来源。所以，孕妇每天都应吃鱼肉100克左右，以促进胎儿的生长发育。

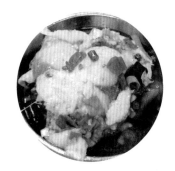

多吃点儿鱼肉吧，它能让你的胎宝宝将来更聪明。

★小心调料对孕妇的危害

调料即调味品，包括传统的调味品如香料、盐、酱油等，以及制成品，如鸡精、沙拉酱、

妊娠中期可选择以下

食物烹制一日饮食

面粉150克、大米150克、玉米面50克、豆制品50克、猪肉50克、熟猪肝10克、鸡蛋50克、酸奶150克、西红柿300克、绿叶菜500克、芝麻酱10克、植物油10克、西瓜500克、桃200克、核桃25克、牛奶巧克力20克。用以上食物配制烹调膳食后，每日从中可摄入蛋白质85.9克、热量11 449千焦、钙1 567.3毫克、锌20.5毫克、铁31毫克、维生素A 2 259国际单位、维生素E16.2毫克。

番茄酱等。食用制成品，要仔细阅读其配料，含防腐剂、色素的制品少用为好。

盐：孕妇在孕期体内雌激素逐渐增加，也促使水分和盐更容易在体内存留。此时如果再摄入太多的盐，就会使身体存留更多水分，导致水肿。

酱油：酱油中含有18%的盐，孕妇在计算盐的摄入量时要把酱油计算在内。酱油中含有防腐剂。孕妇虽不必完全忌食酱油，但饮食以清淡为好。

热性香料：八角茴香、小茴香、花椒、胡椒、桂皮、五香粉、辣椒等热性香料都是调味品，但孕妇食用这些热性香料则不适宜。妇女怀孕时，体温相应增高，肠道也较干燥；而热性香料其性大热且具有刺激性，很容易消耗肠道水分，使胃肠腺体分泌减少，造成肠道干燥、便秘等。肠道发生秘结后，孕妇必然用力屏气解便，这样就会引起腹压增大，压迫子宫内的胎儿，易造成胎动不安、胎儿发育畸形、羊水早破、自然流产、早产等不良后果。所以，孕妇不宜吃热性香料。

★夏天饮食要留心

盛夏时节，孕妇饮食宜少食多餐、循序渐进。多吃些清淡且富含蛋白质和无机盐的食物，忌油腻、辛辣及含咖啡因的饮食，冷冻、过咸、腌制类食物进食要适度，平常可以多喝点绿豆汤和白开水。防止温度过高时，由于脱水导致中暑。

饮食要经常换花样，以满足营养需要。还要提醒孕妇注意，夏季病原体易滋生繁殖，进食瓜果蔬菜一定要注意饮食卫生，生吃水果前必须洗净，不到卫生状况差的餐馆就餐，以免病从口入，危及母婴健康。

★孕妈妈的便当料理

有些工作的孕妈妈习惯带便当到单位食用，便当应注重钙质、蛋白质、纤维素等的营养搭配。通常一道主菜、两道副菜的营养就已足够，建议孕妈妈可选择一道味道好的为主菜，以增加食欲。此外，多吃一些高纤蔬菜、五谷杂粮，可以防止便秘。适合孕妈妈便当料理的烹调方式，以烫、煮、凉拌的方式可以避免便当菜回锅后变色、变味，而且不油腻，不会引起孕妈妈呕吐。

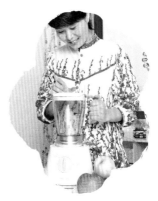

夏日，自制饮品对孕妈妈是不错的选择。

关于夏天的饮品

夏季一到，市场上五花八门的冷饮，像雪糕、冰淇淋、棒冰、可乐、汽水等，都是高热食品，不适宜多吃，因为这些冰品只能暂时解渴，但是其含糖量多，且其中的色素及添加物对健康无益，所以如果能花点功夫，自制简单的饮品，那对准妈妈身体更有益。

三、本周注意事项

虽然已经度过了危险期，但现在孕妈妈仍要注意防止流产，在孕12周以前发生的流产称为早期流产，发生在孕12周以后者称为晚期流产。有过流产史的孕妇这时应注意休息，妊娠早期避免性生活及阴部检查。

★治疗真菌性阴道炎

有些孕妇在妊娠期间可能会发现阴道有白色黏稠状分泌物，小便时感到疼痛，而且外阴奇痒，白带呈豆腐渣样或片状，这就是真菌性阴道炎的症状。检查时，外阴可能有红肿，阴道黏膜充血，有乳酪状或豆渣状分泌物附着在阴道壁上，黏膜表面充血，甚至会有浅溃疡。

真菌性阴道炎是由白色念珠菌感染阴道所引起的炎症。10%～20%的正常妇女阴道中可能有少量的白色念珠菌，但一般不会引发症状。

真菌性阴道炎可能出现在怀孕的各个时期，跟激素的变化有关。它虽然发生在局部，但所出现的症状却可以影响到全身，许多患者常因阴道及外阴奇痒而坐立不安，甚至影

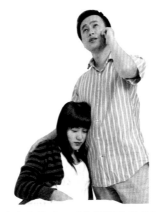

当出现流产先兆时，不要慌慌张张往医院跑，首先要立即卧床休息，让家人与医院联系，接受医生的指导。因为这时候移动是最危险的，即使送医院也要坐车去，移动时动作要轻柔。

响工作和睡眠。因此，一定要在婴儿出生之前进行治疗，因为它会感染婴儿的口腔形成鹅口疮，并引起喂食困难。

在日常生活中，孕妈妈应该避免穿尼龙或其他有刺激性衣料的内衣、紧身裤。一旦感染了此症，要停止使用皂液清洗阴道，应立即找医生检查，使用相应的乳膏或阴道栓剂。

★当心出血及下腹痛

出血和下腹痛是流产的先兆症状。在怀孕期，有的人只有出血现象而无下腹痛。流产初期因出血量少，阴道分泌物呈暗褐色或淡红色，称早期流产。如果积极采取保胎措施，可以阻止流产的发生。但是，如果流产症状得不到控制，出血量增多，可有血块排出。怀孕中期以后的流产有时会突然出现破水现象。

★鞋子的选择

怀孕使孕妈妈的身体重心向前移，穿高跟鞋时腰和后背都需要难受地支撑着，有可能引起脚跟痛。柔软而有弹性的坡跟鞋最为理想。在选择鞋子时应注意以下几点。

鞋的前部应软而宽；鞋帮要松软，面料有弹性，如羊皮鞋、布鞋等。

脚背部分能与鞋子紧密结合。

有能牢牢支撑身体的宽大的后跟。

鞋后跟的高在2～3厘米。

鞋底带有防滑纹。

能正确保持脚底的弓形部位。宽窄、长度均合适，鞋的重量较轻。

孕晚期，脚部水肿，要穿有松紧性，稍大一些的鞋子。

孕妇弯腰结扎鞋带不方便，应穿便于穿脱的轻便鞋。

此外，随着身体的变化，脚心受力加重，易形成扁平足状态，这是造成脚部疲劳、肌肉疼痛、抽筋等的原因。因此，应该想办法保持脚底的弓形，如用2～3厘米厚的棉花团垫在脚心部位作为支撑。

★长了蝴蝶斑怎么办

蝴蝶斑的学名是黄褐斑，中医又称为肝斑、妊娠斑。之所以叫蝴蝶斑，是因为它呈

现的外观常常像蝴蝶般对称；叫"妊娠斑"是因为妊娠妇女中有很多人会出现这样的皮肤症状；称之为肝斑，是因为它的出现，有时会伴随着肝部病变，比如肝炎、肝癌等。当然，肝斑的出现并不一定是由于肝部疾病引起的。

研究发现，大约有20%的女性怀孕后会在面颊部长出妊娠斑。这是怀孕过程中的正常现象，是因为怀孕后胎盘分泌雌性激素增多的缘故。一般来说，不需要任何治疗措施，在生产之后，体内雌性激素分泌恢复正常状态后，大部分人的妊娠斑会逐渐变浅或消失。如果注意减少强烈的阳光照射，保证充分的睡眠，多食富含优质蛋白质、维生素B_1、维生素C的食品，可在一定程度上控制色素加深。千万不要随便使用祛斑类的药物及化妆品。

曾经有爱美的女性，因为长妊娠斑严重影响了美丽，所以想中止怀孕。其实这样做大可不必。先不说美丽是否真比腹中的小生命重要，单说妊娠斑的后果，其实并没有那么严重。妊娠斑通常会在产后一年内消失，即使不消失，也往往是因为身体或者其他疾病方面的原因。实在没有必要误会是因为生养孩子带走了自己的青春容颜。

爱心小贴士

衣服不要高处晾晒

可以用洗衣机洗衣服，但尽量不要往高处够着晾晒，因为孕妇不宜做往高处挂东西或从高处拿东西这类过于伸展的活动。

★选择适合自己的运动

怀孕后，一些喜欢运动的孕妈妈想动却不敢轻易动，但她们很想知道何种程度的运动对胎宝宝没有影响。专家表示，孕妈妈不宜参加剧烈体育活动，不宜疲劳过度，但也要适当锻炼身体，慢跑、散步、游泳等运动相对平缓，都比较适合孕妈妈。

1 散步

不仅能帮助孕妈妈呼吸到室外的新鲜空气，调节自己的情绪，更重要的是能够提高神经系统和心、肺的功能，促进身体的新陈代谢。

2 游泳

大大减轻了妊娠带给你的腰酸背痛，胎盘、子宫的血液循环在此时也达到最佳状态，有利于胎宝宝供氧。特别要注意泳池和泳衣的卫生。不要在孕早期游泳，以免引起流产。

3 柔软操

通过做柔软操，加强腰部、骨盆肌肉的

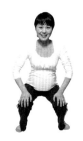

「蹲下来」有助于骨盆肌肉运动，可以有效加其弹性，是最好的助生运动。

力量，为生产做准备。

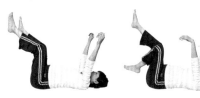

经常活动踝骨和脚尖的关节。由于胎宝宝体重的增加直接影响到孕妈妈的腰部和下肢，因此，脚部运动应坚持经常进行。

4 下蹲运动

5 脚部运动

6 促进乳腺发达的运动

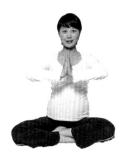

这项运动可以起到放松腰关节、伸展骨盆肌肉的作用，经常练习，有利于分娩时胎宝宝顺利通过产道。

轻松地坐在椅子上，将两手举高边画圈边转动，直到肩部酸痛为止。

7 盘腿运动

最后，如果孕妈妈怀孕前就不喜欢运动，那么大可不必在当了孕妈妈后勉强自己参加过多的运动。否则，可能影响胎盘供血，进而导致对腹内宝宝不利。

★散步要讲究方法

散步是孕妈妈安全、有效的健身方法。不论妊娠早期、中期、晚期，孕妈妈均可采取这种方法健身。妊娠早期，孕妈妈每天散步应在半小时以上。

1 选择散步地点

最好选择绿色植物较多，尘土和噪声较低的地方，这些地方空气清新，氧气含量高，是散步的最佳场所。

2 选择散步时间

散步的时间选择在早餐或晚餐后较为合适。日出前，空气中的有害物质较多，应选择日出之后出去；晚上8点以后，路上车辆相对较少，也比较合适。

★利用第一次胎动

孕妇怀孕到第12～16孕周时，胎儿出现第一次胎动。此时，标志着胎儿的中枢神经系统已经分化完成；胎儿的听力、视力开始迅速发育，并逐渐对外界施加的压力、动作、声音作出相应的反应，尤其对母体的血液流动声、心音、肠蠕动声等更为熟悉。此时，胎儿对来自外界的声音、光线、触动等单一刺激反应更为敏感。若我们借助胎儿神经系统飞速发展的阶段，给予胎儿各感觉器官适时、适量的良性刺激，就能促使其发育得更好，为出生后早期教育的延续奠定良好的基础。

★不要过分依赖

有些孕妇因体形显露而不愿活动，每天不干任何事情，凡事都由丈夫包办，认为这样才会对胎儿有利。可这样做却易引起心理上的郁闷、压抑、孤独，这对胎儿是不利的。孕妇可以从事家务劳动，如果没有异常情况，孕中期仍能正常上班，这样对于改善心理状态也大有益处。

★对宝宝进行听觉训练

此阶段胎儿的听神经与听觉系统迅速发展，孕妇可以很好地利用这一段时间，有意识地对胎儿进行相应的听觉训练。例如，可以给胎儿播放优美抒情的乐曲，把胎儿作为一个听众，与他聊天、讲故事、朗诵诗歌，准爸爸可以与孕妇体内的胎儿进行有意义地对话等。这些方法都可以刺激胎儿的听觉发育，而且对孩子未来的听力很有帮助。为胎儿选择胎教音乐时，应避免高频率音乐对胎儿听力的影响。

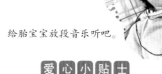

给胎宝宝放段音乐听吧。

爱心小贴士

参加"孕妇学校"

如果条件允许，孕妈妈最好能找一家"孕妇学校"报名上课。与"孕妈妈学习班"不同的是，在那里所能了解的不仅仅是孕产知识了，还能学到更多可以实际练习的有益于孕期健康和分娩的东西，比如"孕妇操"和一些生产时的小窍门。

四、本周准爸爸必读

在孕妇当中，有些人认为"怀孕后就应该停止过性生活"，而有些人认为"完全不必停止，跟怀孕前一样也没关系"。那怀孕后的你又是怎么想的呢？究竟应该怎么做才是健康而又快乐的呢？

图解怀孕圣经

★适当的性生活

怀孕中期（4～7孕月）胎盘已经形成，妊娠较稳定；孕妈妈的早孕反应也过去了，心情开始变得舒畅。性器官分泌物也增多了，是性感高的时期，可以适当地过性生活。

但是准爸爸要注意这个阶段的性生活要有所节制，如果性生活次数过多，用力比较大，压迫孕妇腹部，胎膜就会早破。脐带就有可能从破口处脱落到阴道里甚至阴道外面；而脐带是胎儿的生命线，这种状况势必影响胎儿的营养和氧气，甚至会造成死亡，或者引起流产。即使胎膜不破，没有发生流产，也可能使子宫腔感染。重症感染能使胎儿死亡，轻度感染也会使胎儿智力和发育受到影响。

因此，准爸爸要注意性生活的体位与时间，避免造成对胎儿的影响，注意不要压迫腹部，保护胎儿的正常环境；而且由于性感高潮引起子宫收缩，有诱发流产的可能性。

此外，丈夫也应注意不要刺激乳头。有些孕妇会由于乳头过度刺激而引发腹部肿胀，因此要尽量避免过度抚摩胸部。特别是在发生乳头流出液体的现象时，最好不要再进一步刺激乳房。

★体谅妻子

如果孕妇自己不愿同房，决不可勉强，性生活不仅仅是指性交本身，还包括性爱抚等许多范围，因此在怀孕期间，夫妇双方一定要在感情上支持和身体上的爱抚，共同度过这一生中的特殊时期。

★最好使用避孕套或体外排精

孕期过性生活最好使用避孕套或做体外排精，总之，以精液不入阴道为好。这是因为，男性精液中的前列腺素被阴道黏膜吸收后，可促使怀孕后的子宫发生强烈的收缩，不仅会引起孕妇腹痛，还易导致流产、早产。

★性交之前要做好个人卫生

大家都知道不注意卫生会容易引发细菌感染，所以一般还是比较注意的。但同时手部的卫生却往往被大家所忽视，尤其在做爱时，如果不清洁的手与性器官接触，同样会导致细菌感染，因此做爱前，要充分对手掌以及指甲等进行清洗，并且要养成勤剪指甲的习惯。

★感到疼痛要及时中断

在性交时，如果孕妈妈感到腹部肿胀或疼痛，准爸爸就应暂时中断休息一会。待肿胀感消失后，再继续做爱。另外，孕妇仰卧做爱时有时会因血压下降而感觉不舒适，此

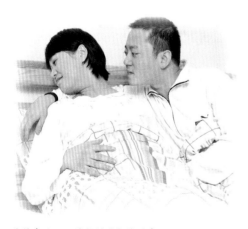

体谅妻子，不要勉强她与你同房。

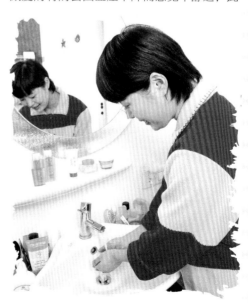

在性交前，一定要做好个人卫生。

时也要暂时中断休息一下，并适当地将身体左右倾斜调整，不适感就会慢慢消失。

★怀孕期间性生活的频率

其实并没有一个固定的数字，只要夫妻好好商量，使性生活不成为孕妇的身体负担就可以了。如果有腰痛、身体不适等现象，就应该减少性生活的次数。如果次数减少后还有不适的问题，那最好跟丈夫说明，暂时停止性生活。

★保持环境安静

强烈的噪声或振动，会引起胎儿的心跳加快和痉挛性胎动，因此，丈夫要保持孕妇周围的环境安静，在做噪声大、振动强的活动时，要尽量离妻子远些，以免吓着未出世的小宝贝。

避免性生活的一些情况

对有习惯性流产史者在整个妊娠期间应绝对避免性交，甚至包括性语言、性刺激也最好不要使用。因为性兴奋也能诱发子宫强烈的收缩。

有早产史者则应在上次早产的相应月份前一个月开始直至分娩的一段时期内，应绝对避免性生活。

确诊为"低置胎盘"或者"重度妊娠高血压综合征"的孕妇，最好不要过性生活，以免引起产前大出血，诱发子痫（出现抽搐、昏迷），早产和胎儿死亡。

胎膜早破后不可再行性交，而应立即到医院诊治。

图解怀孕圣经

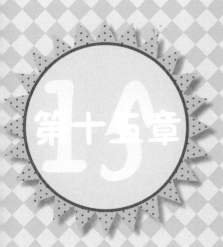

第十四章 独一无二的印记
——怀孕第14周

孕妈妈受孕后，有时感到胎儿在腹中踢动，这是因为胎儿感到不安或不愉快，借由踢动传达给母亲。当然，胎儿在愉快满足时也会踢动，只是两者讯号不同，愉快时表现得温和有节奏。当然，只有孕妈妈能享受这种特权。

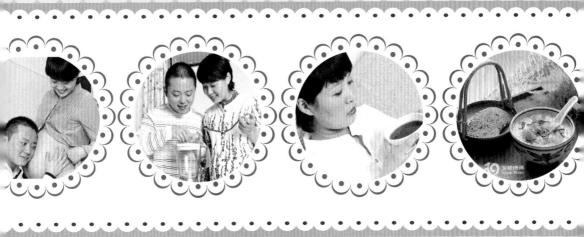

一、本周怀孕历程

从这时开始，从外表看来孕妈妈肯定是怀孕的样子，需要穿较宽松的衣服。胎儿已完全成形，并且自14周起已开始通过胎盘摄取营养。在以后几周内，胎儿继续生长、成熟，直至能够比较独立生活。

★胎儿发育情况

在本周，胎儿会出现胎毛，胎毛有保护胎儿的功能，可以固定胎脂，胎毛在出生前会脱去，取而代之的是较浓较粗的毛发，头发的密度和颜色今后也会发生改变。现在，小家伙已经可以做很多表情了。胎儿与孕妈妈的联系更加稳固，流产的危险性在减小。

★孕妇身体状况

现在孕妇阴道分泌的"白带"增多，它是阴道和宫颈的分泌物，含有乳酸杆菌、阴道脱落上皮细胞和白细胞等。孕妇体内雌激素水平和生殖器官的充血情况直接影响阴道分泌物的多少。怀孕时体内雌激素水平较高，盆腔及阴道充血，阴道分泌物增多是非常自然的现象，正常的分泌物应是白色、稀薄、无异味。

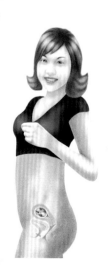

1 皮肤会变得平滑柔软，头发会越来越乌黑亮泽，很少有头垢或头屑。

2 牙齿和牙龈变得脆弱，可能会出现牙龈炎或牙周炎。

二、本周营养指南

孕妇补充营养是必要的。但是，如果盲目吃喝，胡乱进补，不仅损害母体健康，而且影响胎儿发育，甚至导致畸胎。为了优孕优育，在日常饮食中，应有所注意。

★适当摄入脂质类物质

由于胎儿的大脑正在形成，需要补充足量的脂肪，以作为大脑结构的建筑材料。因此需要食用一些富有脂质的食物，如核桃、芝麻、栗子、桂圆、黄花菜、香菇、紫菜、牡蛎、虾、鸭、鹌鹑等。

★不多吃肉

孕妇由于肠道吸收脂肪的功能增强，血脂相应升高；体内脂肪的积贮也多。但是，妊娠时能量消耗较多，而糖的贮备减少，这对分解脂肪不利，因而常因氧化不足产生酮体，使酮血症倾向增加，孕妇可出现尿中酮体、严重脱水、唇红、头昏、恶心、呕吐等症状。

★蛋类虽好不宜过量

蛋类食品富含蛋白质、磷脂等营养素，孕妇多吃蛋，摄入蛋白质过多，在体内可产生大量硫化氢、组织胶等有害物质，引起腹胀、食欲减退、头晕、疲倦等现象。同时，高蛋白饮食可导致胆固醇增高，加重肾脏的负担，不利于孕期保健。

★吃芹菜好处多

芹菜是一种可以增强精力的蔬菜，它受到人们广泛的喜爱。芹菜具有独特的气味，且含膳食纤维较多，有很好的通便作用，并可作为降血压的辅助治疗菜。

芹菜中含有较多的水溶性维生素，还有维生素P，能降低毛细血管通透性，加强抗坏血酸作用。此外，芹菜还有清热、利湿、醒脑的作用，对于妊娠高血压综合征患者降

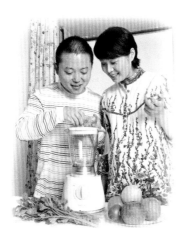

准爸爸要帮孕妈妈多榨一些新鲜的芹菜汁。

低血压效果甚佳；同时，对于高血压引起的头昏眼花、肩酸、头痛等症也非常有效；而且它对于降低血清胆固醇也有一定疗效。

新鲜的芹菜榨汁喝，效果很好。在芹菜汁内放些蜂蜜更易饮用，孕妇特别是患有妊娠高血压综合征的孕妇可一日饮用芹菜汁40毫升左右，防治效果非凡。

★早餐不可缺少谷物

谷类食物是各种米、面等食品的总称，历来是人们餐桌上必不可少的食物。但由于近些年来人民生活水平的提高，生活节奏的加快以及营养知识的欠缺，很多家庭的早餐只喝一杯牛奶，吃一个鸡蛋，早餐中不再有谷类食物，这种食谱是不利于健康的。

谷类的主要成分是淀粉，营养成分是糖类，糖类是最经济、产热最快的热能来源。它在体内分解快、耗氧少，最易消化吸收，为人体各种生理活动提供60%～70%的能量，大脑组织耗热的主要来源是糖。此外，糖类能增加蛋白质在体内的合成；帮助脂肪在体内氧化供能；糖在肝脏中转化为糖原，能增强肝细胞的再生，促进肝脏的代谢和解毒作用，有利于保护肝脏。如果食物中缺乏谷类，糖类供给缺乏，容易导致疲劳、头晕、体重减轻。同时，如果仅进食牛奶、鸡蛋这些高脂肪高蛋白质食物，会加重孕妇肝、肾的负担。

谷类是膳食中B族维生素的重要来源，这些成分中的泛酸、烟酸、硫胺素及少量的核黄素等，是胎儿神经系统发育所必需的。谷类食物也含有一定的植物固醇和卵磷脂，可促进胎儿神经发育。B族维生素对孕期反应如妊娠剧吐，具有很好地减轻作用，能够促进消化液的分泌，增进食欲。

如果早餐无谷类食品，孕妇将要靠脂肪或蛋白质提供热能。脂肪虽能产热，但其代谢产物对人体却是有害的，因此，为了增进健康和舒适的感觉，孕妇早餐应有一定量的谷类食品。

★不要只吃精米精面

孕妈妈不能只吃精制米面，要尽可能以"完整食品"（指未经细加工过的食品，或经部分精制的食品）作为热量的主要来源。因为"完整食品"中含有人体所必需的各种微量元素（铬、锰、锌等）及维生素 B_1、维生素 B_6、维生素 E 等，它们在精制加工过程中常常被损失掉，如果孕妈妈偏食精米、精面，则易患营养缺乏症。

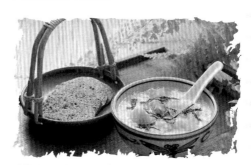

早餐要适当摄入谷类食物。

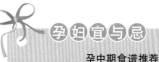

孕妇宜与忌

孕中期食谱推荐

早餐：米饭1碗，豆腐与海带汤1碗，鸡蛋1个；10点：橘子1个（含大量的维生素C）。

午餐：凉面1盘，番茄鸡蛋酱；3点：牛奶1瓶，饼干几片。

晚餐：米饭2碗，海带丝拌菠菜，酱菜，胡萝卜豆腐汤1碗。

★只吃素食不利于胎儿

孕妇不注意饮食营养，长期素食，所生的婴儿由于缺乏维生素 B_{12} 往往会患不可逆的脑损害症。这种损害表现在婴儿出生 3 个月后，会变得感情淡漠，头颈柔软不稳定，并出现舌和腕等不自主运动，严重者可以发生巨幼细胞性贫血和显著的神经损害。这不仅严重影响婴儿身体的正常生长发育，还会影响孩子的智力发育。

人大脑细胞的 60% 左右是由不饱和脂肪酸构成，35% 由蛋白质构成。B 族维生素可以促进脑细胞兴奋和抑制功能更好地协调而发挥作用。如果孕妇长期素食，只食蔬菜、腌菜等，满足不了胎儿脑细胞的生长繁殖的需要，进而损害脑发育，使生下的婴儿智能发育不全。有的孕妇担心因营养过剩会使胎儿发育过重，引起难产，因而素食，这种想法是不正确的。

为了避免婴儿脑损害，孕妇要特别注意饮食营养的平稳调配，素荤搭配，适当补充含脂肪、蛋白质、B 族维生素，尤其是富含维生素 B_{12} 的食物，如肉类、蛋类、乳类，以及动物肝、心、肺等，以利于胎儿的脑细胞、脑神经的生长发育。

★多吃小米好处多

小米又叫粟米、黏米等，其营养价值高，特别是熬小米粥吃，很容易消化。中医认为，小米有滋养肾气，健脾胃，清虚热等医疗功效，是孕妇很好的饮食。《本草纲目》载小米"主养肾气，去胃脾中热，益气"。《滇南本草》载小米"主滋阴，养肾气，健脾胃，暖中"。

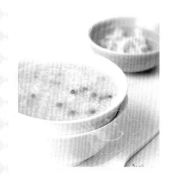

健康营养的小米粥

孕妇多内热，吃小米可调节内热，会感到更舒服些。

小米是健脑食品。孕妇在怀胎 10 个月中，经常吃些小米，对胎儿发育极为重要。《本草纲目》记载喝小米汤"可增强小肠功能。有养心安神之效"。适宜于失眠、体虚、低热的孕妇食用。煮小米粥，上面浮有一层小米油即米汤，营养特别丰富，素有"代参汤"之美称。

小米中赖氨酸含量较低，孕妇若以小米为主食，要注意与动物性食品或豆类搭配食用。则营养成分会更全面，对母胎更有益。

用小米煮粥，既可单煮小米粥，煮出米油，又香又营养，也可以配绿豆、黄豆、红薯、赤豆同煮，先下豆后再下小米，煮熟成豆粥，味道别致，营养更全面丰富。

孕妇宜与忌

虾仁炒韭菜

原料：韭菜250克，鲜虾150克，植物油150克，食盐3克。

做法：将韭菜洗净，切成3厘米长的节；鲜虾剥去壳，洗净；葱切成段，姜切成片。

将锅烧热，放入植物油烧沸后，先将葱下锅煸香，再放虾和韭菜，烹黄酒，连续翻炒，至虾熟透，起锅装盘即可；

特点：清香味美，补血养血。

三、本周注意事项

从怀孕满 3 个月第一次去医院做孕期检查开始，到分娩，医院是所有的准妈妈们必须要去的地方。

★第一次全面检查

第一次需要去医院做全面检查的时间是怀孕满 3 个月，也就是 14 周的时候。医生会在这一次的产检中，确定有胎心后，要求孕妇做抽血化验检查。

在28周以前，每四周去医院检查一次，28周以后是每两周检查一次，36周以后则每一周检查一次。

如果没有特殊检查，医院都会有爱心提示，准妈妈一定要吃完早饭后再来医院检查，当然有抽血项目的时候必须要空腹了。

★应对腿部抽搐

大约有半数以上的孕妇，在孕中期会出现腿部抽筋，尤其在晚上睡觉时容易发生。

在孕中期后，孕妇的体重逐渐增加，双腿负担加重，腿部的肌肉经常处在疲劳状态。另外，怀孕后，身体对钙的需要量大大增加，钙和B族维生素，补充不足也是抽筋的一个原因。未孕妇女平均每天需要400毫克的钙，怀孕后，尤其在孕晚期，每天钙的需要量增为1 200毫克，这时如在饮食等方面不给予特别注意，很容易造成钙的不足。

为了避免腿部抽筋，应注意不要使腿部的肌肉过于疲劳；不要穿高跟鞋走路；睡前对双腿及脚进行按摩；睡时将腿部垫高。此外还要多吃富含钙及B族维生素的食物，适当补充钙剂、维生素D，保证适当的户外活动。

★不要随意服用中药

孕妇不要随意服用中药，因为某些中药有堕胎的作用，可造成孕妇发生流产。孕妇慎用的中药包括通经去淤、行气破滞、辛热

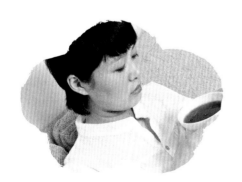

中药的药性复杂，孕妈妈不要随意服用。

滑利等药，如桃仁、枳实、红花、大黄、附子、半夏等。这些药物在一般情况下尽量不用。孕妇忌用的中药包括逐水药和活血行血药，如巴豆、黑白丑、商陆、三棱、莪术等。这些药毒性较强或药性较猛，妊娠期妇女绝对不可服用。

四、本周胎教课堂

中期的胎儿生长发育快，营养需要丰富，胎儿的听觉能力有了明显的提高，胎教的内容也更为丰富。

★用外语和宝宝对话

教育学家指出："只需一个袖珍筒式录音机，一盘磁带和英文唱的摇篮曲，就可以使胎儿将来成为精通两种语言的人才。"英语胎教的意义在于通过语言向孩子传递自己的爱和真心。如果一开始不熟练或羞于用英语表达自己的感情，不妨先用："I love you sweetie……"之类表达爱意的话作为开端。罗列出脑海中浮现的单词也有助于英语胎教的顺利进行。逐一地想出并说出自己掌握的单词，渐渐地就能串成句子，讲给孩子听。

★避免胎宝宝感染

孕期要注意避免不洁性生活，以免感染滴虫性阴道炎、淋病、生殖器疱疹等性传播疾病，引起流产、早产或致胎宝宝发育异常。不要去不正规的游泳池、浴池或医疗机构，保持外阴清洁，经常更换内裤，以免引起阴道感染并蔓延至子宫，使胎宝宝被感染，导致不良后果。

★对宝宝进行视觉训练

胎儿在子宫内似暗箱操作，不能视物，但当孕妇腹部在日光照射下，胎儿能感觉到光线强弱的变化。因此可以在胎儿觉醒时，进行视觉功能的训练。进行视觉训练可促进视觉发育，增加视觉范围，同时有助于强化

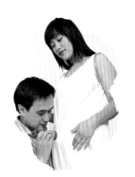

对胎儿进行视觉训练时，可用4节一号电池的手电筒，一闪一灭的直接放在孕妇腹部进行光线照射，每日3次，每次30秒钟，并记录下胎儿的反应。

昼夜周期，即晚上睡觉，白天觉醒，并可促进动作行为的发展，切忌用强光，照射时间不宜过长。

★让宝宝爱上蔬菜

西兰花、芹菜和甘蓝味道苦涩，往往令不少孩子十分抗拒。在孩子出生之前，母亲就可以提前培养他们的口味，多吃甘蓝、西兰花和胡萝卜等健康蔬菜，让孩子在妈妈肚子里就开始适应这些蔬菜的味道。

五、本周准爸爸必读

孕中期的准爸爸要有意识地学习怎样做个好丈夫、好父亲，树立起应有的责任感与自豪感，做好吃苦受累的全方面准备。

★学会听胎音

未来的爸爸应学会听胎音，最简便的方法是用耳朵直接贴在孕妇腹壁上听取。在妊娠24周之前，胎心音多在脐与耻骨联合之间。24周之后，胎心随胎位而不同，可在孕妇脐的左下方或右下方。听胎心不是一下就能掌握的，要学会分辨胎心音与肠鸣音、母体主动脉音和母体心音。区别是胎心音是规律的，肠鸣音不规律；胎心跳动快，母体的心率慢。

★多跟胎儿讲话

声学研究表明，胎儿在子宫内最适宜听中、低频调的声音。男性的说话声音正是以中、低频调为主，因此，父亲坚持每天对子宫内的胎儿讲话，让胎儿熟悉父亲的声音，这种方法能够唤起胎儿最积极的反应，有益于胎儿出生后的智力及情绪稳定。尽情地说吧！因为人的大脑 一生（包括胎儿时期）可以储存 1000 万亿个信息单位。

准爸爸可以把手放在妻子的腹部，特别是妻子不舒服的时候，因为孕妈妈的不舒服，常常使宝宝不舒服。在这时候，丈夫就可以把手放在妻子的腹部，说："振作起来！""你坚强一些！"等等。

有的年轻丈夫也想同宝宝谈话，但又觉得难为情，不好意思。这没有什么不好意思的。可以先给宝宝起个名字，这样就较为顺利了。准爸爸可以在每天一早起床的时候就同他打招呼。"你早，小 ××。"下班的时候也可以说："小 ××，爸爸回来了。"

其实，同宝宝谈话的内容是很丰富的，只要有耐心，宝宝是乐于同爸爸谈话的。

★陪妻子一起去"听课"

孕妈妈可能已经报名参加了"孕妇学校"，这种课堂都是欢迎丈夫们参加的，所以，准爸爸最好能于百忙之中抽点儿时间和爱妻一起去听课，一来学了知识，二来也是体现自己对爱妻的"心理支持"。

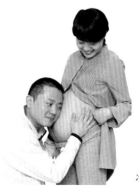

准爸爸听胎音。

图解怀孕圣经

第十六章

动来动去的幸福
——怀孕第15周

妈妈怀孕后，宝宝会以一个很快的速度成长，从15周开始，小家伙已经开始不甘寂寞了，虽然此时他（她）的运动还很微妙，但他的每一次动作，都能让孕妈妈的幸福感油然而生。

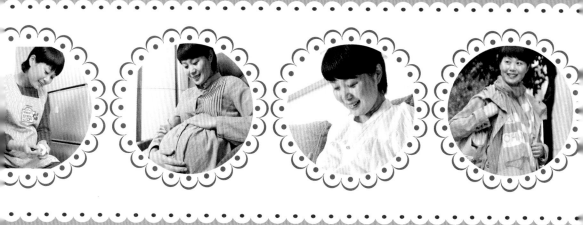

一、本周怀孕历程

进入本周后，胎儿的生长发育将非常惊人，孕妈妈的身体也发生了不小的变化，这些变化都在提醒着孕妈妈：胎宝宝又长大了。

★胎儿发育情况

本周发生的最大的事情就是他开始在你的子宫中打嗝了，这是胎宝宝开始呼吸的前兆。胎宝宝在此期已有各种运动，在宽广的羊水腔中可以慢慢地游动，重复做相同的动作，可移动位置和改变位置，并可做全身上下的运动。

★孕妇身体状况

孕妇进入怀孕中期，是最为愉快的阶段，感到精力充沛，充满活力，容易兴奋。生理上的感觉有：乳房膨胀，食欲增加，由于消化系统功能减弱，容易发生消化不良及便秘。情绪上的感觉有：情绪波动有所减少，已经习惯怀孕的变化。

随着妊娠周数的增加，准妈妈的外形特征越来越明显了。早孕反应过去了，准妈妈此时的胃口很好，食量大增。但由于内分泌的改变，对雌激素需求的增加，准妈妈脸上的妊娠斑、肚皮上的妊娠纹可能越来越多。

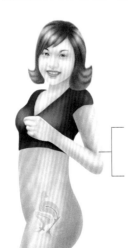

1 子宫变大，支撑子宫的韧带增长。

2 乳房里已经形成了初乳，乳头会分泌出灰白色乳汁。

二、本周营养指南

生一个健康聪明的小宝宝，是每个孕妇的最大心愿。科学地选择食物不仅有利于母体健康，更有益于胎儿发育，孕妈妈一定乐于认识和选择这些食物。

★吃生姜有讲究

腐烂的生姜会产生一种毒性很强的有机物——黄樟素，能损害肝细胞。所以，千万不能用烂姜调味。以往有"烂姜不烂味"的说法或者做法，实属误解误用，应予纠正。

★多汗的孕妇要注意饮食

孕妇常有多汗现象。这是由于妊娠期血中皮质醇增加，肾上腺皮质功能处于亢进状态，因此血管舒缩功能不稳定，皮肤血流量增加，于是出汗增多。这种现象一直延续到产后数天。针对妊娠多汗，孕妇平时要多饮水，多吃水果，以补充体内水分和电解质。

★久存的土豆有毒

发芽的土豆会引起食物中毒，这一点人们都熟知，但未发芽而储存时间过久的土豆对人体有何影响，却少有人知。土豆中含有生物碱，存放时间越久，其含量越高，食用这样的土豆，会影响胎儿发育，导致胎儿畸形。

★巧克力不要多吃

怀孕时孕妇可以吃巧克力，但是不能吃过多巧克力。

有研究表明，怀孕期间孕妇食用巧克力对胎儿的行为会产生积极影响，在孩子出生6个月后，那些食用巧克力的母亲，她们的孩子会产生更多好的行为反应。但是孕妇吃多了巧克力也会造成肚子疼，这些可能导致流产，尤其是淡巧克力，它含脂肪更多，而且含有较多的多元醇（食用过多会引起胃痉挛或腹泻）。

三、本周注意事项

孕中期孕妇的子宫日益增大，乳房增大，孕妇身体的中心前移，这时候有一些特别的注意事项，需要引起警惕。

★最好不要开车上下班

有些女性怀孕之后，会出现精神恍惚、注意力不集中的问题，有这些状况的孕妇最好不要自己开车。另外，怀孕后肚子变大，系安全带及车内驾驶空间过窄等因素都使开车变得不太合适，最好避免。

★戴胸罩应注意

妊娠后，由于内分泌激素的刺激，乳房中乳腺管增生，乳腺泡增多，乳房增大，重量增加。为了防止乳房下垂，孕妇白天应该戴胸罩，晚间松解，避免乳罩紧束压迫胸部。

★保养好皮肤

孕妇此时应多吃富含维生素C的食物，如柑橘、草莓、蔬菜等，还应多吃富含维生素B_6的牛奶及其制品。

保证充足的睡眠，对皮肤进行适当的按摩。

不宜浓妆艳抹，不宜频繁更换化妆品的品牌，更不应选用那些劣质的化妆品。

炎热的夏季里，为避免阳光对皮肤的直射，应选用那些专门为孕妇设计的护肤品。

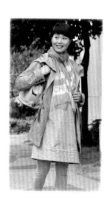

孕妈妈如果离单位比较近的话，尽量采取走路上班的方式，不要开车。

为减少腹部妊娠纹的出现，怀孕前应注意适当的锻炼，增加腹部肌肉和皮肤的弹性。怀孕后，注意适当控制体重增长的速度。

这些方法虽然不会完全避免妊娠斑或妊娠纹的出现，但适当的使用护肤品进行皮肤保养，会使其有所减轻或有利于产后的恢复。

> **爱心小贴士**
>
> **对使用胸罩的提醒**
>
> ①不用化纤布、不透气或不吸水的布做胸罩，以免发生湿疹。
>
> ②用细软的棉布制作胸罩。
>
> ③胸罩宁大勿小，有利于淋巴液的正常流通。
>
> ④不要将胸罩放在洗衣桶中与其他衣物混洗。
>
> ⑤每次更换胸罩前应该将内侧绒尘拂尽，以防内衣纤维堵塞乳管致产后缺乳。

四、本周胎教课堂

此阶段的胎儿已能正确地传达自我的需要，从这个阶段开始，准妈妈与准爸爸要继续为小宝贝的胎教做努力。

★妈妈的打扮给宝宝美的熏陶

十月怀胎，一朝分娩，宝宝的性格却有差别。为什么有的宝宝出生后又乖巧又爱笑，为什么有的宝宝却烦躁不安、吵闹不休，这是许多妈妈为之困惑的一个问题。这就要追究一下有关胎教的问题了。

爱美的女性怀孕了，娇美的体形起了很大的变化。不少人为此而痛苦、烦恼，认为从此便失去了原有的苗条而丰满的身材。其实，孕妇本身就有一种别样的美丽，再加上自己的修饰，会达到人美心也美的境地。

因此，孕妇的美自有一番风韵。但愿通过努力，孕妈妈会变得更加美丽可爱，使你的身体更加健康，精神更加舒畅，生活更加美满。这些会使腹内的胎儿处在一个安定、舒适的环境之中。

★运动促进宝宝的触觉

此阶段神经系统发育迅速，胎儿对触觉与力量很敏感。夫妇双方可对胎儿进行动觉、触觉训练。例如，轻轻拍打和抚摸腹部，与胎儿在宫内的活动相呼应、相配合，使胎儿对此有所感觉；按时触摸或按摩孕妇腹部，可以建立与胎儿的触摸沟通，通过胎儿反射性的躯体蠕动，促进其大脑功能的协调发育，尤其可以有助于孩子未来的动作灵活性与协调性。

★胎儿宫内运动训练

胎儿的生命也在于运动。胎教理论主张适当适时地对胎儿进行运动刺激和训练，也就是说，要适时适当地进行一些"体育"胎教，促进胎儿的身心发育。

有人建议，在怀孕3～4个月后可以适当地对胎儿进行宫内运动训练。做法是孕妇仰卧，全身放松，先用手在腹部来回抚摸，然后用手指轻按腹部的不同部位，并观察胎儿何反应。开始时动作宜轻，时间宜短，等过了几周，胎儿逐渐适应之时，就会做出一些积极反应。这时可稍加一点运动量，每次时间以5分钟为宜。

五、本周准爸爸必读

要想孕育一个健康可人的小宝宝，也是需要讲究天时和地利的。如果环境里总是烟雾缭绕、污浊不堪，又怎么能拥有一个清新可爱的宝宝呢？

★警惕危害妻子的空调

妻子是不是常喊头痛、胸闷，或者特别容易感冒呢？这可能是空调在作怪。室内空气流通不畅，负氧离子减少，就容易出现这类症状。你可以提醒她每天定时开窗通风，并且每隔两三个小时到室外呼吸新鲜空气。

★督促妻子少使用复印机

复印机的静电作用会使空气中产生臭氧，让人易感头痛和眩晕。复印机启动时，还会释放一些有毒的气体，如果你的妻子是过敏体质，会因此发生咳嗽、哮喘。所以，你要提醒她，从准备怀孕开始，就应尽量减少使用复印机。

★夫妻互相理解

要创造好的家庭氛围，夫妻双方要相互理解。经常交流感情，彼此相敬如宾，尤其是丈夫更要积极热忱地为妻子及腹内的孩子服好务，不断地给准妈妈的精神与饮食上输入营养，给正在孕育着的宝宝"营养"，扮演好未来父亲的光荣角色，使妻子觉得称心，胎儿也感到惬意。在如此和谐的家庭氛围中生活，对母子的身心健康均大有裨益。

爱 心 小 贴 士

怀孕中期准爸爸可以这样做

带太太买孕妇装。

和妻子一起做胎教，让胎儿听柔和的音乐，跟胎儿说话，提醒妻子养成良好的生活习惯及饮食习惯。

可以规划一个轻松、安全的旅游。

多了解孕期及生产知识。

给宝宝起名字。

妻子可能出现乳房肿胀和妊娠纹，帮她按摩乳房，在她的肚子上擦乳液。

与其他父母交换育儿经验。

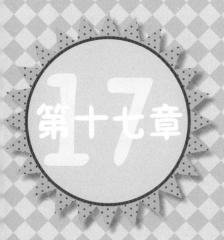

第十七章

生命在于呼吸

——怀孕第16周

拥有一个自己的宝宝，这个梦想原来似乎那么遥远，但现在会感到近在咫尺，因为孕妈妈真切地感到胎动了。孕妈妈或许感觉到胎儿在动而不相信这是胎儿在动。但孕妇的每次动感都大不相同。

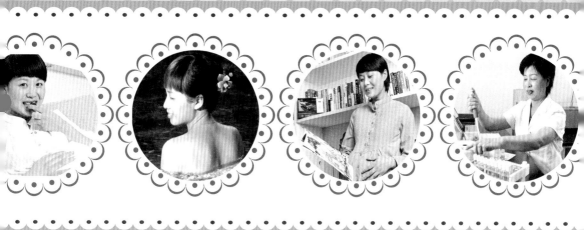

一、本周怀孕历程

> 宝宝在本周发生的最大的事情就是他自己会在孕妈妈子宫中玩耍了，宝宝在子宫中最好的玩具就是脐带。

★胎儿发育情况

宝宝在这一周机体器官发育更完善。循环系统和尿道已完全进入了正常的工作状态。他还能不断地吸入和呼出羊水了。尤其是本周，他会在妈妈的子宫中玩耍了。宝宝在子宫中最好的玩具就是脐带，他有时会拉它，抓它，有时甚至拉紧到只能有少量氧气进入。可是，这对他并无大碍，要知道，宝宝自己会有分寸的，他才不会让自己一点氧气和养分都没有呢。

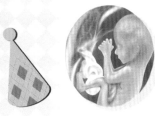

1 胎儿现在身长约12厘米，体重约80克。

2 胎儿头部大概有鸡蛋大小，整个身体几乎为3等份。

3 皮肤上开始长出皮下脂肪。

★孕妇身体状况

此期，准妈妈常常会感到腰痛。并且此时你可能会感到很易疲倦，常有便秘、胃灼热和消化不良、胀气和水肿，偶尔头痛或晕眩、鼻塞、牙龈出血、食欲增加，有稍许的白带

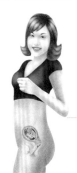

1 乳房膨胀，腹部明显变大。

2 脚和足踝轻微浮肿、腿部出现静脉曲张。

等症状。不过不是每个准妈妈都有这些问题，这会因人而异。

二、本周营养指南

> 胎儿吸收的所有营养均来自准妈妈的血液供给，因此务必在怀孕期间保持健康的饮食。吃得好不能只考虑热量，还要知道自己所吃食物的品质和营养含量。

★小心农药危害宝宝

大部分农药，如有机氯、有机汞、敌百虫、滴滴涕等，能经母体通过胎盘进入胎儿体内，可以使胎儿在妊娠某一阶段未能达到正常发育水平，而造成小脑、小眼球、多趾、缺趾、唇裂等畸形，甚至中断发育，发生流产、死胎和早产。

为了预防农药对胎儿的危害，孕妇应避免从事农药的生产、运输、保管、销售和使用等工作，孕妇不宜喷洒农药，也不要进入刚施过农药的庄稼地，更不宜搬运农药或在存放农药的室内居住。农药要妥善保存，液体农药要盖紧瓶塞，以免挥发；粉剂农药要包好扎紧，以免被风吹散污染环境。孕妇居住的住宅和庭院，不要将农药当作杀虫剂喷洒，也不要喷洒灭蚊蝇剂。

★本周饮食要点

此周保健的重点应是使准妈妈摄取足够的营养。在这个时期，由于早孕反应的结束，身心皆很舒服，所以准妈妈处于食欲旺盛期，可在原来的饮食基础上添加一些营养食物。但要记住，少食甘甜、辛辣、油腻等食物，

孕妇宜与忌

水果要削皮

因水果的残留农药主要集中在表皮，所以吃水果一定要削皮。不能去皮的水果，一定要在清水中反复冲洗干净。

图解怀孕圣经

否则易导致胎热、胎肥、难产或使婴儿生后多发疮疡疹毒、目赤口疮等症。当然，冰冷寒食也不易食用。另外，要多喝水，每日要饮水 1 ~ 1.5 升，也可以喝牛奶，不过，有的准妈妈喝奶后会出现腹胀、腹痛、腹泻等症状，这时，可改喝酸奶等比较有益于准妈妈健康的饮品。

★均衡营养最关键

此时的孕妈妈食欲旺盛，食量猛增，因为胎宝宝正在迅速地长大，需要的营养物质更多，丰富的营养需要通过你的嘴，源源不断地供给新生命。这时特别要注意均衡营养，食品的种类应该丰富，包括：充足的蛋白质（鱼、肉、蛋、奶），适量的糖类（五谷杂粮），低脂食品（鱼、奶），多种维生素和微量元素（水果、蔬菜），富含钙、铁和碘的食物（海带、鱼虾）。

★孕中期的食品摄入量与营养成分

谷类	每日是 400 ~ 500 克
鲜牛奶	每日 250 ~ 500 毫升，提供优质蛋白质、钙、维生素
蛋类	每日 1 ~ 2 个，提供优质蛋白质、矿物质、维生素
肉、禽、鱼类	每日 50 ~ 150 克，可交替食用，孕后其可增至 150 ~ 200 克，提供优质蛋白质、矿物质、维生素
豆类及豆制品	每日 50 ~ 150 克，提供植物性优质蛋白质、矿物质
新鲜蔬菜	每日 400 ~ 500 克，提供矿物质、维生素和膳食纤维，其中应有一半以上绿色或黄绿色蔬菜
新鲜水果	每日 100 ~ 150 克，提供矿物质、维生素和膳食纤维

★孕中期热能需求与体重增加

从妊娠中期起，孕妈妈机体代谢加速，胎宝宝、胎盘等附属物能量及代谢增加，热能需要量每日要比妊娠早期增加约 300 千焦，

妊娠中期和后期体重增加不少于每周 0.3 千克，不多于 0.5 千克。为增加能量代谢，应该增加维生素 B_1、维生素 B_6 的摄入量。

★吃糖要适度

有人称糖为"慢性糖"，是因为它能将能量细水长流地提供给大脑，是大脑供能的最佳源泉，但是孕妇如果摄入过量的糖，又会损害脑的功能，容易造成神经敏感和神经衰弱等各种大脑功能障碍，孩子出生后易哭闹，吃奶差等。所以在妊娠期间摄入糖的量要适度。

三、本周注意事项

孕妈妈十月怀胎，最大的喜悦莫过于宝宝健康平安产出的那一刻，然而，怀孕的过程中，孕妈妈的心里既充满着希望，同时也会有些担忧，不知道肚子里的胎儿好不好？其实，只要孕妈妈和准爸爸注意生活中的细节并适时地做好预防措施，那么，准爸爸、准妈妈们就可以轻松地迎接健康小生命的到来了。

★感到晕厥怎么办

妊娠期孕妇的血压较低，很可能感到头晕眼花，站不稳，需要坐下和躺下。这种情况大部分发生于妊娠中、晚期。

孕妇为了避免出现这种症状，应尽量不

要站立太久。如果突然感到晕厥，要坐下来并把头放在两膝之间，过一会儿就会好转。在洗完热水盆浴后，起身动作要慢。

★孕期不要熬夜

熬夜会使孕妇抵抗力下降，易发生感冒、精神不集中，易造成危险，而且过度熬夜会增加早产的危险，如果工作实在需要，那么偶尔为之还可以，平常孕妇最好不要熬夜。

★冬天不要洗温泉

怀孕使孕妇免疫力下降，加上阴道内酸碱度因怀孕而改变，易造成细菌或真菌感染；另外，水温过高对孕妇及胎儿也不好，所以，不建议孕妇洗温泉。如果需要，建议只泡泡脚部，可增加脚部血液循环。

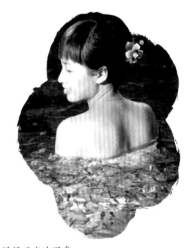

孕妈妈不宜洗温泉。

★筛查唐氏综合征

在妊娠 15～20 周，准妈妈应去医院抽取血液，检验甲型胎宝宝蛋白与绒毛促性腺激素的浓度，换算成该周数中间值的倍数，配合年龄、体重等变量，计算机会重新计算出准妈妈可能怀有唐氏综合征胎宝宝的风险值高低。

目前，临床上以 35 岁产妇在妊娠中期的 1/270 为分界点，概率大于 1/270 者视为高风险人群，应接受羊膜穿刺检查。借此将能够早期发掘 60％ 左右的唐氏综合征胎宝宝。

需提醒的是，抽血筛检只能计算怀有唐氏综合征儿的概率高低，并不能取代羊膜穿刺检查，所以，为了确保安全，一定要再次进行羊膜穿刺检查。

★进行羊水检查

这项检查可以发现胎宝宝是否异常，有利于及时做出处理。因为胎宝宝生活在母体子宫内，漂浮于羊水之中。这样，胎宝宝皮肤、消化道、呼吸道和泌尿生殖系统的脱屑细胞均悬浮在羊水内。

在妊娠 16～20 周，有些准妈妈要进行羊水穿刺检查，比如抽血筛检怀疑有唐氏综合征者。方法是：具有适应证的孕妈妈先做 B 超，确定胎盘位置、胎宝宝情况，避免误伤胎盘。如无 B 超，触诊寻找囊性感大、易触及浮动胎体的部位，也可避开胎盘。选好进针点后，消毒皮肤，铺消毒巾，局部麻醉，用带针心的腰穿针在选好的点处垂直刺入；

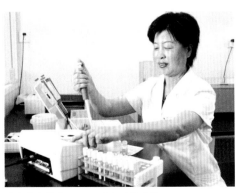

进行羊水检查可以及时发现异常情况

图解怀孕圣经

针穿过腹壁和子宫壁时有两次落空感，取出针心；用2毫升注射器抽吸羊水2毫升，弃去，此段羊水可能含母体细胞；再用20毫升空针抽吸羊水20毫升，分别装在2支消毒试管内，加盖；取出针头，盖消毒纱布，压迫2～3分钟，准妈妈卧床休息2小时。取出的羊水离心5～10分钟，上部清液作生化试验，沉渣作细胞培养或提取DNA用。

不过，这是一项有创性检查，一般准妈妈不要进行。只是一些特殊的准妈妈，如35岁以上的高龄产妇、前次怀孕有过染色体异常胎宝宝者、母血唐氏综合征筛查结果显示为高危人群者，才可以进行此项检查。

四、本周胎教课堂

听音乐、看书、读诗、旅游或欣赏美术作品等，这些美好的情趣有利于调节情绪、增进健康、陶冶人的情操；而且对下一代也是非常重要的。

★好情绪是最好的胎教

好情绪就是一种好的胎教，情绪胎教贯穿整个怀孕过程。好的情绪，让人有一种幸福感，孕妇要充满幸福感，这种幸福感必然会产生极有益的内分泌物质，带给胎儿最好的精神营养。

★保持旺盛的求知欲

怀孕后，许多孕妇往往容易变得懒散，什么也不想干，什么也不愿想。于是有人认为，这是孕妇的特性，随它去好了。殊不知这是非常不利于胎教的。孕妇与胎儿之间有信息传递，胎儿能够感知母亲的思想。如果怀孕的母亲既不思考也不学习，胎儿也会深受感染，变得懒惰起来。显然，这对于胎儿的大脑发育极为不利。如果孕妇始终保持着旺盛的求知欲，则可使胎儿不断接受刺激，促进大脑神经和细胞的发育。因此，为了腹中胎儿的智力发育，孕妈妈要勤于动脑，在学识、礼仪、审美、情操等方面提高自己。

★看一幅美丽图片

一幅美丽的图片，足以让人展开丰富的联想。为了培养孩子丰富的想象力、独创性以及进取精神，最好的教材莫过于幼儿画册。孕妈妈可以将画册中每一页所展示的幻想世界，用你富于想象力的大脑放大并传递给胎儿，从而促使胎儿的心灵健康成长。

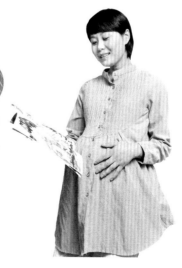

优美的风景图片能给胎儿带来美好的感受。

可选那些色彩丰富、富于幻想的内容,可以是提倡勇敢、理想、幸福、爱情的。只要适合胎儿成长的主题都可以采用。

利用图片作教材进行胎教时,一定要注意把感情倾注于故事的情节中去,通过语气声调的变化使胎儿了解故事是怎样展开的。单调和毫无生气的声音是不能唤起胎儿的感受性的。一切喜怒哀乐都将通过富有感情的声调传递给胎儿。

五、本周准爸爸必读

当准爸爸正在积极筹划,为孩子的孕育而精心准备时,却发现妻子时常愁眉紧锁、唉声叹气。是什么原因冲淡了她原有的喜悦? 去和她聊一聊吧。

★安抚妻子不要担心失去美丽

相对于准爸爸所担心的事业、经济收入等"大事"来说,妻子的顾虑可能会简单得多。

第一个想到的,可能就是从此婀娜有致的身材将日见臃肿,皮肤也会失去往日的光洁与娇嫩,于是犹豫退缩了。

准爸爸应该告诉她,这种"牺牲"只是暂时的,女性身材的改变很多时候并不能怪罪于生育。如果在生完宝宝后,积极进行母乳喂养,科学合理地饮食,并配以适当的运动,是能够恢复优美体形的。至于脸上的斑斑点点、腹部的沟沟壑壑,也大多会在生产之后褪去,不必过于担心。看看周围的年轻妈妈,大多恢复得不错,还比过去多了一种成熟的韵味。

★化解妻子对孕产期的恐惧

女人对怀孕和生产的认识,多来源于一些朋友和长辈的"经验之谈"。由此预知了很多怀孕的苦恼:孕早期的妊娠反应,孕中期的胎动,孕晚期的水肿、腰腿痛等。这样,生孩子在她们眼里就成了一件恐惧的事情。

准爸爸应该告诉孕妈妈,当这些"过来人"告诉你们答案的时候,脸上是洋溢着幸福的笑容的。可见,拥有孩子的幸福早就已经替代了曾经的痛苦。孕育确实是艰辛的,但其痛苦程度却与心理状况密切相关。要相信,如果两个人开开心心,就能带来一个健康快乐的孩子。反之,孩子也会一样愁眉苦脸。

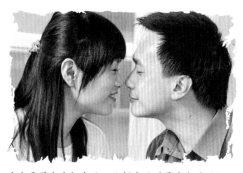

丈夫要学会安抚妻子,化解妻子对孕产期的恐惧。

爱心小贴士

说服妻子不要逃避生育

如果孕妈妈为了自认为的美丽而逃避生育,反而会"老"得更快。因为孕育孩子的过程会让卵巢暂停排卵,直到哺乳后的第4~6个月才恢复。这期间,大约有20个卵子推迟了排出时间,这会使卵巢的衰退时间推迟,从而让更年期推迟。

图解怀孕圣经

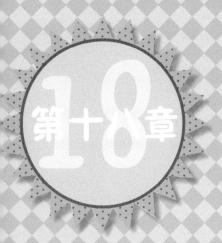

第十8章

无意识的顽皮
——怀孕第17周

宝宝17周的时候孕妈妈可以借助听诊器听到宝宝强有力的心跳，宝宝有力的心跳可以减少孕妈妈对分娩的恐惧，使其信心倍增。同时孕妈妈那颗因怕宝宝在怀孕时受到伤害的心可以暂时地放下了，宝宝强有力的心跳说明了一切，从此可以通过听胎心音来确定宝宝的健康状况。

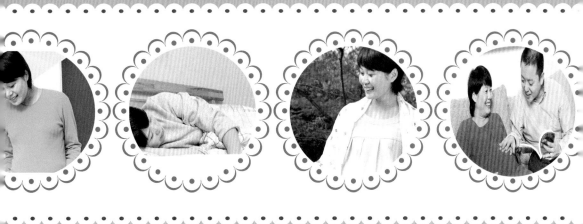

一、本周怀孕历程

> 这个星期进入了胎宝宝发育的关键期，循环系统、尿道等也开始工作了。

★胎儿发育情况

孕 17 周的胎儿的骨骼都还是软骨，可以保护骨骼的"卵磷脂"开始慢慢地覆盖在骨髓上。

★孕妇身体状况

胎宝宝 17 周的时候，孕妇的身体重心随着子宫的不断增大而发生着变化，这时候你可能会感到行动有些不方便，所以要注意衣服的舒适和随意，鞋要尽量选择软底平跟的。

有些孕妇会出现鼻塞、鼻黏膜的充血和出血，这种情况与孕期内分泌变化有关，这时孕妇切忌自己滥用滴鼻液和抗过敏药物，这种现象会逐渐减轻。如果发生严重的鼻出血，应考虑是否发生妊娠高血压综合征，最好请教医生。

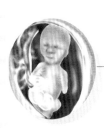

1 胎儿体重超过了100克，此时看上去像一个梨子。

2 胎儿的循环系统和泌尿系统已经形成。

3 听觉器官开始发育。

二、本周营养指南

> 孕妇是应该保证有充足的营养，但过量的食物无论对胎儿还是对母亲都是有害的。妊娠性肥胖在婴儿娩出后仍难以纠正，特别是当妇女习惯了过量饮食后，很难将饭量减到原来的水平。肥胖的孕妇易患妊娠高血压综合征和糖尿病，还会导致消化不良及胃病。

★不要吃得太多

如果孕妇已经过胖，应避免发胖的饮食；如果孕妇已经发胖，也没有必要每顿饭算一算一个馒头多少焦，一碗饭多少热量，只要注意不吃或少吃高热量食物就可以了。例如，要减少含脂肪多的食物，如油炸食品、猪肉、肥肉、黄油糕点等。减少甜食和含淀粉量高的食品，包括糖果、米、面类等。还要减少零食，如花生、瓜子、点心等。这些食物热量虽不高，但易转化为脂肪，最好多吃鱼虾、牛羊肉、禽类、蛋类，还有水果和蔬菜，这些食物对孕妇、胎儿都是有益的。

当然，孕妇有肥胖并不都是饮食过量的缘故，还应请医生全面检查诊治。

★了解孕妇体重控制目标

为了防止孕妇过胖、胎儿过大或生出低体重儿。孕妇在妊娠期间要进行体重增加的"目标"控制：

（1）妇女一旦妊娠，如其体重超过标准体重20％，则妊娠期间体重增加目标为 7 000 ～ 8 000 克。在孕中期、孕后期每周体重增加不超过 300 克。

（2）妊娠前体重正常的妇女，而且不准备产后哺乳，则增加体重的目标为 10 000 克，孕中期、孕后期每周增加体重 350 克。

（3）妊娠前体重为标准体重的 90％ 者，且准备产后哺乳。增加体重的目标为 12 000 克，每周增加体重 400 克左右。

（4）妊娠前体重在标准体重的 90％ 以下者，妊娠期体重增加目标为 14 000 ～ 15 000 克，每周增加体重 500 克。

（5）如果为双胎，则体重增加目标为 18 000 克，自妊娠最后 20 周，每周体重增加 650 克。

三、本周注意事项

> 宠爱自己就是宠爱宝宝，孕期的妈妈更应该学会爱护自己。

★不要睡席梦思

席梦思床目前已经是家庭常用的卧具，一般人睡席梦思床，有柔软、舒适之感，但孕妇则不宜睡席梦思床。这是因为席梦思易致脊柱的位置失常。孕妇的脊柱较正常腰部前曲更大，睡席梦思床及其他高级沙发床后，会对腰椎产生严重影响。仰卧时，其脊柱呈弧形，使已经前曲的腰椎小关节摩擦增加；侧卧时，脊柱也向侧面弯曲。长此下去，使脊柱的位置失常，增加腰肌的负担，既不能消除疲劳，又不利生理功能的发挥，并可引起腰痛。

★冷静应对胎动异常

孕妈妈有个体差异，每一胎的情况也不一样。有的胎宝宝活动力增强，胎动多；有的胎宝宝则很安静，偶尔才踢一下。虽然胎动是反映胎宝宝活力的讯号，但也不要太紧张。当孕妈妈感觉到胎动减少时，应该安静下来，不要慌张，先停止正在走动或忙碌的状态，休息一下后，再观察胎宝宝的活动。如果发现胎动真的减少，甚至是停止了，就应该尽快地找医生检查。

专家咨询台

早孕反应的症状

早孕反应，每个人都不一样，有的人嗜睡，有的人怕冷，有的人闻到油味会觉得不舒服……这些症状通常出现在停经6周以后，一般持续到怀孕3个月。每个人的情况都会有所不同，这和个人激素有关，有的人早孕反应时间比较长，直到16～18周才消失。

★出行防晒防滑倒

散步对孕妇来说很合适，但在夏天散步一定要注意防晒，选择在早晚阳光不太强、温度不太高时出去散步，而且尽量去阴凉的地方。很多孕妇就是在度夏时不注意，皮肤上留下了妊娠斑。因此，孕妇在阳光强烈时外出，一定要打伞或戴遮阳帽，最好涂抹不含铅的防晒霜，而在返回室内后要尽快洗净防晒霜。夏天多雨，孕妇外出有滑倒的危险，因此雨天尽量减少外出。

四、本周胎教课堂

> 每个妈妈都希望自己的宝宝聪明再聪明一点，因此把宝宝的智力开发提前到了胎儿时代，然而胎教真的会得到想象中的效果吗？

★运动胎教好处多

一般来说，运动胎教有以下几方面的好处：

1 控制孕妈妈体重增长

运动可帮助孕妈妈身体消耗过多的热量，同时促进水钠代谢，减轻身体水肿，使体重不致增长过快。

2 减轻孕妈妈身体不适感

孕妈妈适当运动，如做孕妇体操，可促进新陈代谢和心肺功能，加快血液循环，防止便秘和静脉曲张的发生，并可减轻日益增大的子宫引起的腰痛、腰酸及腰部沉重感。

3 增强自然分娩的自信心

适当运动可使大脑运动中枢兴奋，有效地抑制思维中枢，从而减轻大脑的疲劳感。这样，可缓解孕妈妈对怀孕、分娩产生的紧张情绪，增加自然分娩的自信心。

4 促进胎宝宝正常生长发育

运动不仅能增加孕妈妈自身健康，也可增加胎宝宝的血液供氧，加快新陈代谢，从而促进生长发育。

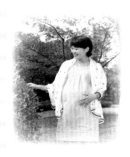

孕妈妈要多到户外走一走。

5 促使孕妈妈胎宝宝吸收钙

孕妈妈去户外或公园里运动，可呼吸大量新鲜空气，阳光中的紫外线，还使皮肤中脱氢胆固醇转变为维生素 D，促进体内钙、磷的吸收利用。既有利于胎宝宝骨骼发育，又可防止孕妈妈发生骨质软化症。

★实施胎教的注意事项

在进行胎教时，要注意以下几个方面的问题。

1 胎教要适时适量

勤于观察了解了胎儿的活动规律，一定要选择胎儿觉醒时进行胎教，且每次不超过20 分钟。

2 胎教要有规律性

每天定时进行胎教，让胎儿养成规律生活的习惯，也利于出生后为其他认知能力的发展奠定基础。

3 胎教要有情感交融

在施教过程中，母亲应注意力集中，完全投入，不仅利于胎儿也利于母亲自身身心的健康，建立起最初的亲子关系。

★担任好护花使者

丈夫要关心、体贴怀孕的妻子，挤出时间多陪陪妻子，帮助妻子操持家务，减轻体力劳动，避免她操劳过度或激烈运动，要让她有充分的睡眠和休息。在乘汽车、逛商店时，要保护妻子，避免腹部直接受到冲撞和挤压。

★做好后勤工作

怀孕的妻子一个人要负担两个人的营养及生活，非常劳累。如果营养不足或食欲不佳，不仅使妻子体力不支，而且严重地影响胎儿的智力发育。因为，宝宝的智力形成的物质基础，有 2/3 是在胚胎期形成的。所以丈夫要关心妻子孕期的营养问题，尽心尽力当好妻子和胎儿的"后勤部长"。

★丰富生活情趣

早晨陪妻子一起到环境清新的公园、树林或田野中去散步，做做早操，嘱咐妻子白天晒晒太阳。这样，妻子也会感到丈夫温馨的体贴，心情舒畅惬意。

★风趣幽默处事

妻子由于妊娠后体内激素分泌变化大，产生种种令人不适的妊娠反应，因而情绪不太稳定，因此，特别需要向丈夫倾诉。这时，丈夫唯有用风趣的语言及幽默的笑话宽慰及开导妻子，才是稳定妻子情绪的良方。

五、本周准爸爸必读

为让胎儿感受父母的一片爱心，要为妊娠期的母亲创设一个和睦、安谧的环境，使其处在平和、愉悦的氛围中。丈夫要给妻子更多的关怀、体贴和温柔，使其尽可能心情舒畅、情绪稳定，再加上生活有规律、营养充足、劳逸适度，就能确保母亲良好的生理和心理状态，这也是父母给胎儿最深厚的爱。

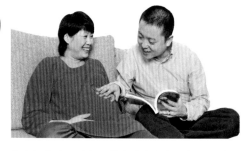

张映怀孕后，原本不苟言笑的丈夫赵智敏变得幽默起来。

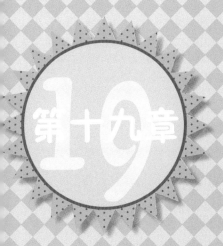

第十九章

胃口好，宝宝才好

——怀孕第18周

进入孕18周了，现在的胎宝宝开始频繁地胎动了，胎宝宝原来偏向两侧的眼睛开始向前集中。胎宝宝的骨骼差不多已经成为类似橡胶的软骨，并开始逐步硬化。伴随着宝宝的成长，孕妈妈在生活中需要注意的地方还有很多。

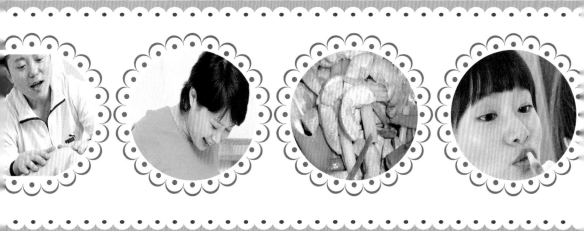

一、本周怀孕历程

胎宝宝一天天长大了，孕妈妈的身体却逐渐沉重起来。

★胎儿发育情况

胎儿此时小胸脯一鼓一鼓的，这是他在呼吸，但这时的胎儿吸入呼出的不是空气而是羊水。在迅速生长的肺部，被称为肺泡的小气囊正在开始发育。这一阶段肺泡还不能工作，因为肺部是最晚成熟的器官之一。

胎儿现在已经能够很协调地操纵双手，甚至把手放入口中。现在宝宝非常活跃，经常戳、踢、扭动和翻转。

由于消化道未排泄掉的羊水被堆积在肠道内，形成一种糊状的物质，叫做胎便。它将促进肠道的蠕动。

宝宝18周的时候，如果是女孩，她的阴道、子宫、输卵管都已经各就各位；如果是男孩，宝宝的生殖器已经清晰可见，当然有时因宝宝的位置的不同，小小的生殖器也会被遮住。

★孕妇身体状况

准妈妈的外形体征更为明显，腹部隆起，子宫继续增大，体重会比妊娠前增加3.3～5.5千克。由于体形的变化及身体负荷的增加，准妈妈变得容易疲倦，偶然还会出现身体失去平衡的情况。准妈妈的体温一般高于正常人，人的正常体温，腋下是36.5℃左右，而此周，准妈妈腋下温度可能达到36.8℃，比孕前略高，这主要与孕期的孕激素高有关。

二、本周营养指南

孕妇不必拘泥于一日三餐的固定模式，有胃口时就吃。少食多餐，以避免胃太空或太饱。

★细嚼慢咽进食

孕妈妈细嚼慢咽进食，既可增进食欲，又可促进营养素吸收，还可对胎宝贝的牙齿发育大有益处。研究证明，胎宝贝的牙齿质量与孕妈咪咀嚼节奏及咀嚼练习密切相关。

★贫血补品就在身旁

贫血不是很严重的孕妇最好食补，生活中有许多随手可得的补血食物。例如，有些植物性食品中不但含有铁质、胡萝卜素及其他养分，还有易于消化吸收的优点。以下介绍几种常见补血食物。

金针菜：金针菜含铁量最大，比大家熟悉的菠菜高了20倍，还含有维生素、蛋白质等营养素，并有利尿健胃的作用。

黑豆：我国向来认为吃豆有益，尤其是黑豆可以生血、乌发。黑豆的吃法随各人之便，孕妇可用黑豆煮乌鸡。

胡萝卜：胡萝卜富含维生素，且含有一种特别的营养素——胡萝卜素。胡萝卜素对补血极有益，所以用胡萝卜煮汤，是很好的补血汤饮。

★吃猪腰有讲究

猪的肾脏被称为"猪腰花"。它有滋肾利水的作用，适宜孕妇间隔食用。

在清洗猪的肾脏时，可以看到白色纤维膜内有一个浅褐色腺体，那就是肾上腺。它富含皮质激素和髓质激素。如果孕妇误食了肾上腺，可能诱发妊娠水肿、妊娠高血压或高血糖等疾患。同时还会出现恶心、呕吐、手足麻木、肌肉无力等中毒症状。因此，吃腰花时，一定要将肾上腺割除干净。

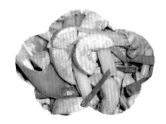

香芹炒猪腰适合孕妈妈食用，但在制作前，一定要将猪腰的肾上腺清除干净。

爱心小贴士

吃什么补什么有一定道理

　　祖国医学理论有"以脏养脏"之学说，即常吃动物的什么脏器就可以滋补人的同种脏器。这一学说已经被现代医学证实。例如：猪心富含蛋白质、钙、磷、铁及多种维生素。吃猪心可以加强人体心肌的营养，增加心肌的收缩力。妊娠期间肾血流量由孕前的800毫升/分增至1200毫升/分，肾脏负担增加，因此，孕妇应该适当吃些猪腰花以滋补肾脏。

三、本周注意事项

　　进入孕期第18周，孕妈妈要继续在日常生活习惯上加以注意，不要因为细节上的问题让自己日后后悔。

★注意使用腹带

　　妇女怀孕后，腹部皮肤会出现一些妊娠纹。有的孕妇因为担心身材变形而使用腹带。其实正常妊娠根本没有必要使用腹带。腹带用法不当会影响胎儿的正常发育。

　　使用腹带时要注意以下几点：所用腹带需是在医生指导下挑选的，腹带的中间和边缘要适当加厚，以免卷起。系腹带时要仰卧，站立时才能有效地托住子宫，既不可太紧，也不能朝前太高，腹带要完全包住髋部，前方一直要靠下至耻骨。腹带用于纠正胎位时，须由医生操作，不可自作主张。

★不要久坐沙发不动

　　很多孕妈妈由于身体不适或笨重，常喜欢懒散地斜倚在松软的沙发里，一坐就是好半天，这样有很多不利之处。

　　在沙发里久坐会使孕妈妈坐姿不恰当，导致全身肌肉紧张并受到压迫，骨胶原过量生长，而骨胶原是连接肌肉组织的支撑纤维。

正常情况下，它具有保持肌肉组织的弹性功能，但过量生长就会压迫神经、血管甚至侵入肌肉组织。由此使肌肉组织萎缩，还会引起肌肉疼痛，尤其是使腰部肌肉处于被牵拉状态可导致肌肉韧带受损，不利于分娩。孕妈妈适宜坐在木制椅上，它不会使身体姿势出现太大变形。不过，坐时应背部紧贴在椅背上，使全身肌肉放松，臀部紧靠椅背下部，但最好也不要时间太长。

★最好不涂口红

　　口红是由各种油脂、蜡质、颜料和香料等成分组成的。其中油脂通常采用羊毛脂，羊毛脂除了会吸附空气中各种对人体有害的重金属微量元素外，还可能吸附大肠杆菌进入胎儿体内，而且还有一定的渗透性。孕妇涂抹口红以后，空气中的一些有害物质就容易被吸附在嘴唇上，并随着唾液侵入体内，使腹中的胎儿受害。鉴于此，孕妇最好不涂口红，尤其是不要长期抹口红。

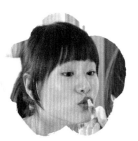

孕妈妈最好不要用口红。

四、本周胎教课堂

　　这时候也是孕妈妈和宝宝交流的大好时候，宝宝在孕妇的肚子里面可什么都知道，只要和他说话，他就会作出相应的反应。

★轻柔的谈话

　　和胎儿讲话，不必考虑胎儿能否听懂，声音轻柔，胎儿即能感受到，并使胎儿产生一种安全感。不妨经常跟胎儿说说话，让胎

亲切地抚摸与触动

目的是激发胎儿在母体中运动的积极性，感受母亲的爱抚。

自胎动起，孕妇在休息、睡觉前，将身体平躺、放松，双手捧住胎儿，做来回抚摸状（一般10分钟左右）。

儿熟悉后，一旦胎儿出生，就会十分自然地对父母的声音产生亲切感。

★播放节奏明快的乐曲

胎儿对节奏特别敏感，很早就熟悉母体的心跳节律。有些乐曲只要能与母亲的心跳节律相似，胎儿听了也会随之活动。实践证明，胎儿出生后，对于这种具有明快节奏适合胎教的音乐特别喜欢，往往会停止哭闹，很快地安静下来。为此，孕妇可以经常听一些节奏明快、流畅、抒情的音乐（有条件的家庭，在谈话或播音乐时，可将小型扩音器放在母体腹部的下方，便于胎儿清晰地感受到）。

★轻压慢推法

可用手指做轻压胎儿随后放松的动作，到妊娠中后期，还可采用轻缓推动胎儿的动作。一开始或许胎儿因受压、受推不太习惯，一旦胎儿熟悉了妈妈的手法后，也就会接受这种爱抚，主动地配合运动。这时，如果再伴之以母亲轻柔的说话声，效果会更好（动作要轻缓适度，时间不能过长，一般不超过10分钟）。

五、本周准爸爸必读

怀孕并不是女性一个人的事情，所有的过程都是夫妇共同的事情。丈夫可左右妻子的情绪，因此丈夫应给妻子精神上的安全感，努力将父爱传达给孩子。

★不做刺激妻子感情的事

由于怀孕时期即使是很小的事情，孕妇也会很敏感，心情易变得焦躁、忧郁，因此不能在感情方面受到刺激。怀孕期间夫妻间要多交换双方的感受，多聊自己的想法。同时为了避免产生怀孕忧郁症，要多帮妻子调节心情。让孕妇听音乐胎教，散步，一起逛商店，外出就餐，去博览会、音乐会都很好。定期检查时与妻子一起去医院。通过超声波检查，与妻子一起观察胎动，倾听心脏的搏动声，并且与妻子一起共同分享怀孕的喜悦，从心底里感受即将出生的胎儿。

★认真地数胎动

数胎动对防止胎宝宝出现意外情况很有益。如果这项工作由准爸爸来进行，这会让准妈妈对此感到很欣慰，有助于产生幸福感，有益于妊娠、胎教。具体的数法是：妻子仰卧或左侧卧位。准爸爸两手掌放在妻子的腹壁上，可感觉到胎宝宝有伸手、蹬腿等活动，即胎动。每天早晨、中午、晚上各测一次，每次连续计数1小时，再将3次计数之和乘以4便可推算12小时的胎动次数。数胎动时，要做好记录，并坚持每天进行，以便在准妈妈去做妊娠检查时，能提供参考数据，判断胎宝宝的状况，监护胎宝宝的安危，发现异常时及时得到合理治疗。

★正确对待宝宝性别

如果准爸爸经常对妻子说"这回可一定给我生个大胖小子啊！"等类似的话，会让孕妈妈承受很大压力。

不管是真的特别在意胎宝贝的性别，还是只是出于好奇，准爸爸都不应该经常和妻子谈论这方面的话题，这对准妈妈肯定是一个无形的压力。模范准爸爸对待胎儿性别的回答可以是"健康就好"一类的话。

图解怀孕圣经

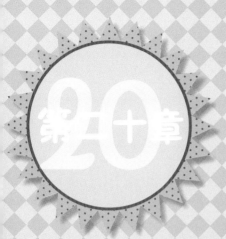

第二十章 令人兴奋的"胎动"体验

——怀孕第19周

时间过得真快，现在已经进入孕19周了，这时孕妈妈感觉没那么紧张了，告别孕早期的种种不适，度过了流产的高发期，现在又能感到胎宝宝的运动，确实让人很有成就感。但在喜悦之中，孕妈妈也不要放松警惕，还要小心呵护你的胎宝宝。

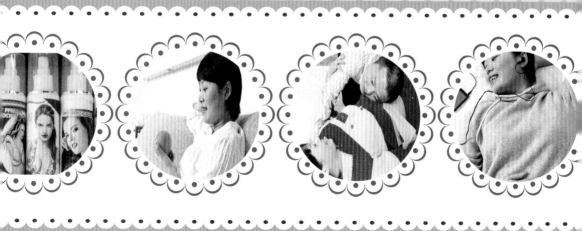

一、本周怀孕历程

> 孕妈妈应该坚持有规律地数胎动了，胎儿也会回应孕妈妈的感受，这样会增进母子之间的感情交流。

★胎儿发育情况

宝宝体内基本构造处于最后完成阶段。延髓的呼吸中枢也开始活动，肺泡上皮开始分化。从现在开始到婴儿诞生，胎盘只是直径有所增长而厚度却不会增加。

19周的时候，胎宝宝最大的变化就是感觉器官开始按照区域迅速地发展。味觉，嗅觉，触觉，视觉，听觉从现在开始在大脑中专门的区域里发育，此时神经元的数量减少，神经元之间的连通开始增加。胎宝宝在妈妈肚子里偶尔也会打嗝。胎儿打嗝一般半个小时就会停止。

★孕妇身体状况

孕妈妈的体形开始变得有点儿笨重，可以自豪地穿上宽松的孕妇装了。这段时期孕妇通常会感到腹部、臀部两侧或一侧有比较明显的疼痛感。有些疼痛会延伸到腹股沟区，这些疼痛现象表明此时孕妇的身体有了比较明显的变化。

每天孕妈妈都清楚地感到胎儿在不停地运动，甚至于晚上因为他（她）的折腾而使孕妈妈无法入睡。当孕妈妈对胎儿高度注意时，可以想像胎儿的各种体态，胎儿也会回应孕妈妈的感受，这样会增进母子之间的感情交流。

二、本周营养指南

> 现在的孕妈妈整天都很疲倦，比较嗜睡，胃口也很好，这都是正常的，想想孕妈妈要吃够两个人的分量哦！在食物量保证的同时，还要注意质的保证。

★搭配均匀，防止偏食

孕妇要注意饮食，以控制住胎儿的体重，膳食品种要多样化，尽可能食用天然的食品，少食高盐、高糖及刺激性食物。

一般来说，妇女怀孕后，每天需要10 468千焦热量，比平时增加2094千焦热量。在妊娠中晚期，每日主食400～500克，牛奶250毫升或豆浆500毫升，鸡蛋1～2个，鱼虾、肉类100～150克，豆类、豆制品100～150克，新鲜蔬菜500～1000克，水果适量，就能满足孕妇的需要。尽量粗细粮搭配，荤素食兼有，品种广泛多样，食量合适。关键是要搭配均匀，防止偏食，而不必过多地进食无度。

★多吃富含维生素C的食物

维生素C能增强母体的抗病能力。维生素C能促进胎儿皮肤、骨骼、牙齿和造血器官的生长。

柿子椒、青菜、菠菜等深色蔬菜和花菜，以及柑橘、红果、柚子等水果含维生素C均较高，干果中含量最高的是枣子。因此，怀孕期间多吃新鲜果品和蔬菜有利于孕妇补充维生素C。

孕妇宜与忌

凉拌猪皮冻

原料：猪皮1000克，花椒、八角、桂皮、姜末、麻油、葱末、黄酒、盐、酱油各适量。

做法：猪皮洗净切碎入锅，将花椒、八角、桂皮用纱布包好下锅，倒进黄酒、葱、姜加水，旺火烧开，文火煮烂；捞出纱布包，让煮烂的肉皮冷却；吃时切好加酱油、麻油拌匀即可。

特点：常服可健肤美容，对胎儿的皮肤生长极为有利。

图解怀孕圣经

三、本周注意事项

> 孕中期的乳房还不宜过度按摩，只是要建立护理乳房的观念。

★内陷乳头应及时纠正

孕妈妈如果乳头长期处于内陷状态，容易积存污垢，造成局部糜烂、感染或乳腺炎。生产后由于不能哺乳，加之不易清洁卫生，更易患乳腺炎。在目前大力倡导母乳喂养的情况下，如因乳头内陷不能哺乳，一是影响婴儿的正常生长发育；二是有资料统计，未经过哺乳的妇女，其乳腺癌的发病率要高于正常哺乳者。

乳头较短或凹陷者，应先给予拉拔式的按摩；至于乳房本身的按摩，可以在每天沐浴或睡觉前按摩 2～3 分钟。按摩时要尽量轻一点，过程中如果有下腹部疼痛，应该立刻停止。

★孕期忌用香皂洗乳房

乳房上有皮脂腺及大汗腺，乳房皮肤表面的油脂就是乳晕下的皮脂腺分泌的。妇女在怀孕期间，皮脂腺的分泌增加，乳晕上的汗腺也随之肥大，乳头变得柔软，而汗腺与皮脂腺分泌物的增加也使皮肤表面酸化，导致角质层被软化。此时，如果总是用香皂类的清洁物品洗去乳头及乳晕上这些分泌物，对妇女的乳房保健是不利的。

经常使用香皂类的清洁物品会通过机械与化学作用洗去皮肤表面的角化层细胞，损坏皮肤表面的保护层，使表皮层肿胀。

在用香皂擦洗乳房的同时，还可促进皮肤上碱性菌丛增生，更使得乳房局部酸化变得困难。此外，用香皂清洗，还洗去了保护乳房局部皮肤润滑的物质——油脂。要想充分保持乳房局部的卫生，最好还是选择温开水清洗。

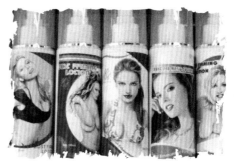

丰乳霜中含有性激素，孕妈妈不宜使用。

四、本周胎教课堂

> 胎儿的成长和婴儿的成长一样，需要有适当的刺激来促进发展，孕妈妈与宝宝可建立良好的互动，心有灵犀一点通，就始于此。以音乐与胎宝宝进行沟通。

这应该是孕妈妈首选的胎教，但一定要注意选择合适的音乐。通常胎宝宝喜欢听与子宫胎音合拍的音乐。即旋律优美抒情，像西欧古典名乐，如巴赫、莫扎特的乐曲。孕妈妈每天可随意选择时间听这些音乐，以临睡之前最好，这样可促进胎宝宝调节昼夜规律。实践证明，受到音乐胎教的宝宝，出生后喜欢音乐，反应灵敏，性格开朗，智商较高。

★同胎宝宝玩"踢肚游戏"

胎宝宝开始踢孕妈妈肚子时，孕妈妈要轻轻拍打被踢的部位，然后等待第二次踢肚。通常 1～2 分钟后胎宝宝会再踢，这时再轻拍几下然后停下来。待宝宝再次踢肚的时候，孕妈妈可改换拍的部位，胎宝宝会向改变的地方去踢，但应注意改变的位置不要离胎宝宝一开始踢的地方太远。这种游戏每天进行2 次，每次可玩几分钟。

★在潜移默化中影响宝宝

在学识、礼仪、情操等方面，准妈妈应该注重一下，比如自己多读书，多学习，多

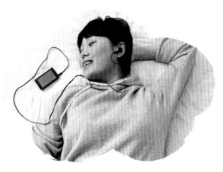
音乐是沟通孕妈妈和胎宝宝之间的桥梁

听听优美的音乐，多看看美好的事物，举手投足、与人交往要有良好的素质表现，这样在潜移默化中即可影响胎宝宝，是对胎宝宝最好的胎教。

五、本周准爸爸必读

准爸爸适当地投入准妈妈的怀孕过程，这是一种对婚姻的承诺，是一种甜蜜的负担，更是准爸爸责无旁贷的责任。

★留心妻子的变化

当孕妇实实在在地感到腹中新生命的存在时，她满脑子都是这个小的生命，其他事情都变得无足轻重，凡事都以体内的胎儿为出发点。准爸爸会发现，妻子整个性格爱好似乎都变了，对于过去从不关心的甚至厌烦的话题十分感兴趣，而原来有兴致的事却无心去做了。孕妇对外界的反应显得有些淡漠和迟钝，做事也显得心不在焉。

★与妻子一道进行家庭监护

根据医生的要求，孕妈妈每天要为体内的孩子记数胎心音、胎动，还要定期测量自己的血压、腹围等。这些孕妈妈自己可以做，但听胎心音与测量腹围时，孕妇有些感到不方便。准爸爸应该提供帮助，并体验孩子的运动，以便增加夫妻、父子之情。

★帮助妻子量宫底

妻子排尿后，取仰卧位，两腿屈曲，丈夫可用卷尺测量妻子耻骨联合上沿至子宫底的距离。自妊娠20周开始，每周一次，一般每周增加1厘米。到36周时，由于胎头入盆，宫底上升速度减慢，或略有下降。宫底升高的速度反映了胎儿生长和羊水等情况，如有过快或过慢的情况，应当请医生检查。

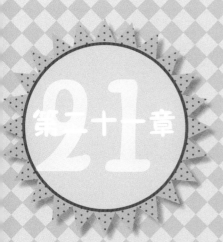

第二十一章 进行心灵的对话

——怀孕第20周

在孕20周的时候孕妈妈应当开始建立教育计划了。多浏览些育儿的书籍，参考她人育儿的经验，针对自己的情况来制订计划。多和宝宝交流，在闲暇时和宝宝说话，观察他的反应。记住，宝宝是最喜欢听到妈妈的声音的，开始和宝宝讲话吧！

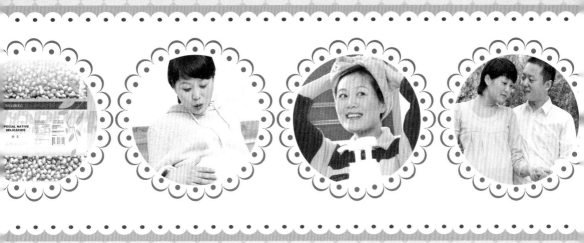

一、本周怀孕历程

现在孕妈妈肯定能感到胎儿在不停地运动，做一些翻滚的动作。有时他的运动太剧烈，让孕妈妈晚上睡不着觉。

★胎儿发育情况

现在，一层乳白色的皮脂像保护膜一样裹住宝宝，保护宝宝的皮肤不受羊水的刺激，在分娩时也帮助宝宝顺利通过产道。

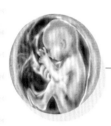

1 胎儿大约有16厘米长，重量达到了260克。

2 从皮脂腺里分泌出白色的胎脂。

3 感觉器官快速发育，各个神经的肌肉也得到发展。

★孕妇身体状况

将宝宝"随身携带"的日子已经过去了整整一半，孕妈妈的腹部已经慢慢适应了不断增大的子宫。这时不只是胸部在膨胀，孕妈妈的腰部和腹部也开始膨胀了，膨大的腹部破坏了整体的平衡，使人易感疲劳，同时伴有腰痛。因为胎宝贝整天忙着在里面做伸展运动，要么伸伸胳膊、要么踢踢腿，孕妈妈的肚子从表面上看去可能偶尔会有些凹凸鼓动。

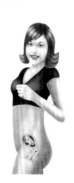

1 子宫从现在开始增长会比较平稳，宫底每周大约升高1厘米。

2 腹部肌肉增加，肚脐向外突起。

二、本周营养指南

这个时期节食是绝对不提倡的，但也不赞成无节制地增加热量的摄入。

★如何选择保健食品

保健食品具有增智益脑、抗衰老、免疫调节等功效，并且适用于特定的人群。值得注意的是保健食品起不到药效作用，不能以治疗疾病为目的。

因此孕妇在选择保健食品时，一定要注意选择适合自己在孕期用的补品。对于一些抗辐射、降血脂、减肥、降糖的保健食品吃之无益。不要随便听信不负责任的广告宣传，期望一种能解决所有问题的保健品，也不要相信所有的保健品绝对无毒无害。在选购保健食品时应首先认真阅读产品说明，并尽量先尝试一下，根据自己身体条件的不同，寻找适合自己口味的产品。为了方便消费者能够选择有质量保证的保健品，我国卫生部依次审批了一系列保健品，并给它们戴上"蓝帽子"标志。孕妇可以根据以上提供的线索合理选用保健食品，选择时应掌握"缺什么就补什么"的原则。

孕妇宜与忌

赤豆泥饭

原料：大米1000克，赤小豆800克，白糖适量。

做法：将赤豆煮烂，去皮，做成豆沙；将大米焖熟；然后离火，将豆沙泥快速拌入饭内，加入白糖，再将锅盖盖上，略焖一会，即可食用。

特点：本饭健脾胃，利水湿，适于食欲不振、脾胃虚弱且有水肿的孕妇食用。

图解怀孕圣经

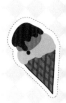

★芒果不宜多吃

芒果营养价值很高，每百克鲜果含维生素 C 56 毫克，含糖 11%，还含有丰富维生素 A、维生素 B_1、维生素 B_2 和适量矿物质、蛋白质、胡萝卜素、叶酸等。

孕妇可以吃芒果，但由于芒果带湿毒，而且含糖量高，所以虽然芒果很开胃，但孕妇不宜多吃芒果。

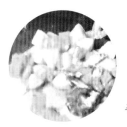

孕妈妈不宜多吃芒果。

★不宜盲目补充维生素类药物

有些孕妇唯恐胎儿缺乏维生素，每天服用许多各种维生素。当然，在胎儿的发育过程中，维生素是不可缺少的，但盲目大量的服用只会对胎儿造成伤害。

1 维生素A

日需要量 5 000 国际单位，不足或过量（超过 10 倍以上）都可致畸胎。过量服用维生素 A、鱼肝油等，会影响胎儿大脑和心脏的发育，诱发先天性心脏病和脑积水，脑积水过多又易导致精神反应迟钝。

2 维生素D

摄入过多维生素 D 可导致特发性婴儿高钙血症，表现为囟门过早关闭、腭骨变宽而突出、鼻梁前倾、主动脉窄缩等畸形，严重的还伴有智商减退。平时常晒太阳的孕妇可不必补充维生素 D 和鱼肝油。

3 维生素B_6

有镇静、止吐的作用。服用是必要的，但也不宜服用过多。孕妇服用维生素 B_6，致使胎儿产生依赖性，当小儿出生后，维生素 B_6 来源不像在母体内那样充分，结果会出现

一系列异常表现，如容易兴奋、苦恼不安，如诊断不及时，将会留下智力低下的后遗症。

4 维生素C

长期大量地服用，其婴儿可以发生维生素 C 缺乏性坏血症，并降低口服抗凝剂的效应。

5 维生素K

大量服用，可使新生儿发生生理性黄疸，还可以降低口服抗凝血药的作用。

★南瓜花果营养好

南瓜花营养极为丰富。黄色的花朵富含胡萝卜素。它营养最丰富的部分是花粉。据测定：南瓜花粉中富含蛋白质、脂肪、氨基酸、糖类、B 族维生素、酶类、抗生素等，还含有钙、磷、铁等人体所需要的微量元素。南瓜果实富含淀粉、维生素 A 等多种营养素，有"蔬菜之王"的美称。

孕妇食用南瓜花不仅能够促进胎儿的脑细胞发育，增强其活力，而且有利于增强母体造血功能，加速细胞的修复及克服脑疲劳。还能够防治妊娠高血压综合征、妊娠水肿、贫血、便秘等，更能促进血凝及预防产后出血。

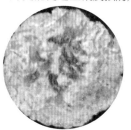

南瓜花摊煎饼既能充分利用南瓜花的营养，又可以为孕妈妈提供能量。

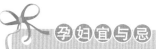

孕妇宜与忌

不要吃寿司

任何生的鱼和肉，在孕期都是被禁止食用的。没有煮熟的食物很容易使孕妈妈处于危险的境地。如果发生食物中毒，严重的会导致胎儿畸形；即便只是痢疾，也会影响孕妈妈对营养物质的吸收。

三、本周注意事项

怀孕中的女人是最美丽的。因为孕妈妈们即使脂粉不施，脸上洋溢的幸福也无人能比。漫长的十月怀胎，可千万别邋遢度过，各位准妈妈，从现在起就开始制订漂亮计划吧！

★保持你的风格

除了太尖太细的高跟鞋，或是低胸衣配迷你裙外，像舒适的中跟鞋、简洁的职业套装、轻盈的连衣裙，甚至是弹性良好的低腰裤，喜欢穿什么就穿吧，只要它不会伤害自己的宝宝即可。

★洗头后湿发的处理

戴上吸水性强、透气性佳的干发帽，很快就可以弄干头发，淋浴后也能马上睡觉，还能防感冒，不过要注意选用抑菌又卫生、质地柔软的干发帽、干发巾；即便需要使用吹风机，只要调到冷风挡，不要用吹风机紧贴着头皮吹头发，也是不要紧的。

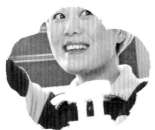

孕妈妈在洗头后要及时戴上干发巾。

★孕妈妈着装选择

孕妇的衣服应选用轻软透气、吸湿性能好的棉织品，不宜选用涤纶等化纤类织物，并注意宽松肥大，不宜紧身，更不能把腰带束得过紧，以免使腹部受压，影响胎儿正常发育。因为，在外来压力下，可致胎儿骨骼变形、组织器官发育不良、胎位不正等。同时，也会使孕妇的体形显得更加笨重。

★谨防腹部受压

日常生活中，行走要注意尽量使腹部放松，避免可能增加腹压的动作，因为腹部紧张，增加腹压和震动身体均易发生流产。要避免上下楼梯，提携重物，往高处伸手取物的动作；避免长久站立，穿高跟鞋或步行 3 千米以上路途；避免剧烈运动和舞蹈等。

★保持良好的生活习惯

室内注意开窗，使空气流通，呼吸新鲜空气。睡眠要充足，每日至少睡足 8 小时，白天最好午睡 1 小时。注意情绪愉快，尽量避免情绪激动、悲伤。听听愉快的音乐，不看惊险的影视片，以免使孕妈妈受到惊吓。

★做家务时需注意

在孕中期时，孕妈妈适当做一些家务是允许的，但是要注意一些细节，以免自己和胎宝宝受到伤害。

1 做饭

不应弯腰或蹲着，以免腹部受压，影响胎宝宝血液循环；在厨房里，由于燃烧的煤气、液化气可释放出有害气体，应安装抽油烟机，有条件的孕妈妈应少进厨房；洗菜、刷洗碗碟时尽量不要把手直接浸入冷水里。

图解怀孕圣经

2洗衣服

手洗衣服时，不宜用很冷的水洗，适当对些热水；洗衣时姿势要稳，不能蹲位洗衣；洗衣时用力不宜过猛，搓板不要顶着腹部，避免胎宝宝受压；晒衣服时动作宜轻柔，不要向上伸腰，晒衣绳应低一些。

3擦玻璃

孕妈妈最好不要进行擦玻璃的工作，尤其是在孕中期。因为玻璃多在高处，孕妈妈爬高容易发生意外；在擦玻璃时伸长手臂，容易对腹部过度拉伸，可能会造成流产。

若真的需要清洁，最好使用带长柄的清洁用具或在力所能及的范围内（以不拉伸身体为宜）进行。注意不要爬高并且脚下不要放置东西，以免摔倒。

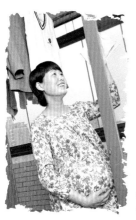

擦玻璃这项工作对孕妈妈有潜在的危险。

四、本周胎教课堂

科学的胎教和丰富的营养，为孩子智力和体质的发育打下了坚实的基础。

★记好胎教日记

胎教日记包括日期、孕周、孕妇身体状况与情绪、气候、胎动开始的日期、每小时胎动的次数、上课内容、胎儿反应、授课者。

其他如用药，产前检查，户外散步等。

★进行近郊旅游

新鲜的空气中负离子丰富，能促进多种神经传递物质的合成，有益于大脑的发育。此外，新鲜的氧气还有助于母体的血液循环。怀孕中期，胎盘相对稳固，此时就近郊旅游一下，对孕妈妈的情绪能起到很好的调节作用。

★开始嗅觉胎教

胎儿闻到不好的气味也会皱眉头。胎儿会感受到鲜花店及面包房中飘出的香味。此时可对胎儿说："宝宝闻一下，多香啊。"孕妈妈吃美味食品时，其中的美味也会传达给胎儿。胎儿通过情绪和大脑来感受孕妈妈所感受到的香气。

★重视其他家庭成员的作用

不要以为胎教只是未来父母的责任，实际上，家庭的其他成员，尤其是孩子未来的爷爷、奶奶、外婆、外公等人也将在胎教中占据一席地位。

一些老年人，对怀孕的媳妇不以为然，动辄我们那时候如何如何，言下之意就是眼下的媳妇太娇气。这对于孕妇来说是一种不良刺激，往往是给孕妇原本就烦躁不安的情绪火上浇油，甚至发生口角，进而影响胎儿。

因此，在孕妇怀孕期间，家庭所有成员都应给予热情的帮助和充分的体谅，不要给孕妇造成压力，更不要随意指责，而

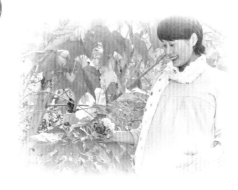

胎宝宝也能感受到鲜花的香味。

应共同努力在孕妇周围造成一个宽松的生活环境，使胎儿在祥和的气氛中健康地成长。 应为胎儿创造和谐乐观的家庭气氛。如一旦发现有矛盾的苗头，家庭其他成员切不可计较，并尽量用幽默的方式化解，因为幽默使人的副交感神经兴奋，使身体内环境稳定。这就是积极参与胎教，为胎教作贡献。

五、本周准爸爸必读

对许多准爸爸来说，积极地参与无论对夫妻关系，妻子的身体，以及未来的三人世界都非常有好处。这里提供一些建议，希望有所帮助。

★建立自己的"老爸逻辑"

在孩子出生之前，没有人会真正理解"做父亲"是一个怎样的概念，不过准爸爸得让自己提前熟悉一些有关的方法和道理，并且初步确定做父亲的立场还是有必要的。不过要记得不要过于固执和死板。比如现在会下定决心孩子出世后要让他睡在自己的小床上，绝对不让孩子有吃手指的坏毛病等。在现实生活中，小宝宝总有让爸爸妈妈俯首称臣的本事，准爸爸抛弃自己决心的速度会比换尿布还快。所以记得，做父亲的第一逻辑——灵活。

★不要总是走在妻子身后

出门时很多准爸爸会像往常一样，走在妻子的身后，很有"君子风度"。然而，大腹便便的妻子在人多的场合需要准爸爸的保护，走在来来往往的人群中时，准爸爸更多的时候应比妻子走得靠前一些，在前面侧身

保护准妈妈不被迎面走来的人碰到。如果大家都向同一 个方向走，准爸爸还是应走得稍后些，保证后面的人不会挤到准妈妈。

★不要让空调温度过低

夏天天热，很多准爸爸贪凉，总喜欢按照自己对温度的感受设置温度，可这样做很不妥。如果将室内温度调得过低，和室外的温差太大，这种忽冷忽热的温度就会使抵抗力下降的准妈妈容易感冒。所以，准爸爸在这个夏天只好委屈一下吧，适宜的温度是把空调温度调到26℃以上。从空调房间出来到户外之前，最好能有个过渡，这对孕妈妈和胎宝贝才是最安全的。

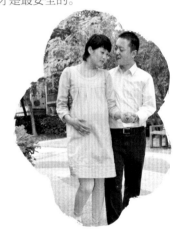

自从张映怀孕之后，丈夫赵智敏就经常在妻子身旁保护她。

爱心小贴士

以亲密爱抚来代替性生活

准爸爸应该多多抚慰准妈妈，因为有身孕的女性，有时并不需要真正的性生活，而只是想有热情的拥抱、接吻与亲密的爱抚而已。所以，准爸爸要善于利用这一手法，来满足爱妻的性心理。

图解怀孕圣经

第二十二章 为了宝宝的成长，加油
——怀孕第21周

胎宝宝已经21周了，现在看上去滑溜溜的，身上覆盖了一层白色的、滑腻的胎脂。这时的孕妈妈和胎宝宝都需要继续进行营养调理，在日常生活中还要注意一些细节。当然，胎教还是要循序渐进地坚持下去。

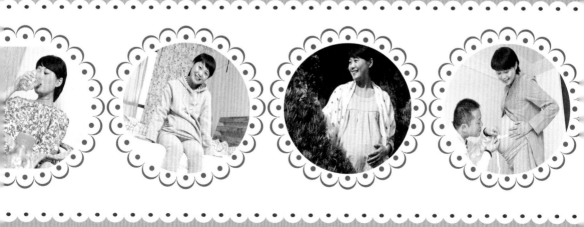

一、本周怀孕历程

21周的胎儿听力达到一定的水平，他已经能够听到孕妈妈声音了。怎么样，开始和宝宝讲话吧！如果愿意的话，选择一些好听的故事讲给宝宝听，也许将来这些故事会是宝宝出生后最喜欢的呢？

★胎儿发育情况

在这个阶段胎儿体重开始大幅度地增加。脐带中的血液以每小时约6.5千米的速度流动，只用30秒的时间就完成了在整个脐带及胎儿间的循环。

小家伙吞咽羊水时，其中少量的糖类可以被肠道所吸收，然后再通过消化系统运送到大肠。当然，几乎所有的营养成分仍然通过胎盘运送给宝宝。直到现在，宝宝的肝和脾仍在负责生产血红细胞，但是骨髓也渐渐发展到足以成为怀孕第三期时的主要血细胞制造者。

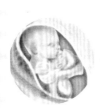

1 胎儿大约有18厘米长，重量达到了300克。

2 胎儿的眉毛和眼睑清晰可见。

3 消化器官日渐发达。

★孕妇身体状况

由于母体的钙质被胎宝宝摄取利用，有时准妈妈会患上轻微的牙病。如果你善于观察自己，你就会发现，你的头发会比以前更柔软发亮，皮脂溢出也有所减轻，甚至消失。感觉到的胎宝宝心音和胎动更加清楚，甚至自己在腹部都可以摸到胎宝宝的位置。由于增大的子宫的压迫，下半身血液循环不畅，因此格外容易引起疲劳，而且疲劳往往难以解除。

二、本周营养指南

孕妇现在应当彻底摆脱了怀孕初期的身体不适，于是会发现自己异常地能吃。要好好利用这段时间，加强营养，增强体质，为将来分娩和产后哺乳做准备。

★补充维生素E

随着怀孕体重的增加，多数孕妈妈会患上不同程度的静脉曲张。不断增长的子宫的压力以及血流量的改变都将使静脉曲张恶化。要防止静脉曲张，应该在医生的指导下摄入维生素E补充剂。

★用矿泉水代替节日饮料

矿泉水是孕妈妈的好选择，清冽干净、清凉解渴。谁说一杯水当饮料难显节日气氛？孕妈妈完全可以选择一个好看的水杯来配合气氛。将为人母的孕妈妈，喝着纯净的矿泉水，更感受到自己不一样的骄傲——"亲爱的宝贝，妈妈和你一起喝最天然的饮料！"

★自己动手吃出健康

孕妈妈要拒绝快餐店的诱惑，外食的烹调方法，常是高油、高盐、高糖，其所造成的后果当然是高胆固醇、高热量。所以，减少外食机会，尽量自己动手做菜，既卫生又能控制调味料的量，这样才能吃出健康。

孕妇宜与忌

乌鸡糯米葱白粥

原料：乌鸡腿、圆糯米、葱、盐各适量。

做法：乌鸡腿洗净、切块、滚烫、洗净沥干。将乌鸡腿加4碗水熬汤，大火开后转小火，约煮15分钟，再入圆糯米煮，开后转小火煮。葱白去头须，切细丝，待糯米煮熟后，再加入盐调味，最后入葱丝闷一下即可。

特点：补气养血、安胎止痛，改善气血虚弱所致之胎动。

图解怀孕圣经

三、本周注意事项

> 孕妈妈孕育宝宝的过程，既充满希望和快乐，又潜伏着许多危险。这就需要孕妈妈小心注意孕期的点点滴滴。

★改善尿道感染

在这个时期，由于孕妈妈的子宫直接压迫膀胱，尿道感染也是此阶段常见的，严重的可发展为肾炎。孕妈妈可通过以下措施改善：每天喝6～8杯水，小便后由前到后擦净，性交后小便，避免穿紧身的内裤，使用纯棉内衣裤等等。

★不要戴隐形眼镜

孕妇角膜的含水量比常人高，若戴隐形眼镜，容易因为缺氧导致角膜水肿，从而引发角膜发炎、溃疡，甚至最终导致失明。同时，孕妇的角膜曲度也会随着怀孕周期及个人体质而改变，使近视的度数增加或减少。如果勉强戴隐形眼镜，容易因为不适而造成眼球新生血管明显损伤，甚至导致角膜上皮剥落。

另外，一旦隐形眼镜不洁，极易滋生细菌，造成角膜发炎、溃疡，甚至失明。

★采用正确的居室清洁方法

对于孕妈妈而言，卧室是待得比较多的地方，所以，保持清洁至关重要。但清洁剂的安全问题却容易被忽略。大量的消毒剂虽然能使房间的病原菌被消灭，但消毒剂本身的有毒物质却会有导致胎儿畸形的副作用。

爱心小贴士

大肚妈妈怎么起床

先翻身到左侧，然后把自己撑起来，脚先离开床。当腿接触到地面时，用胳膊把自己支撑起来坐在床上，然后再站起来。

想让卧室清洁，正确的做法是保持房间的空气流通，而不是使用大量的消毒剂，这才是杀灭病原体的最好方法。

四、本周胎教课堂

> 胎教和早教的刺激训练方法和内容基本上是一致的，都是一种"良性的信息刺激"，只是胎儿生活在特殊的环境里，必须通过母体间接地施行而已。

★勤交流让宝宝有好性格

这个时候的胎儿有了听觉，对外界的气氛有了感觉。如果这里充满和谐、温暖、慈爱的气氛，那么胎儿幼小的心灵将受到同化。如果夫妻感情不和，甚至充满敌意的怨恨或者母亲不欢迎这个孩子，那么胎儿就会痛苦地体验到周围这种冷漠、仇视的氛围，是随之形成孤寂、自卑、多疑、怯弱、内向等性格的基础。

★勤学习让宝宝有好头脑

怀孕后，很多孕妈妈可能什么也不干，什么也不学了。现代胎教学认为，孕妇和胎儿之间信息传递可以使胎儿感知到母亲的思想，如果怀孕母亲既不思考也不学习，胎儿也会受到感染，变得偷懒。倘若母亲保持旺盛的求知欲，则可使胎儿不断接受刺激，促进大脑神经细胞发育。

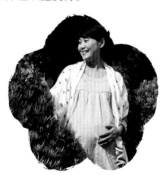

在森林中呼吸新鲜空气也是一种很好的胎教方法。

★胎教方法——森林浴

在森林中可一边呼吸新鲜空气一边进行休憩的森林浴，这样可以使胎儿和孕妇变得更加健康。走在葱郁的山林中，顿时就会感到神清气爽，这是因为人体内堆积的代谢废物被排出体外，血液变得更清洁的缘故。此外，树木所释放的芬多精成分可以促进孕妇的新陈代谢，预防和治疗头痛、感冒、高血压。

森林浴胎教时切忌使身体疲惫，要进行充分的休息。只要空气清新，有茂密的树林的地方，都可以获得良好的森林浴效果。孕妇可以到多树的地方为胎儿输送充分的氧气，一边想象着美好的事物，一边在林中踱步或坐在树荫下小憩。时间以1小时为宜，但要避免太早或过晚。

另外，为了提高森林浴的效果，需要注意呼吸方法。对胎儿最好的呼吸是利用腹部肌肉进行的腹式呼吸。腹式呼吸时的肺通气量要比胸式呼吸时大得多，能够向胎儿提供更多的氧气。

五、本周准爸爸必读

即便已经为怀孕的妻子做了很多很多，或者自认为是个合格的准爸爸，在这个时候仍需要继续坚持并完善。

★警惕"父代母育综合征"

70%的准爸爸在得知妻子怀孕后首先会感到兴奋异常，之后很快就转为矛盾和失落，甚至手足无措。11%的准爸爸还会出现清晨恶心、呕吐、背部疼痛等"早孕现象"，还有的准爸爸甚至还会产生严重的负罪感。这些都是典型的"父代母育综合征"表现。研究发现，准爸爸们在宝宝出生前的时间里，体内睾丸激素普遍下降，还伴有较多雌激素产生。因此，妻子怀孕时是男人最不男性化的时段。

其实，多与妻子沟通，随时了解她的感受是让自己安心的好方法。当准爸爸知道妻子的感觉时，他们才能真正放下心来。另外，多和孕妻一起读孕期保健指南和育儿类书籍会让准爸爸感到更加安全和确定。

★和妻子一起装饰宝宝的房间

孕妈妈和准爸爸可能已经计划如何装饰宝宝的小房间，也可能没有，无论如何现在正是做这项准备的好时机。此时准爸爸可以装饰墙壁，帮忙购买婴儿特殊用品，装好摇篮、将衣柜和储存室整理一番，孕妈妈将很高兴看到一切井井有条哦。

★帮助妻子测腹围

自怀孕16周开始，每周一次用皮尺（以厘米为单位）围绕脐部水平一圈进行测量。怀孕20～24周时，腹围增长最快；怀孕34周后，腹围增长速度减慢。若腹围增长过快时则应警惕羊水过多、双胎等。怀孕16～40周平均腹围增长21厘米，20～24周增长最快，平均为1.6厘米／周；24～34周平均为0.84厘米／周；34周以后增长明显减慢。当然，腹围的大小，要受孕妇怀孕前腹围的大小和体形的影响，应综合分析。

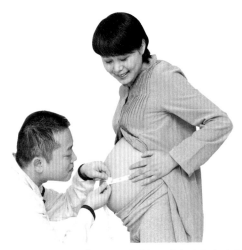

准爸爸赵智敏现在已经熟练掌握了帮妻子张映测腹围的方法了

图解怀孕圣经

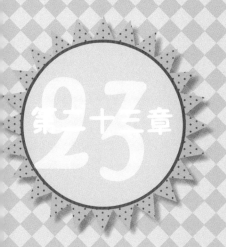

第二十三章

"跳动"的幸福
——怀孕第22周

孕22周时孕妇的体重稳步增加，胎宝宝的胎动次数增加，心跳越来越有力。孕妈妈好好享受这"跳动"的幸福吧！

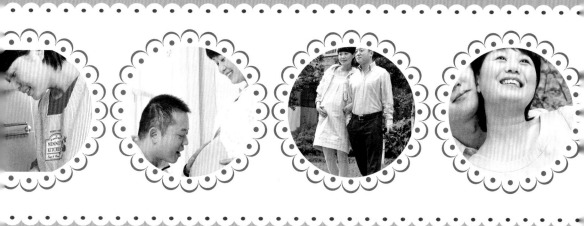

一、本周怀孕历程

在本周去医院时可以发现宝宝的胎动次数增加，胎儿的心跳十分有力，好好享受这一时刻吧！

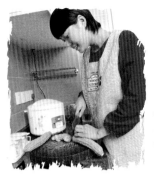

苦瓜中含有容易导致妈妈流产的奎宁，因此不宜多吃。

★胎儿发育情况

这个时候的胎儿体重开始大幅度地增加，看上去已经很像小宝宝的样子了。宝宝由于体重依然偏小的缘故，这时候的皮肤依然是皱的，当然这皱折也是为皮下脂肪的生长留有余地。此外宝宝的牙齿在这时也开始发育了，这时候主要是恒牙的牙胚在发育。

★孕妇身体状况

孕妈妈行动渐渐不便，此时子宫开始为分娩做准备——规律地收缩就是征兆，孕妈妈可以察觉到腹部有挤压感。宝宝也可以感觉得到这种收缩，这是正常的。如果收缩变得紧张、不规律、有痛感应立即联系医师，这很可能是早产的信号。

二、本周营养指南

随着胎宝贝一天天长大，需要从孕妈妈体内"掠夺"好多营养素，才能满足其生长发育的需求。

★多吃富铁食物

从孕前及刚开始怀孕时，就要开始注意多吃瘦肉、家禽、动物肝及血（鸭血、猪血）、蛋类等富铁食物。豆制品含铁量也较多，肠道的吸收率也较高，要注意摄取。主食多吃面食，面食较大米含铁多，肠道吸收也比大米好。

水果和蔬菜不仅能够补铁，所含的维生素C还可以促进铁在肠道的吸收。因此，在吃富铁食物的同时，最好一同多吃一些水果和蔬菜，也有很好的补铁作用。

★健康孕妈妈少吃苦瓜

苦瓜的营养价值极高，含有多种营养成分，富含维生素B_1，具有预防和治疗脚气病、维持心脏正常功能、促进乳汁分泌和增进食欲等作用。苦瓜所含的维生素C是菜瓜、丝瓜的10～20倍，具有预防坏血病，保护细胞膜，解毒，防止动脉粥样硬化，抗癌，提高机体应激能力，预防感冒，保护心脏等作用。苦瓜中含有类似胰岛素的物质多肽－P，有降低血糖的作用。

因苦瓜性寒，故脾胃虚寒者不宜多食。由于苦瓜内含有奎宁，奎宁会刺激子宫收缩，引起流产。所以为了慎重起见，孕妇还是少吃苦瓜为好。

★孕妇也需要铜

铜是体内酶和辅酶的重要成分之一，它与锌、镁的化合物有抑制恶性肿瘤的作用。孕妇缺铜，会引起贫血、骨质疏松症等，严重的会导致流产、早产、胎膜早破、胎盘功能不良。如果孕妇体内铜、锌的含量均低，则胎儿容易畸形。因此孕妇在日常饮食中应注意补充含铜食品。

含铜较多的食物有：柿子、柑橘、杏子、栗子、芝麻、红糖、蘑菇、鱼虾、动物肝、豆类、小米、玉米、绿叶蔬菜等。

★尽可能不吃大鱼

食用鱼类时要格外小心。按理讲，食用鱼无论对胎儿的发育，还是对孕妈妈的身体都有许多好处。但由于现在的鱼大都生活在被污染过的河水或海水里，所以许多鱼的体内含有高浓度的有毒化学物质。一个比较折中的办法是，尽可能不要吃大鱼，因为小鱼体内的有毒物质积累相对来讲比较低。

三、本周注意事项

> 孕妈妈是否为了更好地迎接宝宝的来临而新换了更大的居所呢？或者孕妈妈因为怀孕等原因在工作中遇到困难？怀孕期间生活上的任何重大变动，如搬家、离婚、失业、失去亲友等都可能使孕妈妈陷入孕期抑郁症。

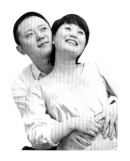
和丈夫多沟通能让孕妈妈放松。

★尽量使自己放松

放弃那种想要在婴儿出生以前把一切打点周全的想法。孕妈妈也许会觉得应该抓紧时间找好产后护理人员，给房间来个大扫除，或在休产假以前把手头做的工作都结束了，其实在列出的一大堆该做的事情前面应该郑重地加上一样，那就是善待自己。一旦孩子出生，孕妈妈就将再也没有那么多时间来照顾自己了。所以当孕妈妈怀孕的时候应该试着看看小说，在床上吃可口早餐，去树林里散散步，尽量多做一些能使自己感觉愉快的事情。照顾好自己，是孕育一个健康可爱宝宝的首要前提。

★和配偶多多交流

保证每天有足够的时间和配偶在一起，并保持亲昵的交流。如果身体允许，可以考虑一起外出度假，尽自己所能使关系更加牢不可破，这样当孩子降生时，孕妈妈会有坚强的后盾，可以放心依靠。

★进行积极治疗

如果孕妈妈作了种种努力，但情况仍不见好转，或者发现自己已不能胜任日常工作和生活，或者有伤害自己和他人的冲动，那么应该立即寻求医生的帮助，在医生的指导下服用一些对自身和胎儿没有副作用的抗抑郁药物；也可以要求医生推荐一位这方面的医学专家或精神治疗专家，以免延误病情，给自己和胎儿带来不良后果。

四、本周胎教课堂

> 音乐的节奏作用于孕妇，也能影响胎儿的生理节奏，使胎儿从音乐当中受到教育。

爱心小贴士

和压力作斗争

不要让生活充满挫败感，时时注意调整情绪。方法是深呼吸，充分睡眠，多做运动，注意营养。如果孕妈妈仍然时时感觉焦虑不安，可以考虑参加孕期瑜伽练习班，这种古老而温和的运动可以帮助孕妇保持心神安定。

★教胎儿"唱歌"

从孕22周开始，音乐胎教中应该增加准爸爸、准妈妈教胎儿"唱"音符的内容。只要准父母持之以恒地坚持教唱，定能收到好的效益。

具体做法是：准母亲或准父亲采用练习音符发音。例如："1、2、3、4、5、6、7、

i"、"i、7、6、5、4、3、2、1。"反复轻声教唱若干遍，每唱完一个音符停顿几秒钟，正好是胎儿复唱的时间。在教唱时，孕妇应该充分地发挥自己的想象力，就好像子宫中的胎儿神奇地张开蓓蕾似的小嘴，随着父母虔诚的音律和谐地跟着学唱。

★五音不全的孕妇能给胎儿唱歌吗

有的孕妇认为，自己五音不全，没有音乐细胞，哪能给胎儿唱歌呢。其实，完全没有必要把唱歌这件事看得过于严格。只要带着对胎儿深深的母爱去唱，孕妈妈的歌声对于胎儿来说，就一定十分悦耳动听。

因此，未来的妈妈在工作之余，不妨经常哼唱一些自己喜爱的歌曲，把自己愉快的信息，通过歌声传送给胎儿，使胎儿分享喜悦的心情。唱的时候尽量使声音往上腭部集中，把字咬清楚，唱得甜甜的，宝宝一定会十分欢迎。

★怎样选择胎教音乐磁带

胎教音乐磁带，有些是我国专门从事胎教的专家和音乐家共同研究和创作的专片磁带，非常适合于胎儿、新生儿听。其中的选曲有《温暖舒适的小世界》、《妈妈和我在一起》、《小小音乐家》、《妈妈的话》等。

五、本周准爸爸必读

是的，不可否认，做爸爸的确是男人一生中最重要的转折，也是他们成熟的催化剂。爸爸对孩子的爱其实和妈妈一样，是远在宝宝出生之前就开始了的。陪伴爱妻走过孕期的准爸爸，需要很多体贴、甜蜜的努力，为即将到来的爱的结晶倾注浓浓的父爱。

★享受二人世界

建议准爸爸带着孕妈妈做一些宝宝降生后难得有机会做的事情，比如，一起去看看

电影，看看书，徒步旅行或在郊外享受一整天……最重要的是，彼此感到充满乐趣！

★避免对死亡的恐惧

孩子即将来到的现实会"提醒"准爸爸：你不再是最年轻的人了，你的"替代者"即将来到，如果一切正常的话，你将"走"在你孩子的前面。这就如同一个男人自认为自己属于中年人，却突然做爷爷了，感受都是一样的。这其实是一个心理问题，只要准爸爸意识到生老病死是不以人的主观意识为转移的自然规律，顺其自然，就会觉得对衰老和死亡的恐惧是毫无必要的。

★不要再听摇滚乐

妻子怀孕了，还是先把这个爱好放一放吧！激烈、刺耳的音乐对孕妇和胎儿都会产生不好的影响。在这段时间里，准爸爸应该为妻子多选择一些轻快、柔和的音乐，也可以听一些经典优美的世界名曲，帮助准妈妈放松精神，同时也是一种很好的胎教。如果准爸爸实在放不下自己的这个爱好，即使时听一听也应该尽量降低音量，或者干脆用耳机听吧！

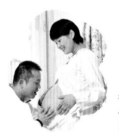

教宝宝唱歌吧，这并不需要你具备多少音乐才华，用练习音符发音就行。

爱心小贴士

胎教乐曲不能有歌词

用于胎教的音乐磁带，应该是优雅的乐曲，不能带有歌词。因为乐曲是进入大脑右半球的，而音乐胎教的目的是训练胎儿右脑的功能。歌词是训练胎儿左脑功能的。

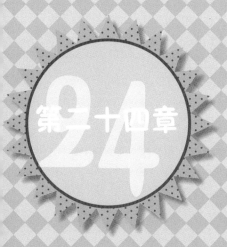

第二十四章

多想看看外面的世界

——怀孕第23周

孕23周的胎儿看起来已经很像一个微型宝宝了，他的嘴唇、眉毛和眼睫毛已各就各位，清晰可见，视网膜也已形成，具备了微弱的视觉。

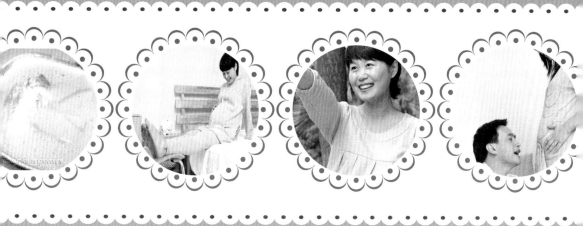

一、本周怀孕历程

孕 23 周的胎儿已经能够辨认出孕妈妈说话、心跳、肠胃蠕动发出的声音了。

★胎儿发育情况

宝宝肺中的血管已经形成，呼吸系统正在快速地建立。宝宝开始越来越像一个小小的人儿啦。手指甲已经完全长成。宝宝在这时候还会不断地吞咽，但是他还不能排便，直到出生后他才会自己独立完成这件事情。

宝宝的日常运动包括手指、足尖、胳膊及腿部等肌肉的锻炼，结果是孕妈妈会感觉到更强有力的胎动，如果出现臀位孕妈妈也不必害怕，因为胎位并没有固定。

★孕妇身体状况

孕妈妈体重增加了 5 ～ 7 千克，家人和朋友可能会提醒太胖或太瘦了，在作出任何饮食改变前，请咨询营养师。由于子宫刚好紧邻膀胱，孕妈妈可能会发觉有液体渗漏到内裤上，有时很难分辨究竟是羊水还是尿液。如果漏液没有味道，请即刻与医师联系。

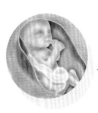

1 胎儿大约有20厘米长，重量达到了400克。

2 胎儿手足的活动逐渐增多，身体的位置常在羊水中变动。

3 身体和脸部均衡发展，眼睛也有了一定程度的发育。

二、本周营养指南

此时，孕妈妈的身体变得日益沉重，双腿肿胀，连眼睛都变小了。如果为她们安排一些既消肿又滋补的美食，不仅可使她们变得身体轻盈，还会改善胃口。

★别忘进食足够量的蛋白质

每天一定要保证食入畜、禽、肉、鱼、虾、蛋、奶等动物类食物及豆类食物。这类食物含有丰富的优质蛋白质。贫血的孕妇每周还要注意进食 2 ～ 3 次动物肝脏以补充铁。

★进食足量的蔬菜水果

蔬菜和水果中含有人体必需的多种维生素和微量元素，它们可以提高机体抵抗力，加强新陈代谢，还具有解毒利尿等作用。孕妇每天不应忘记进食蔬菜和水果。

★不要吃过咸的食物

水肿时要吃清淡的食物，不要吃过咸的食物，尤其是咸菜，以防止水肿加重。

★少吃易胀气食物

难消化和易胀气的食物如油炸的糯米糕、白薯、洋葱、土豆等，会引起腹胀，使血液回流不畅，加重水肿。

★水肿宜吃的食物

如果水肿严重的话，可以多吃些利尿消肿的食物（如红豆水、冬瓜鲤鱼汤）、富含

孕妇宜与忌

当归鸭肉米粉

材料：当归5克，黄芪5克，鸭半只，米粉200克，嫩姜1小块，老姜4片，米酒1勺，盐少许。

做法：鸭剁成两半、余烫、洗净，嫩姜切丝；当归、黄芪、米酒、水8杯煮1个小时，沥除药材，药汤留用；把鸭、药汤、老姜、盐放入电锅中，加水8杯蒸1次，添水后再蒸1次，取出鸭肉放凉切片；米粉烫熟置碗底，浇鸭肉汤，铺鸭肉姜丝就可上桌了。

特点：秋初吃老鸭，最有滋阴清热、利水消肿的作用，很适合体质燥热、容易水肿的孕妈妈。

钾的食物（如香蕉、梨）、富含维生素 C 的食物（如柠檬、各种黄绿蔬菜）、富含维生素 B_1 的食物（如猪肉、花生）。

超过 0.5 千克）、血压升高，检查小便有蛋白，则应警惕是否并发妊娠高血压综合征，应及时诊断治疗。

三、本周注意事项

> 在这个阶段，孕妈妈会因胎儿压迫造成血液回流不顺畅，静脉曲张、水肿、手部发麻等等问题。

★从促进血液回流顺畅做起

改善的方式通常可以从生活上的习惯着手，如平时不要站得太久或坐太久，坐时并将腿抬高，避免双膝交叠，让血液回流顺畅。睡觉时，也可以准备个小枕头，垫在腿部的位置，保持腿部抬高的姿势。

除此之外，不要勉强对突起的血管做按摩、推挤，这样可能会使血管受损、破裂，进而造成严重的血栓现象。最好的方式就是多休息、多抬腿，不要过度地劳累自己。

水肿则可做做腿部的局部按摩，但要注意的是，按摩的方向要朝着血液流到心脏的方向，对着深部肌肉做按摩。

★腿部水肿怎么办

如果孕妇仅有小腿水肿，一般不需治疗。只要注意休息，避免长时间站立，经常抬高下肢，少吃些盐，水肿会减轻或消退。值得一提的是，不可滥用利尿药，因为利尿药会排钾，可能导致血钾过低。如果水肿严重，漫至大腿以上，体重增加较快（每周

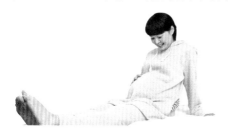

腿部水肿要避免长时间站立。

四、本周胎教课堂

> 在这个阶段，胎儿的听觉已经很不错了，胎教可以以音乐胎教和语言胎教为主。

★听些古典音乐

孕 23 周时的宝宝在这时候更加喜欢听抒情幽雅的古典音乐。孕妈妈可以做一个实验，放些节奏快声音响的音乐，会发现宝宝对这种音乐的反应很剧烈，胎动增加幅度加大；当音乐换成轻柔舒缓时，宝宝会安静下来。可见胎儿对音乐和声音的敏感程度。

★不要局限于某些音乐

经常能听到有人说："莫扎特等音乐大师的古典音乐最适合胎教。"可是，至今我们并未找到能够证明这一说法的有力证据。

实际上，与其说音乐对胎儿有好处，倒不如说母亲在听音乐的时候感到放松、心情舒畅这一点更有意义。

只要是母亲喜欢的乐曲，古典音乐也好，爵士音乐也罢，即便是牙买加音乐、舞曲等，对母子都会有好处。不过，音量过大、刺激性强的摇滚乐恐怕不太适合胎教。

★循序渐进的语言胎教

每天和胎宝宝交流，只要是孕妈妈心里想到的，随时都可以和胎宝宝交流。胎教要循序渐进地进行，对胎宝宝的语言刺激也是如此。鉴于这个时期胎宝宝的听觉功能已初步发展起来，因此，首选的语言刺激手段便是采用同胎宝宝对话的形式进行早期开发。实验研究表明，凡是这时候接受的东西都以一种潜移默化的形式储存在大脑中了，对胎宝宝进行对话交流将促进其出生后语言和智力的发展。

五、本周准爸爸必读

孕期是人生中至关重要的10个月，不仅仅是对女人，对男人也一样。准爸爸需要做的并不比孕妈妈少。

★作好宝宝诞生后的计划

准爸爸要开始计算宝宝诞生之后自己工作的安排，以便有时间在头几个月参与照料宝宝；可以和孕妈妈讨论宝宝出生后的计划，这会让孕妈妈觉得不必独自承担哺育的重任，是两个人的分享及分担，利于放松紧张的心情。

★和宝宝对话

丈夫对胎教的参与，不仅仅限于辅助妻子，还可以直接对胎儿进行胎教，丈夫贴在妻子的腹部对胎儿讲话，胎儿是完全能听得到的。所以，丈夫除了通过妻子的爱心来影响胎儿外，还可以直接与胎儿建立联系。孩子在胎儿期就会感受到父爱，会促进日后与父亲建立亲密的关系。

★在妻子面前表现出父亲的责任感

随着胎儿一天天长大，准爸爸要多和妻子谈论自己未出世的孩子，可以从各个方面，如生活上怎样养育孩子，给孩子准备一些什么，日后如何教育孩子，期望孩子成为一个什么样的人等。这样，可以让心里很需要得到支持的妻子感觉到，准爸爸是妻子和宝宝最亲密的人，准爸爸已经把妻子、宝宝看成是一个密不可分的三位一体，让妻子安心而幸福地孕育宝宝。

★当好胎教的配角

胎儿最喜欢爸爸的声音、父亲的爱抚。妻子怀孕后，丈夫可隔着肚皮经常轻轻抚摸胎儿，胎儿对父亲手掌的移位动作能作出积极反应。也许是因为男性特有的低沉、宽厚、粗犷的嗓音更适合胎儿的听觉功能，也许是因为胎儿天生就爱听父亲的声音，所以胎儿对这种声音都表现出积极的反应。这一点是母亲无法取代的。

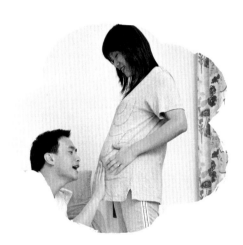

准爸爸要多和宝宝说说话。

第二十五章

"品尝"妈妈的味道

——怀孕第24周

　　不知不觉，宝宝已经24周大了，这时的宝宝已经开始在妈妈的肚子里大口地吞咽羊水了。

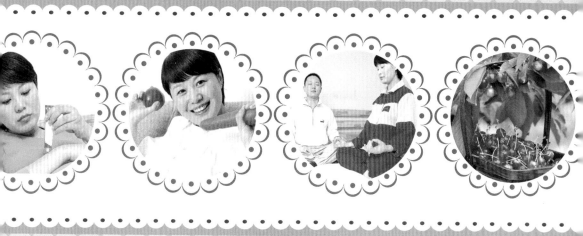

一、本周怀孕历程

24 周时候的孕妇身体越来越沉重，宝宝皮肤薄而且有很多的小皱纹，浑身覆盖了细小的绒毛。

★胎儿发育情况

宝宝这时候在妈妈的子宫中占据了相当大的空间，此阶段宝宝脑部快速发展，虽仍从胎盘获得氧气，但他的肺部也在发展分泌"润滑剂"即肺泡表面活性物质的能力，这种物质可以使我们呼气时，肺部的气囊不致压扁或粘在一起。由于宝宝的内耳已经完全发展成熟，因此宝宝可以分辨自己在羊水中漂浮时是仰躺还是右卧。

★孕妇身体状况

24 周时候的孕妇身体越来越沉重，而且会发现自己脸上和腹部的妊娠斑更加明显并且增大。有时孕妇还会感觉眼睛发干，畏光，可适量用舒润的眼药水。从这时起，是孕妇身体非常容易疲劳的阶段。由于增大的子宫压迫各个部位，使下半身的血液循环不畅，因而格外容易疲劳，而且疲劳很难解除。

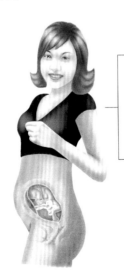

1 子宫已超过肚脐，达到肚脐往上5厘米的地方。腹部和乳房的皮肤拉伸，有发痒的感觉。

2 孕妇的体重明显增加，其肚子已经大得引人注目，乳房也明显增大、隆起，接近了典型孕妇的体形。

二、本周营养指南

除了保证自己营养均衡以外，孕妈妈们更关心的是胎儿的需求。的确，在怀孕期间，孕妈妈是胎儿的唯一供应站，胎儿需要的每一分热量、维生素、蛋白质，都来自于孕妈妈所摄取的食物。

★番茄让妊娠斑离开

孕妈妈脸上经常生色斑，这真是一件令人烦恼的事。别发愁，心绪越坏斑越重，也不要乱吃药。其实，番茄就是一种能够让妊娠斑从孕妈妈脸上离开的好食物。只要吃法得当，就可收到奇效，道理何在？原来，番茄祛斑的招数在于它富含番茄红素和维生素C，它们可都是天然的抗氧化物质，经常吃一些便能有助于祛斑养颜。

★ 孕妇宜食樱桃

樱桃营养价值非常高，含有丰富的铁元素，有利于生血，并含有磷、镁、钾，其维生素 A 的含量比苹果高出 4 ~ 5 倍，是孕妇、哺乳中妇女的理想水果。

买樱桃时应选择连有果蒂、色泽光艳、表皮饱满的种类，适合保存在 −1℃的冷藏条件下。樱桃属浆果类，容易损坏，所以一定要轻拿轻放。

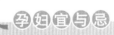

孕妇宜与忌

番茄生菜沙拉

原料：番茄、生菜、沙拉酱(若能自家用植物油、蛋黄调制，食疗效果会更好)各适量。

做法：番茄烫过，去皮，切块；生菜洗净，撕成稍小的片，与番茄混合，调以沙拉酱即成。

特点：这道菜不仅生吃方便，而且最大限度地保留了原料中的番茄红素和维生素C，可更大地发挥祛斑效力，因而成为祛斑美食的特别推荐菜。

★ 对付烧心的感觉

如果孕妈妈有烧心的感觉，可以试试少量多餐，一天分 5 ～ 6 次进食，或在晚上适当吃点健康的小零食，也可以减轻烧心的感觉。

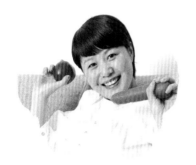

番茄是张映应对妊娠斑的一大法宝。

三、本周注意事项

怀孕 24 周的时候，对于之前的注意事项，孕妈妈们做得不错的话应该继续保持，并对生活中的细节加以更大范围的关注。

★ 激素类软膏和油膏的使用

孕期可能出现某些需要使用软膏类药品的治疗，这些药品中包括激素。使用前向医生咨询，因为任何皮肤外用药都可以被血液吸收并穿透胎盘进入胎儿体内。在未同医生商量前最好不要私自采用任何治疗手段。

★ 孕期不要使用维甲酸

维甲酸可以做成油膏或洗剂来消除妇女脸上的皱纹。

如果现在孕妈妈在使用它，那么应该注意些什么呢？可惜的是这种药物由于刚开始应用，它对妊娠有何影响还不得而知。但是知道的是无论孕妈妈用任何方式服药：口服、吸入、注射或是外用，药物都会被血液吸收，任何药物都会通过血液带给胎儿。某些母亲应用的药品会集中被胎儿吸收。一旦它们积聚下来，必然会影响胎儿的发育。

★ 开始寻找月嫂或保姆

这对孕妈妈来说好像有点早，但是现在是考虑宝宝出生后，由谁来照顾他的问题了。如果打算拜托父母或亲戚照顾宝宝，现在应该考虑一些具体问题了。问问他们是不是能够帮助你照顾宝宝，一周能够照顾几天，宝宝住在父母家还是你的家里。这些都是一些很实际的问题，别等到孩子生下来，才开始考虑。如果你打算请保姆照看，那就更要早些做准备了。现在的家政服务中心非常多，但孕妈妈会发现合适的人选并不好找。一个捷径就是问问周围的最近家里雇过保姆的朋友和家人，看看他们能不能推荐信得过的人选。同时，也要做两手准备，早点拜访一些家政中心，询问价钱、面试过程等有关细节。

四、本周胎教课堂

胎儿在腹中是可以学习的，听起来好像不可思议，实践证明，胎儿也有学习能力。如何教胎儿学习呢，有以下几种方法，以供参考。

★ 使用彩色卡片学习数字

通过深刻的视觉印象将卡片上描绘的数字、图形的形状和颜色，以及孕妈妈的声音一起传递给胎儿。胎教成功的诀窍是不要以平面的形象而要以立体形象传递。例如 "1" 这个数字，即使视觉化了，还要加上由 "1" 联想起来的各种事物。如 "竖起来的铅笔"、"一根电线杆" 等让 "1" 这个数字具体又形象。在教 "2" 这个数字时，可以想象 "浮在水面上的天鹅的倩影" 和 "发条的一端加上一根横棍儿" 的样子，尽可能从身旁的材料中找出适当的例子来。当然，这时不要忘记清楚地发好 "1"、"2" 的读音。

★学做算术

做算术也是一样，如教1加1等于2的时候，可以说"这里有1个苹果，又拿来了1个苹果，现在一共有2个苹果了"。将具体的、有立体感的形象，也就是将三维要素导入胎教中去。

★利用彩色卡片学习语言和文字

彩色卡片就是用彩色在白纸上写语言、文字、数字的卡片。首先从汉语拼音a、o、e、i、u开始，每天教4～5个，如果准父母想从小发掘胎儿的外语天赋，也可教胎儿26个英语字母，先教大写，然后是简单的单词。

如教a这个汉语拼音时，一边反复地发好这个音，一边用手指写它的笔画。这时最重要，通过视觉将"a"的形状和颜色深深地印在脑海里。因为这样一来你发出的"a"这一字母信息，就会以最佳状态传递给胎儿，从而有利胎儿用脑去理解并记住它。

汉语拼音韵母教完后，可以接着教声母和简单的汉字，如"大"、"小"、"天"、"儿"等，在教胎儿学习时，母亲要用真挚的感情和耐心，切忌急躁、敷衍了事。

五、本周准爸爸必读

准爸爸们，你们可能经常为怀孕的妻子按摩，经常给她热情的拥抱，不时带她出去吃浪漫晚餐，又或者为孩子买了很多可爱的衣服。但几个月之后你很快会发现，要哄这位孕妈妈开心已经快没有办法了。那么不妨试之这些简单经济而又能让妻子笑口常开的方法。

★给妻子的肚子讲故事

随着怀孕时间的增加，孕妇会觉得越来越难找到一个舒服的体位睡觉。但如果丈夫在妻子睡觉之前能给她讲一个故事听的话，就可以分散她的不适感，同时还可以培养给孩子讲故事的能力。

★做个浪漫的侠客

准爸爸可以考虑做个浪漫的侠客，带伴侣暂时逃离现实尘嚣，比如重游对两个人意义非凡的故地，或是长久以来一直想去的地方。以此调节双方心情，也可重温恋爱的心情，这对孕妈妈身心极为有益。当然不要忘记安全哦。

★一起做运动

当她知道怀孕时，可能会开始一系列的运动计划，如产前瑜伽或者水底有氧运动等。丈夫可以空出一天时间来陪她运动一下，不要担心自己没有她灵活，妻子的快乐只是在于丈夫能够跟她一起分享，所以丈夫能够陪妻子越多就越好。

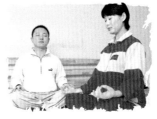

丈夫赵智敏经常陪妻子张映做瑜伽。

★当一个蹩脚的厨师

其实最重要的是努力而不是结果，所以如果准爸爸厨艺不精的话，也可以来个简单的晚餐。当然孕妇不能喝酒，但不代表不能增添情趣。准爸爸可以用高脚杯装上葡萄汁、开水等，碰杯不成问题。

爱心小贴士

继续献殷勤

给妻子写一封信，告诉妻子20项你爱她的原因等等。在信封上写上自己的特有地址，然后附上一些小礼品等，浪漫和傻气两者的结合肯定能够给妻子带来温馨的感觉。

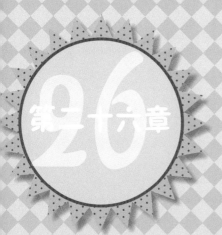

第二十六章　我的身体我做主

——怀孕第25周

在这个阶段，随着胎儿的不断增大，孕妈妈身体越来越沉重，手脚也会出现酸痛的状况。除此外孕妈妈的眼睛还会出现发干和遇光流泪的情况，这些都是怀孕中身体正常的反应，不必过于担心。

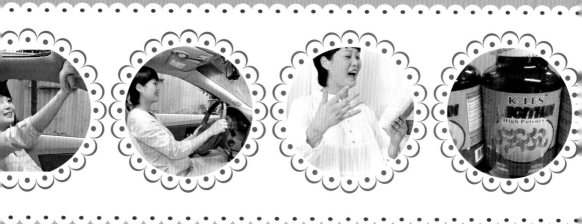

一、本周怀孕历程

宝宝这时候在妈妈的子宫中占据了相当大的空间，孕妈妈也越发笨重了。

★胎儿发育情况

现在，胎儿大脑的发育已经进入了一个高峰期，宝宝的大脑在这时候大脑细胞迅速增殖分化，体积增大。孕妈妈们可能会听说此时宝宝的心跳与其性别有一定的联系，如果宝宝心跳较快，可能是个女孩哦。宝宝的骨头还是在骨化阶段，这意味着他们在越来越强壮！

★孕妇身体状况

现在，由于胎儿的增大，孕妇腹部愈加沉重，腰腿疼痛更加明显。这些是正常的，不必过于担心。

妇女妊娠后，孕妇体内的血浆和组织间液体增加，尤其在孕后期，体内水分潴留较为突出，到足月妊娠时总潴留量各孕妇的个体差异很大，平均约为 7.5 升。

二、本周营养指南

这时候是胎宝宝大脑发育的高峰期，孕妇在此时别忘多吃些健脑的食品，如核桃、芝麻、花生等等。

★食物能促进胎儿的智力发育

人的大脑主要由脂类、蛋白类、糖类、维生素 B、维生素 C、维生素 E 和钙这七种营养成分构成，因此，孕妇在饮食中如果充分保证这七种营养成分的摄取量，就能在一定程度上促进胎儿大脑细胞的发育。富含这七类营养素的食品被称为益智食品。

益智食品主要包括：大米、小米、玉米、红小豆、黑豆、核桃、芝麻、红枣、黑木耳、金针菜、海带、紫菜、花生、鹌鹑蛋、牛肉、兔肉、羊肉、鸡肉、草莓、金橘、苹果、香蕉、猕猴桃、柠檬、芹菜、柿子椒、莲藕、西红柿、萝卜叶、胡萝卜等。

★神奇的卵磷脂

磷脂的生物学名为磷脂酰胆碱，是人体组织中含量最高的磷脂，是构成神经组织的重要成分，属于高级神经营养素。

卵磷脂具有保障大脑细胞膜的健康及正常功能，可确保脑细胞的营养输入和废物输出，保护脑细胞健康发育。对于处于大脑发育关键时期的胎儿，卵磷脂是非常重要的益智营养素。孕期缺乏卵磷脂，将影响胎儿大脑的正常发育，甚至会发育异常。因此孕妈妈为了宝宝日后的发育应重视补充卵磷脂。大豆、蛋黄、核桃、坚果、肉类及动物内脏中都富含卵磷脂。

★黄油多吃损脑

黄油又名奶油，其实就是脂肪块，脂肪很易滞留在血管壁上，从而妨碍血液流动。脑中有为数众多的毛细血管，通过这些毛细血管向脑细胞输送营养成分，如果脂肪使毛细管不畅通，就会引起大脑缺乏营养物质，使大脑正常发育受阻。

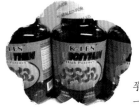

孕妈妈可以适当补充一些卵磷脂保健品。

爱心小贴士

过多肉类影响宝宝智力发育

一般来说，人体呈微碱性状态是最适宜的，如果偏食肉类，则使体内趋向酸性，致使大脑迟钝、不灵活。有的孕妈妈很爱吃肉，膳食中肉食的比例很高，这样就会影响宝宝智力发展。

三、本周注意事项

在这个阶段，可能有些孕妈妈还需要开车上下班。一般情况下，孕妇自驾车除了上、下车时要格外注意保护腹中的胎儿以外，开车对胎儿不会有太大的影响。但是，孕妇开车确有讲究。

★慎开新车

新车里面可能会有一些气味，所以新车买回家后应该先开车门车窗，放掉一部分化学气味，然后可以放些竹炭、菠萝或者羊毛垫等可以吸收异味的东西。

★车内环境维持清新

如果孕妈妈开车的时间很长，一定要定期去正规的汽车保养处或者4S店去做车的除臭杀菌护理。车内空调一般以26℃为佳，孕妇坐在里面最好不要低于这个温度。在不是太热的情况下，可以关掉空调，打开车窗改吹自然风，并且要适时去更换空调滤芯。这样才能保证孕妈妈在驾驶或者乘坐汽车的时候有一个干净、整洁、清新的健康环境。

★开车时长发要梳起

女性爱美是天性，但是在开车时要有所收敛。开车的话，一头乌黑亮丽的长发就应该梳起来，尤其是在开着车窗的情况下更应该梳起来，因为车窗外的风很容易把头发吹

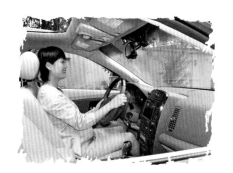

张映在开车时从不在仪表台上放置物品。

乱，导致头发挡住视线。孕妈妈应该小心，这样才可能把任何一个可能发生的危险都规避掉。

★仪表台上东西要少放置

仪表台上不要放硬物、利器、香水瓶等。很多人开车都喜欢在车前方的仪表台上放很多东西，什么香水瓶、纸巾盒子、钥匙等等，其实放这些东西不只使车内显得很凌乱，最关键的是一旦紧急刹车，很容易伤害到坐在前排的人，而香水中的酒精成分也比较多，这种气味对孕妇也不是很好，所以尽量不要放在车里。

四、本周胎教课堂

在人人都重视优生优育的今天，每一对夫妇都想生一个身心皆优、智力超群的孩子，于是"胎教"逐渐深入人心，介绍胎教的文章、书籍、磁带、VCD陆续出版，新式胎教方法不断推出，模仿美国的"胎教学校"也应运而生。怎样的胎教科学有效呢？

★给宝宝讲故事

孕妈妈在给胎儿讲故事时，也要注意语气，要有声有色，要富有感情，传递的声调信息会对胎儿产生感染效果。故事的内容最好是短小精悍、轻快和谐、欢乐幽默的。不要讲些恐惧、伤感、压抑的情节。如《卖火柴的小姑娘》等故事。在讲故事时，最好找一个舒适的环境，自在的位置，要精神集中，吐字清晰，表情丰富，声音要轻柔，千万不要高声大气地喊叫。

★音乐胎教不当可致胎儿聋

许多孕妈妈进行胎教时，直接把录音机、收音机等放在肚皮上，让胎宝宝自己听音乐。这是不正确的。因为此时胎宝宝的耳蜗虽说发育趋于成熟，但还是很稚嫩，尤其是内耳

开始角色转变

丈夫刚开始进行爸爸角色的转变，可以经常和爱人聊些轻松愉快的话题，回忆儿时往事、计划有了小宝宝以后的生活、找到两人都能接受的教育孩子的方式方法。可以多留心周围新生了小宝宝的父母，从他们身上总结出以后可以用到的方法和经验。夫妻两人日后会感到这即将逝去的宝贵的二人世界是多么值得珍惜。

基底膜上面的短纤维极为娇嫩，如果受到高频声音的刺激，很容易遭到不可逆性损伤。

不合格的胎教音乐磁带，也将会给母腹中的小宝宝造成一生无法挽回的听力损害，应引起孕妈妈们的警醒。

★朗诵抒情法胎教

在音乐伴奏与歌曲伴唱的同时，朗读诗或词以抒发感情，也是一种很好的胎教音乐形式。现代的胎教音乐也正是朝着这个方向发展的。在一套胎教音乐当中，器乐、歌曲与朗读三者前后呼应，优美流畅，娓娓动听，达到有条不紊的和谐统一，具有很好的抒发感情作用，能给自己与腹中宝宝带来美的享受。

五、本周准爸爸必读

孕期是增进夫妻感情的最佳时期。一个女人心甘情愿为她所爱的男人生育后代，除了必须忍受怀胎十月的艰辛，还得经历一朝分娩的痛苦，身边的丈夫自然会很感动地去体贴、关爱辛苦的爱妻喽！准爸爸一定不要忘记为爱妻做些让她倍感甜蜜幸福的事情哦！

★给妻子一次手足护理

怀孕的妻子多久没有修理手部和足部

了？给妻子安排一次手足护理吧，如果经济紧张准爸爸就自己动手，所需准备只有一盆温度适当的热水、柔软的毛巾、温和的洗液、指甲抛光剂、指甲钳。

★搀扶妻子

孕妈妈肚子大起来时，身体重心也发生了变化，在下楼梯的时候极有可能踩空；由于子宫的增大，有可能压迫到坐骨神经，坐下和起身对于孕妈妈来说也会变得非常困难。

此时，准爸爸要拿出男子汉的本色，用坚实的臂膀搀扶住爱妻，给她最有力的支撑！

★帮她剪指甲

帮她剪指甲不属于极具创意的方法。事实上，这种方法也最能够给她提供一种安全感，即使多几次也不为过。首先，关心妻子她会很感动，而且看到丈夫能够为自己做这种女性才做的事情她会很开心。

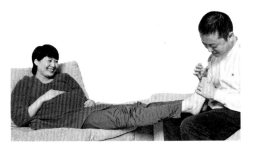

张映把丈夫赵智敏为自己剪指甲看做一件非常开心的事。

制定散步时间

孕妈妈运动需因人而异，但基本原则是以不感觉到疲劳为宜。准爸爸陪孕妈妈散步时，应注意选择好时间。日出前，空气中的有害物质较多，因此应选择日出之后出去；晚上8点以后，此时路上车辆相对较少。

图解怀孕圣经

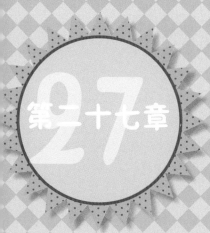

第二十七章

对光明的无限渴望
——怀孕第26周

挺着大肚子的孕妈妈，已经进入孕26周了，怎样让自己的生活变得更轻松一点儿呢？现在你还适合工作吗？对自己的健康状况你有十足的把握吗？这些问题，都将决定你和胎宝宝的健康与安全。

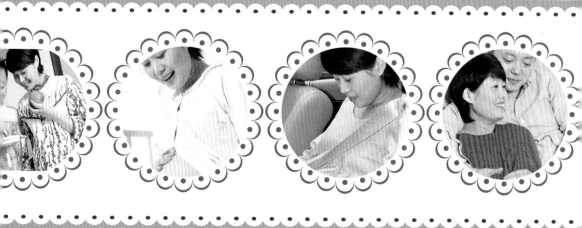

一、本周怀孕历程

胎儿这时候开始练习呼吸，肺长得越来越结实。胎儿喜欢妈妈笑，妈妈一笑，肚子就晃晃悠悠的，胎儿一边练习平衡能力一边分享妈妈的快乐。

★胎儿发育情况

如果这时候用手电筒照腹部，胎儿会自动把头转向光亮的地方，这说明胎儿视觉神经的功能已经开始在起作用了。随着耳朵神经的不断发展，他已经可以听到妈妈的声音和周围热闹的世界了。吵杂声音太大时宝宝可能会吓一跳呢。由于一些光线可以透过子宫，昼夜黑白的变化宝宝也能感觉得到。同时他继续吞咽羊水努力完善自己的肺功能。假如这是一个小男孩，他的睾丸则开始进入阴囊了。

★孕妇身体状况

孕妇这个时候能感受到自身心脏的变化。随着子宫的增大而使横膈上升，心脏被推向上方，靠近胸部并略向左移；心脏的工作量增加，原因是心率加速和心搏量加大。

如果怀孕期间孕妈妈坚持均衡饮食的话，体重大概增加 7 ~ 10 千克。此时将手掌轻轻放在孕妈妈的腹部也可以感觉到宝宝的活动了。此阶段寻求舒服的睡觉方式将是一个挑战，去卫生间、喝水、吃零食以及宝宝的运动都使孕妈妈的睡眠支离破碎。所以孕妈妈要努力获得充足的睡眠，白天有机会就打几个盹吧。

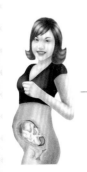

1 子宫的顶部大约在肚脐以上6.25厘米的地方。

2 身体的重心开始向前倾。

二、本周营养指南

怀孕了，几多欢喜几多愁。即将到来的宝宝让孕妇满怀做妈妈的骄傲，但种种不适也接踵而来：水肿、疼痛、抽筋、身材变形……要是没有这些该有多好？其实，这些症状大多由缺钙造成，如果能够合理补钙，这些症状就能得到预防和缓解。这样一来，孕妈妈就可以做个百分之百的幸福妈妈了。

★合适的钙元素含量

中国营养学会推荐，孕妇的钙适宜摄入量为 1000 ~ 1200 毫克，而孕妇膳食调查表明，人均膳食每日钙摄入量仅为 479 毫克左右，因此，中国孕妇每天应额外补充 521 ~ 721 毫克钙。因此，除去饮食，中国孕妇每天应额外补充元素钙 600 毫克左右。所以，在选择钙制剂时要注意含钙量。

★饮食补钙最可靠

食补是一条最为可靠、有效的补钙途径。从第 5 个孕月起，孕妈妈必须每天喝 250 毫升的牛奶、配方奶或酸奶，同时在饮食上注意摄取富钙食物，如豆腐（半块，100 克左右）、鸡蛋（1 ~ 2 只）、煮小虾（5 大匙）、煮沙丁鱼（10 条、中等大小）、小鲱鱼干（2 大匙）及适量海带或海白菜等，使摄钙量至少达到 800 毫克。

★骨头汤不是最好的补钙方式

用 1 千克肉骨头煮汤 2 小时，汤中的含钙量仅 20 毫克左右，因此，用肉骨头汤补钙是远远不能满足需要的。另外，肉骨头汤中脂肪量很高，喝汤的同时也摄入了脂肪，孕妈妈可不要将此作为唯一的补钙方式。

★钠盐影响钙吸收

孕妈妈摄入过多盐分会影响身体对钙的吸收，同时还可能导致人体骨骼中钙的更多流失。这是因为盐中含有钠，而肾脏每天要把多余的钠排出体外，每排泄 1000 毫克的钠，就会同时耗损 26 毫克的钙。所以孕妈妈饮食还是以清淡为主。

爱心小贴士

摄入足够的液体

孕妈妈注意摄入足量的液体，尤其是水，这在孕期是十分重要的。其他来源有鲜果汁、牛奶、蔬菜汁等。足量的水可以防止头疼、尿液不足、尿路感染及肿胀。

三、本周注意事项

大肚子是孕妈妈的骄傲，但同时也带来了很多不便和麻烦。如何让大腹便便的生活变得更轻松和安全呢？

★保持正确的走路姿势

孕妈妈在这个时候要保持正确的走路姿势可不是一件容易的事，因为肚子大大地向前突起，身体的重心明显地前倾了。你可以试试这个姿势，它会对你很有帮助：收紧臀部肌肉，将臀部稍稍提起，这样可以减轻脊柱的负担。

★放慢生活节奏

在孕期的最后阶段，由于胎宝宝从下面上升向上顶横膈，腹部已经没有更多的空间让你深呼吸了。因此，准妈妈需要少食多餐，并且尽量不要让身体太劳累、太紧张，保持生活慢节奏，这对应付气短有帮助。无论做什么事情，哪怕一件很小的事情，也最好给自己安排出比平时多一倍的时间，使自己做事情的时候可以轻轻松松、慢节奏地完成。

★日常起居注意安全

洗澡时打滑或摔倒的危险会随着肚子越来越大不断增加。因此，淋浴室的地面或浴缸的底部应该是防滑的（这也是日后你的宝宝所需要的）。在浴缸旁应该装上扶手。

驾车出行时，孕妈妈要注意：坐椅前后、上下高度的调节，坐椅背部的调节，头枕位置的调节，后视镜的调节，安全带的位置。

★适时停止工作

一般说来，孕妈妈健康状况良好，一切正常，所从事的工作又比较轻松，可以到预产期前 4 周左右再停止工作；有些身体、工作条件好的孕妈妈即使工作到出现临产征兆也不为晚。但是，若孕妈妈患有较严重的疾病，或产前检查发现有显著异常，或有重要妊娠并发症，则应提前休息。何时开始要听从医生的意见，如果出现先兆早产、妊娠高血压疾病等异常情况，医生建议休息或住院监护时，孕妈妈应绝对服从医生的指导而停止工作。

四、本周胎教课堂

生命的亲昵，能使准父母更早地与未见面的小宝宝建立联系，加深全家人的感情。

★生活规律，别当"夜猫子"

孩子生下来可以分为两种类型：一种是易养型，这种类型的孩子生活极规律，早上 6 点半醒来，晚上 10 点左右睡觉，白天很少哭闹，饮食、睡眠都非常按时，很让大人省心。另外一种孩子似乎生下来就是跟大人作对的，白天比谁都睡得多，晚上比谁都有精神，饮食也是想吃就吃。

排除父母在护理上的因素外，第二种孩子很可能跟孕妈妈的孕期生活有较大的联系。早起型孕妇所生的孩子，一生下来就有早起的习惯，而晚睡型的孕妇所生的孩子也有晚睡的习惯。

所以，"夜猫子"孕妈妈们请注意了，要想培养自己的宝宝从小就形成良好的生活习惯和性格，孕妈妈就要先改变自己的作息，保证起居规律。至于会打破正常生活的活动，在这段时间还是先缓缓吧！

★给你的胎宝宝做按摩

到6～7个月，母亲已能分辨出胎儿的头和脊，就可以轻轻推着胎儿在子宫中"散步"了，胎儿如果"发脾气"，用力顿足，或者"撒娇"身体来回扭动时，母亲可以用爱抚的动作来安慰胎儿，而胎儿过一会儿也会以轻轻地蠕动来感谢母亲的关心的。这时，应配合轻松的乐曲。

★孕妈妈应注意身心修养

当一个母亲还没有在情感上做好接受即将出世的胎儿时，内心势必会充满矛盾和不快，她不高兴胎儿的出世，也不愿意承担起做母亲的责任。或者是持模棱两可的态度。面对这种心理状态，在精神上无疑是一个痛苦的经历和沉重的压力。

胎教是一种在自然基础上，经过科学的学习并加以升华所形成的，胎儿感受到的是轻松、温馨、平和、愉快和幸福的内外环境，所以孕妈妈都要有高度的责任感和美好愿望，注意身心的修养，静静地期待着你心爱的宝宝出世。

五、本周准爸爸必读

> 爸爸对孩子的爱其实同妈妈一样，是远在宝宝出生之前就开始了的。虽然爱就一个字，但是准爸爸们表达爱的方式却不相同。

★让妻子自信地度过孕期

随着妻子进入怀孕的末期，她可能会觉得自己不够有吸引力了，准爸爸这时一定要真心地告诉妻子她有多么美丽。可以计划一次特别的约会或一个SPY，买一件新的外衣，这一切将使孕妈妈自信而愉快地坚持到最后。同时准爸爸要改善家里的安全环境，以免宝宝出世后由于疏忽而发生危险！

★记住这些数字

胎动最频繁最活跃时间：妊娠28～34周内。

胎动正常次数：每12个小时30～40次，不应低于15次。

早产发生时间：妊娠28～37周内。

胎心音正常次数：每分钟120～160次。

过期妊娠超过预期天数：14天。

孕妇洗澡适宜水温：42～43℃。

孕妇每周增加体重正常值：应少于0.5千克。

孕期体重增加总值：不宜超过15～20千克。

★帮忙穿衣系鞋带

有些孕妇装，特别是孕妇裙都是在背后有个拉链。行动越来越"笨"的孕妈咪想要自己拉好拉链还是挺吃力的，系鞋带也同样有难度。

有眼力的准爸爸这时如能主动上前帮妻子的忙，一定会让她心情大靓。关键是要主动，别总是等着妻子要求你做这做那。

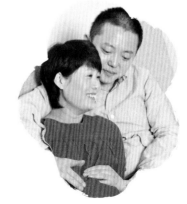

在张映心目中，丈夫赵智敏是自己和宝宝最坚强的靠山。

图解怀孕圣经

第二十8章 听到妈妈的召唤
——怀孕第27周

进入孕27周了，孕妈妈是不是有点儿迫不可待了。不要着急，继续调理饮食、预防疾病、坚持胎教吧，可爱的胎宝宝都将因为你的这些努力而受益。

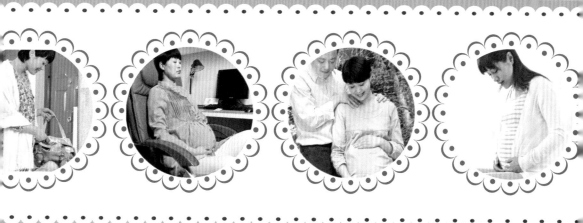

一、本周怀孕历程

> 宝宝这时候眼睛已经可以睁开和闭合了，同时有了睡眠周期。

★胎儿发育情况

胎儿大脑活动在 27 周时是非常活跃的。大脑皮质表面开始出现特有的沟回，脑组织快速地增长。因此，有研究人员认为 27 周的胎儿开始会做梦了，但是还没有人能够说出宝宝到底做的是什么梦，除此外，宝宝开始可以分辨孕妈妈和准爸爸的声音，不过听起来蒙蒙的，因为他的耳朵被胎脂包围着。

此时宝宝的模样与出生时很相似了，只不过更瘦更小。宝宝的肺、肝以及免疫系统仍需要进一步发展成熟。假如这时出生，宝宝仍有很大几率存活。

★孕妇身体状况

此时孕妈妈可以感觉到宝宝运动的次数更多了，有的活动是因为宝宝在打嗝，这让孕妈妈觉得胎动增多了。孕妈妈都很关心宝宝的胎动次数是否正常，此阶段只需大概对比即可。假如觉得宝宝活动次数比平常少，请与医师联系讨论。

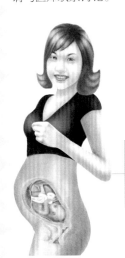

1 子宫的顶部大约在肚脐以上7厘米的地方。

2 子宫底的高度达到27厘米。

二、本周营养指南

> 在紧张繁忙的工作中，吃着每日千篇一律的工作餐，职场孕妈妈如何才能吃得更健康？

★慎吃油炸食物

工作餐中的油炸类食物，在制作过程中使用的食用油难免不是已经用过若干次的回锅油。这种反复沸腾过的油中有很多有害物质，孕妈妈最好不要食用工作餐里的油炸食物。

★拒绝味重食物

工作餐里的菜往往不是咸了就是淡了。孕妈妈应少吃太咸的食物，以防止体内水钠潴留，引起血压上升或双足水肿。其他辛辣、调味重的食物也应该明智地拒绝。

★饭前吃个水果

为了弥补吃新鲜蔬菜不足，孕妈妈在午饭前 30 分钟吃个水果，以补充维生素。

★慎重挑选饮料

孕妈妈别忘了慎重选择饮料。健康饮料包括矿泉水和纯果汁，而含咖啡因或酒精的饮料则对孕期不利。

★换个吃饭地点

如果公司的餐厅又吵又乱，影响了孕妈妈的食欲，不妨将午餐带到办公室。吃的过

爱心小贴士

重质不重量

孕期应挑最有营养的食物吃，将营养缺乏的可能性降到最低。对不同人来说，能够减轻妊娠反应的食物是不同的。各位孕妈妈要善于在工作餐中发现这样的食物。

程中放点轻松的音乐，尽可能创造一个舒适的进餐环境。

三、本周注意事项

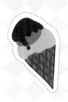

> 一面怀孕，一面工作已成为大部分成熟女性的一段难忘经历，其中自然有很多细节需要注意。

★汲取多元化的育儿经验

胎儿在子宫内生长发育迟缓，以致小于同等孕龄的胎儿，叫胎儿宫内发育迟缓。除孕妇营养不良导致外，胎盘形成异常，子宫、胎盘血流减少，脐带过长、过细，也可导致胎儿宫内发育迟缓。

预防胎儿宫内发育迟缓应从怀孕早期做起，避免感冒等传染病，避免接触毒物和放射性物质。妊娠期要加强营养，有内科疾病应在治疗的同时增加卧床休息的时间，以增加胎盘血流量。

★保证所在的座位有充分光照

孕妈妈在怀孕 7 个月以后，腹中胎儿进入快速生长期，从母体汲取的钙质和其他营养越来越多。如果母体的供给跟不上，孕妈妈们很容易出现牙齿松动、指甲变薄变软、梦中盗汗及小腿抽筋现象。一般人都认为，补钙只要摄入高质量的游离钙即可，殊不知，维生素 D 及维生素 E 也是钙质吸收的重要条件。一旦缺乏，摄入人体的钙质将有 90% 随尿排出。保证充足的光照是自身产生维生素 D 的重要条件。注意，这种光必须是天然的"补钙剂"——阳光。所以万一孕妈妈所在的办公室处于背阴面，最好要求调换到向阳面的办公室里去，再不行，要注意每天午休时走到阳台或广场上去，进行不少于 1 小时的"日光浴"。

★上班孕妈妈要懂休息

朝九晚五的上班族孕妈妈，在休假之前，一定要懂得安排好自己在白天的休息时间。每天在上、下午的时候都安排工作过程中的短暂休息时间，使用电脑的孕妈妈，工作一段时间后就要趴在桌子上休息一下，或者放松地坐着闭目休息，有时要到办公楼外走一走，活动一下。

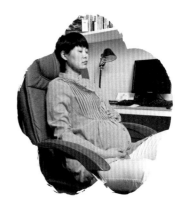

张映在工作时，每隔一段时间就会闭目休息一下。

四、本周胎教课堂

> 只要有帮助宝宝健康成长的可能，且不会带来负面影响的方法，相信都是值得准爸妈花点儿功夫去尝试的。

★听说过胎儿大学吗

在娘肚里的胎儿能上学吗？这话听起来挺新鲜，甚至觉得可笑，但是胎儿上"大学"在国外已有 20 余年的历史了。

美国加利福尼亚州有一所胎儿大学。担任教师的有产科医生、心理学家和家庭教育学家，入学的新生是妊娠 5 个月的胎儿。大学的课程主要是语言和音乐。

大学里按时上课，按时休息。经过全程序的一段时间学习，胎儿出生时已懂得大约 15 个词汇和其中的含意，并能对这些词汇作出反应。这些受过胎儿教育的学生一出世，便可获得一张文凭和一顶学士帽。

目前我国的一些大城市里也出现了一些

胎儿大学，这种新鲜的教育方式正越来越被人们接受。胎教的作用，已被越来越多的人所认可。

★英语胎教进行式

从怀孕后7个月开始至胎儿出生之前的这段时期，是孕妈妈进行英语胎教的黄金时间哟！

孕妈妈可以讲一些很简单的英语，例如："This is Mommy"、"It's a nice day"、"Let's go to the park"、"That is a cat"，将自己看见、听见的事情，以简单的英语对胎儿说话。如果已经知道胎儿的性别，或者已经替即将出生的宝宝取好了名字的话，孕妈妈就更可以常常呼唤胎儿的名字啦！

★其他语言刺激同样可行

有的孕妈妈觉得自己的英文能力有限、发音不够标准，或者觉得在"非英语为母语"的环境中实行英语胎教有一定困难，那么就不要勉强进行英语胎教。除了英语，孕妈妈用本土语言（比如上海话、广东话）和胎儿说话，也可收到异曲同工之效。因为胎教的作用，就是让胎儿尽早对身边的声音有所认识。

孕妈妈若是怀孕时进行英语胎教，那么，在宝宝出生之后，仍要持续与宝宝进行英文沟通，不然，宝宝对英文的熟悉程度便会日久生疏。

五、本周准爸爸必读

怀胎十个月准妈妈很不容易，准爸爸绝不能袖手旁观，应该尽心尽力地呵护妻子，与她共同走过十月怀胎的历程，顺利孕育出一个健康的孩子。

★日常事项中帮助妻子

随着孕妈妈身体越来越笨重，有些家务工作对她而言可能已经不胜任，甚至是危险的。准爸爸要随时注意帮忙，比如帮妻子放

物品到高架上、洗马桶和卫生间等。这些小小的动作能够带来很大的效果哦。

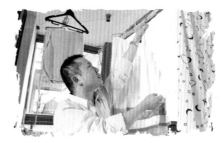

准爸爸要学会帮妻子做点儿家务事。

★帮助妻子进行乳房保健

到了怀孕中晚期，孕妇的乳腺组织开始发达，乳房日渐增大。这时，应该开始对乳房进行保健，以促进乳房的血液循环和乳腺组织发育，同时纠正凹陷或扁平的乳头，为日后顺利母乳喂养做准备。每次洗澡前，准爸爸先给妻子的乳房上涂些润肤膏，然后轻柔地按摩。如果乳头扁平或凹陷，准爸爸用手指轻轻向外牵扯或向内推挤。特别提醒的是，如果妻子曾有早产或习惯性流产史，准爸爸不能采用以上的方法矫正乳房。

★了解孕中期妻子的期望

孕中期胎儿生长发育迅速，孕妈妈也度过了早孕反应阶段，对各种营养物质的需求也大大增加，可能会特别喜欢吃某些丈夫根本就不喜欢甚至厌恶的食物。孕妇从内心希望自己的丈夫能学习、了解有关营养方面的基本知识，帮忙纠正偏食的不良习惯，合理安排好一日三餐，也可借此机会提高自己的厨艺。

怀孕中期的孕妇身体开始显得笨拙，不能再像以往那样操持家务，为丈夫洗衣做饭。此时，孕妇希望丈夫能够照顾好自己，同时学习料理家务，为将来共同照顾孩子做好准备。

怀孕中期的家庭保健监护既是监护胎儿发育、健康状况的手段，又是三口之家共同活动的时候。孕妇希望丈夫能关注这件事，帮助数胎动、听胎心、量体重；当孕妇大腹便便时，不要忘记提醒妻子坚持不怠。

图解怀孕圣经

第二十九章

做个好梦吧，小宝贝

——怀孕第28周

胎儿的双腿强而有力，准妈妈可以感受到相当强烈的胎动反应。胎儿的听觉在此阶段已经发展完成，对许多声音开始有所反应，也开始有意识存在。

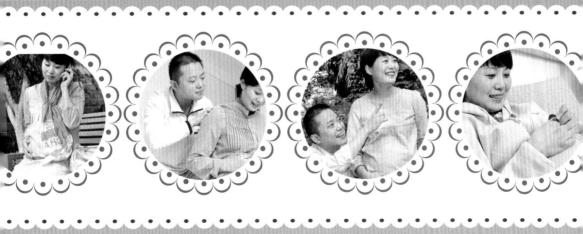

一、本周怀孕历程

这时的宝宝几乎占满了整个子宫。越是临近分娩，孕妈妈是不是越来越感到活动不便、身体不适。

★胎儿发育情况

这时的宝宝几乎占满了整个子宫，随着空间越来越小，胎动也在减弱。胎儿的传音系统已充分发育完成。胎儿吮吸和吞咽的技能有所提高。重要的神经中枢，如呼吸、吞咽、体温调节等中枢已发育完备。肺表面活性物质开始分泌，可进行呼吸，但肺叶还没有发育完成，可如果万一发生早产，胎儿在器械帮助下也可以进行呼吸，出生可存活，但死亡率高。在这个时候，医生会告诉孕妈妈此时胎位是否正确，当然，宝宝还有两个月时间调整位置，不必过于担心。

★孕妇身体状况

28周时孕妇会偶尔觉得肚子一阵阵发硬发紧，这是假宫缩，不必紧张。宝宝在每次胎动过程中都会在妈妈的肚子中闹得翻天覆地，有时候宝宝还会让自己翻一个身。孕妈妈的肚子看上去凹凸不平，很有意思是吗？好好享受吧！越是临近分娩，就会越来越感到活动不便、身体不适。

二、本周营养指南

现在市场上有各种专门为孕妈妈们准备的"孕妇奶粉"，但我们不建议喝孕妇奶粉，应均衡饮食。

★美"栗"食物

栗子，具有"干果之王"的美称，它不仅含有较多的淀粉，而且还含有蛋白质、脂肪、钙、磷、锌以及多种维生素等营养成分，

这些营养成分对孕妇和胎儿都是有很大的好处的。主要的好处体现在：可以健脾补肾，提高抵抗力；可以预防流产、早产；可以缓解孕期胃部不适的症状；可以帮助孕妈妈消除水肿，缓和情绪，缓解疲劳；还可以预防妊娠纹的出现；可以促进宝宝的发育，特别是促进宝宝神经系统的发育。事实上栗子除了这些功效以外，还具有很高的药用价值，具有健脾养胃、益气、补肾、活血止血的作用。

★宝宝口味源自母亲

个人口味也是在母胎中培养出来，妈妈爱吃垃圾食物，孩子也会爱吃。为孩子长远的健康着想，孕妇要小心饮食。孕妇需要两个人的营养量，常进食大量高糖高脂的垃圾食物，胎儿就会有样学样，染上这种饮食习惯，日后变成痴肥儿童。

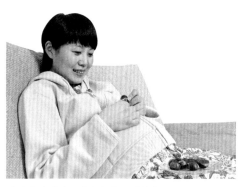

栗子是典型的让孕妈妈美丽的食物。

爱心小贴士

食用栗子注意

栗子虽然好吃，但是一次不宜多吃，否则会引起腹胀；在吃的时候，要细嚼慢咽，才能起到作用。

1 保存栗子的时候，要放在干燥通风的地方，注意防止霉变。

2 变质、发霉的栗子不要吃，会引起中毒。

3 患有糖尿病的孕妈妈不要吃得太多，以免影响血糖的稳定。

三、本周注意事项

> 怀孕妇女最容易生病，有时甚至是一些小病都会令她们痛苦不堪。保健专家建议，孕妇一旦发现自己生病，无论严重与否都要到医院进行诊治，千万不要按照平时的方式去随便吃药。

★警惕孕期肠胃疾病

怀孕妇女很容易腹痛、腹泻。怀孕时，孕妇饮食量增大，易引起消化不良，这通常不需药物处理，只要在饮食上调节就可以了，比如说少量多餐。但如果是出现胃胀气、肠痉挛、细菌性痢疾等就得立刻到医院诊治，久拖不治会造成腹膜炎等疾病。

★应对妊娠瘙痒症

有少数妇女会在怀孕后期出现瘙痒症状，但没有明显的皮肤变化，这可能与体内的胆汁郁积有关，可抽血做肝功能检查。另一些则与怀孕之前就存在的湿疹或荨麻疹有关，但若是身体其他部位也有特别的皮疹出现，这个时候最好喝点绿豆汤，既降火气，又减缓过敏的症状。同时可以擦一点湿疹膏、维肤膏等，并应请皮肤专科医师作出诊断。

★孕妇也易发生脑血管疾病

胎盘不单纯是胎儿从母亲得到血液及营养物质的来源，它还有内分泌腺的功能，可以分泌某些激素，这些胎盘激素可以使其他内分泌腺在结构及功能上有所改变。结果使雌激素及血管舒缓素增加，这就造成血管异常扩张，易导致脑出血。再加上电解质平衡紊乱以及血管通透性增加等因素的影响，使脑出血的危险增加。

另外，在妊娠及生产过程中，由于腹腔压力增加，继而使颅腔内压力增加。此时如果原来存在着没有症状的微小颅内血管畸形，就可以产生脑出血或蛛网膜下腔出血。

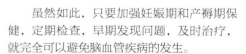

爱心小贴士

假如宝宝提前出世

记下宝宝规律的胎动，同时可以选择分娩的医院，备好订车电话，以防宝宝提前出世。

虽然如此，只要加强妊娠期和产褥期保健，定期检查，早期发现问题，及时治疗，就完全可以避免脑血管疾病的发生。

四、本周胎教课堂

> 胎教应该遵循胎儿发育规律，每天有规律进行，而且要在有胎动的时候做。

★胎教≠对胎儿进行教育

很多人以为胎教就是对胎儿进行教育。这是不正确的。因为胎儿在母亲腹中还不具备学习的能力。胎教其实是指人们用各种方法，刺激帮助胎儿身体脑皮层细胞的生长，因为脑细胞在胎儿期完全形成，在其后的一生中，脑细胞只会减少死亡，再也不会增多。

胎教的前提是胎儿能感应到外界的环境因素，胎儿从何时才能对外界因素作出反应呢，这就要简单了解一下胎儿的成长过程。

怀孕7个月后，胎儿具有视物的能力。

怀孕7个月后，胎儿对外面的声音会表现出喜欢或讨厌。

怀孕8个月时，胎儿能听出音调的高低及强弱。

怀孕8个月时，胎儿的味觉系统已很发达。

怀孕8个月时，子宫收缩或受到外界压迫，胎儿会猛踢子宫壁进行抵抗。

怀孕8个月后，胎儿开始感受到母亲的情绪。

★胎教应该循序渐进

一般强调在怀孕6个月以前主要注意营

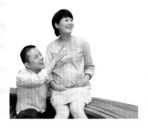

在妻子张映怀孕期间，赵智敏会带她到大自然中享受美景。

养，6个月后强调环境促进。营养要注意荤素搭配、粗细搭配。环境要注意音乐刺激、语言刺激、抚摸刺激、光照刺激全面发展。

正规的胎教程序是，孕妇起床后对孩子抚摸、说话，每次 5 ~ 10 分钟。接下来听听音乐，放松心情，进食富有营养的早餐，营养是胎教的重要组成部分。不要忘记，胎教需要父母共同参与。还需用手电光刺激胎儿视觉，每天 1 ~ 2 次，每次 1 分钟。光照的时候应该有一个舒缓的背景音乐。

★准妈妈的另类胎教

妊娠中的外出运动能使孕妈咪充分吸入氧气，胎儿是通过脐带来摄取氧气与营养的，如果母亲能充分地吸入氧气，胎儿的大脑就会因为充足的氧气而变得活性化；而且美丽山水会通过准妈妈的身心愉悦传递给胎宝宝，让宝宝一同享受美景。

五、本周准爸爸必读

为未出生的孩子所做的每一件事情，为怀孕的妻子所做的每一分努力都有着多么重大的意义——两个人共同创造的不仅仅是一个孩子，而是一个新家庭。

★设想一些应急措施

准爸爸可以和孕妈妈商量各种突发情况的应付之道，告诉孕妈妈如何避免和对付发生事情时联系不上自己的这种情况。把应急之道以备忘的形式写下来，放在容易找到的地方。

★帮助妻子练习分娩呼吸法

分娩时每位孕妇都要经受产痛的考验，有些孕妇因对产痛过于紧张而造成难产。如果从怀孕中期开始，准爸爸尽量抽时间陪妻子去孕妇学校练习分娩呼吸法和放松法，并在家里一直帮助妻子坚持练习，那么，到了真正分娩时就会在很大程度上帮助妻子减轻产痛，消除紧张和恐惧的心理，顺利地生出孩子。

★尽量陪伴妻子去做产前检查

产前检查非常重要，就好比妻子和胎儿健康状况的"晴雨表"。如果准爸爸能够陪伴妻子去，不仅会使妻子觉得心里温暖，还会感到踏实。无论从身体上还是心理上，都可以给予妻子莫大的支持。比如，去医院的路上能照顾妻子，在医院做检查时可以代劳很多琐事，免去妻子走来走去之苦。特别是出现一些异常时，有准爸爸的陪伴可使妻子的压力减半，心理放松许多，还可及时了解妻子和胎儿的健康状况，在生活上给予相应呵护。

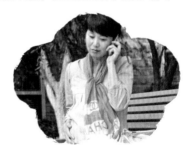

张映随身总是带着手机和联系本，以备在发生紧急情况时联系到能帮助她的人。

爱 心 小 贴 士

帮妻子消除对妊娠不利的想法

准爸爸应让准妈妈多想一些对胎宝宝有益的事，消除那些对胎宝宝不利的想法。尤其是关于胎宝宝性别这方面，更不能造成准妈妈的心理负担。你要自己摆正心态，也要劝家里的老人摆正心态，不要给准妈妈造成心理压力。

图解怀孕圣经

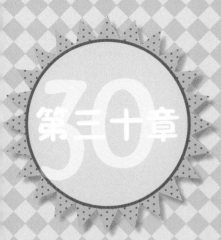

第三十章 无法安宁的"小·捣乱"
——怀孕第29周

胎宝宝现在容易乱动，尤其喜欢活动手臂和腿脚，也许他的生物钟和孕妈妈不一样，这对孕妈妈来说意味着许多夜晚将在不眠中度过。他在子宫里占的地方越来越大，压迫你的膀胱，孕妈妈可能一两个小时就想上一次厕所。不要试图通过白天少喝水来防止晚上起夜，因为孕妈妈还需要大量的水。

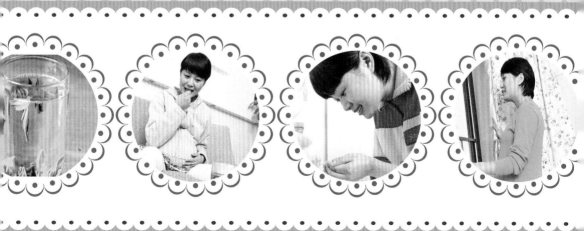

一、本周怀孕历程

> 这时候宝宝的听觉系统发育完成，如果在这时候给宝宝放些音乐，宝宝会对不同的音乐作出不同的反应。

★胎儿发育情况

宝宝这时大脑发育迅速，头也在增大，听觉系统也发育完成，宝宝此时对外界刺激反应也更为明显。在某种程度上宝宝甚至可以调节自己的体温了。骨髓现在成为血红细胞的生产者。宝宝每天大约排出 0.5 升尿液到羊水里。

★孕妇身体状况

怀孕 8 个月的母亲，腹部已经相当大了，行动起来也不太方便。随着子宫的增大，肠、胃、膀胱受到轻度压迫，孕妇常感到胃口不适，有尿频的感觉。孕妈妈的内脏被增大的子宫挤压，同时由于宝宝体积的增大，孕妈妈可以注意到宝宝更细微的动作。便秘、背部不适、腿肿及呼吸的状况可能会恶化。正确的姿势、良好的营养及适当的锻炼和休息将会改善这些问题。

二、本周营养指南

> 生一个健康聪明的小宝宝，是每个孕妇的最大心愿。科学地选择食物不仅有利于母体健康，而且更有益于胎儿发育，孕妈妈一定乐于认识和选择这些食物。

★最佳饮料——绿茶

绿茶是微量元素的"富矿"，对胎儿发育作用突出的锌元素就是其中一种。据测定在食谱相同的情况下，常饮绿茶的孕妇比不饮者每天多摄取锌达 14 毫克之多。此外，绿茶含铁元素也不少，故常饮绿茶可防贫血。

传统的观点却是孕期不宜饮茶，主要原因是茶叶中的鞣酸可干扰食物中锌、铁等元素的吸收。但有一个两全其美的办法，那就是把握好饮茶的时机。一般说来，孕妈妈在进餐后 30 ~ 60 分钟，食物中的铁质已基本吸收完毕，此时再饮茶便无干扰铁质吸收之弊而尽收补锌之利了。

★最佳零食——瓜子

孕妇在正餐之外，吃一点零食可拓宽养分的供给渠道。建议嗑一点瓜子，诸如葵花子、西瓜子、南瓜子等均有其"一技之长"。如葵花子富含维生素 E。西瓜子亚油酸多，而亚油酸可转化成"脑黄金"（即 DHA），能促进胎儿大脑发育。南瓜子的优势则在于营养全面，蛋白质、脂肪、糖类、钙、铁、磷、胡萝卜素、维生素 B_1、维生素 B_2、烟酸等应有尽有，而且养分比例平衡，有利于人体的吸收与利用。

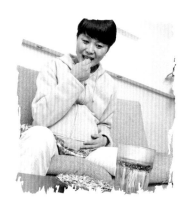

瓜子是孕妈妈的最佳零食。

孕妇宜与忌

建议多吃鸭血

孕妇多吃些有动物血的菜肴，可以防治缺铁性贫血，但食用动物血无论烧、煮一定要烧透。与鸡血、猪血比较起来，鸭血更嫩一些，而且异味也相对要小，因此建议孕妇多吃鸭血。

三、本周注意事项

> 爱美的女性怀孕后要注意了，一些美容项目可能会影响你肚子里宝宝的健康。

★孕期祛斑不佳

在孕期孕妇脸上会出现色斑加深的现象，是正常的生理现象而非病理现象。孕期祛斑不但效果不好，还由于很多祛斑霜都含有铅、汞等化学物以及某些激素，长期使用会影响胎儿发育，有发生畸胎的可能。

★脱毛影响胎儿

脱毛剂是化学制品，会影响胎儿健康；而电针脱毛不但效果不理想，电流刺激还会伤害胎儿。

★孕妇洗脸，美容有方

洗脸水的最适宜的温度是 34℃ 左右。如果低于 20℃ 对于皮肤的滋养不利，可以引起面部血管收缩，使皮肤苍白，枯萎多皱。如果高于 38℃ 可以引起血管和毛孔张开，使皮肤松弛无力，容易出现皱纹，使血管的弹性减弱，导致皮肤淤血、脱脂而干燥。

洗脸要用软水，而不能用硬水。软水是指河水、溪水、雨水、雪水、自来水。硬水是指井水、池塘水。因为地下的硬水富含钙、镁、铁，直接用硬水洗脸，可以使皮肤脱脂，变粗糙，毛孔外露，皱纹增多而加速皮肤衰老。硬水要通过煮沸使之软化后再用。

最好将开水晾至 34℃ 左右洗脸。此水的性质与生物细胞内的水十分接近，不仅容易透过细胞膜，溶解皮脂，开放汗腺管口使废物排出，而且有利于皮肤摄入水分，使面部柔软细腻，富有弹性。

爱心小贴士

控痘产品要慎选

有些孕妈妈在孕期会长痘痘，而抗痘产品中的某些活性成分，在怀孕时要慎选。因此可以在注意清洁的同时选择天然植物类护肤品来保湿。这类产品通常比较清爽透气，不会造成负担。

四、本周胎教课堂

> 在胎儿期，胎儿的大脑会产生记忆，胎教可以加深孩子出生后与父母的感情，有利于培养孩子健全的人格，提高孩子的情商。

★告诉胎儿一天的生活

如早晨起来，先对胎儿说一声"早上好"，告诉他早晨已经到来了。打开窗帘，啊，太阳升起来了，阳光洒满大地，这时可以告诉宝宝："今天是一个晴朗的好天气。"也可以解释每天习以为常的行为，为何洗脸、刷牙，肥皂为什么起泡沫，吹风机为什么能把头发吹干……总之，孕妈妈可以把生活中的一切都对胎儿叙述。通过和胎儿一起感受一天的生活，感受孕妈妈的思考和行动，母子之间的感情纽带会更牢固，并且有助于培养胎儿对母亲的信赖感。

★利用散步和买东西的形式进行社会学习

散步不仅有利于孕妇的身体健康，也可以为进行胎教的母亲提供了解社会、接触更多事物的机会。例如，可以到风景宜人的公园，大自然的勃勃生机和人们快乐的活动会使孕妇心情舒畅。把所见所闻一一描述给胎儿听。看到菜场、超市、花店、证券所，告诉胎儿那里是干什么的。总之，一切有益的东西都可以跟胎儿说，让他感受到世界的多姿多彩，在他小小的大脑里留下些印痕。

剪纸小技巧

孕妈妈可以先勾轮廓，而后细细剪，剪个胖娃娃，"双喜临门"、"喜鹊登梅"、"小放牛"，或孩子的属相，如猪、狗、猴、兔等。

★绘画与剪纸也是胎教

孕妇绘画、剪纸也是胎教的内容之一。

画画、剪纸不仅能提高人的审美能力，产生美的感受，还能通过笔触和线条，释放内心情感，调节心绪平衡。别怕麻烦，别说没时间，别说不会剪不会画，因为问题不在于剪或画的好坏，而在于孕妈妈在进行艺术胎教，在向胎儿传递深深的"爱"，传递"美"的信息。

五、本周准爸爸必读

得知妻子怀孕的准爸爸一般认为，怀孕不过是妻子的肚子越来越大，直到像个企鹅时，他就可以去掉那个"准"了。不过，还有许多准爸爸应该知道的难题。

★妻子皮肤变黑

大多数孕妇在怀孕后皮肤色素加深，乳晕、外阴、大腿内侧都会变黑；有的孕妇面部形成蝴蝶斑。这是由于雌激素和孕激素刺激了垂体黑促素的分泌。丈夫应该学会赞美太太，长了蝴蝶斑的太太有一种欧美风情，告诉妻子你非常喜欢她现在的样子。

★妻子呼吸加重

到孕晚期时，丈夫会觉得妻子说话总是上气不接下气。随着子宫的增大，孕妇胸廓活动相应增加，并以胸式呼吸为主，以保持气体充分交换。她的呼吸次数不变，但每次呼出和吸入的量增加，每分通气量平均增加3升。妻子是为了宝宝的成长加紧工作呢，不要在听妻子讲话时表现出不耐烦。

★妻子体毛变重

人们一般不议论体毛，所以准爸爸们常常惊诧于妻子体毛的变化。准爸爸注意不要对此流露出不满情绪。许多女性在这时非常敏感，尽可能地喜欢这种变化。如果做不到的话，记住它只是暂时性的，是亲爱的宝宝带来的。

★妻子乳房漏奶

许多男人希望看到妻子怀孕期间有丰满的乳房，即使更喜欢它们娇小的模样。一些孕妇只是偶尔沾湿衣服，而另一些孕妇则总在漏奶。不要对妻子露出嫌弃之情。想象如果是自己的身体发生如此戏剧性的变化，也会对此颇感兴趣而不是感到可怕。

★妻子多梦，睡眠不好

到了怀孕晚期，妻子可能会睡眠很少，一夜醒好几次。她反复折腾时会把丈夫弄醒，这时准爸爸可干脆坐起来陪她聊聊天，听会儿音乐。怀孕期间她比较多梦，这些梦总与怀孕、孩子性别有关。不要对她的诉说表现出心不在焉，积极回应她的猜想更有意思。

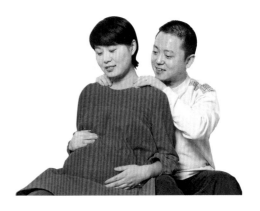

张映怀孕后经常失眠多梦，准爸爸赵智敏早有心理准备，并通过按摩来帮助妻子入眠。

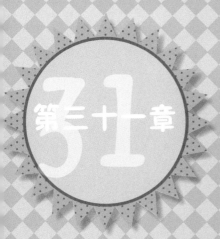

第三十一章 艰难时刻的开始
——怀孕第30周

30周的时候，孕妇会感觉身体渐渐变得沉重，特别懒于活动，这属于正常现象，不必惊慌。

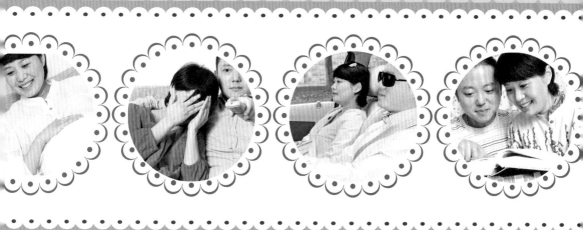

一、本周怀孕历程

> 胎儿的眼睛开闭自如，能够看到房子里的景象了，他还能辨认和跟踪光源呢。

★胎儿发育情况

胎儿的大脑和神经系统已经发达到一定的程度了，皮下脂肪继续增长。这周胎儿大概能够看到子宫中的景象，孩子还能辨认和跟踪光源。但是您可不能期待出生后的宝宝一开始就是个火眼金睛。通常孩子在刚出生的时候只能看到很近距离的东西，逐渐才能看到远处的物体和人。胎儿在子宫中被羊水所包围，随着胎儿的增长，胎动也逐渐地减少。

★孕妇身体状况

30周的时候孕妇会偶尔觉得肚子一阵阵发硬发紧，这是假宫缩，不必紧张。您需要注意的是避免走太远的路，不要站立的时间过长。有时间的话，认真地记录下每一次有规律的胎动。越是临近分娩，您就会越来越感到活动不便，身体不适。

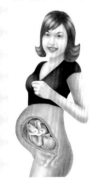

1 子宫变得相当大，抵住肋骨。

2 子宫压迫胃和心脏，出现胃部难受、胸口发闷等症状。

二、本周营养指南

> 看着自己膨隆的大肚子，孕妈妈有些不安起来。孕晚期，怎么吃才科学？ 营养是不是过剩了？

★孕晚期营养要点

孕晚期除正餐外，还要添加零食和夜餐，如牛奶、饼干、核桃仁、水果等食品，夜餐应选择容易消化的食品。

★刺激性食物加重痔疮

在孕晚期，孕妇应避免刺激性食物，如浓茶、咖啡、酒及辛辣调味品等，特别是怀孕7个月以后。这些刺激性食物易导致大便干燥，会出现或加重痔疮。

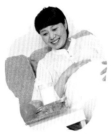

孕晚期多准备点儿零食。

★合理饮食避免巨大儿

在怀孕的最后3个月里，每天的主食需要增加到800克，牛奶也要增加到2瓶，荤菜每顿也可增加到150克。孕晚期无须大量进补，孕妇的过度肥胖和巨大儿的发生对母子双方健康都不利。孕妇在怀孕期的体重增加12千克为正常，不要超过15千克，否则体重超标极易引起妊娠期糖尿病。临床显示，妊娠期糖尿病患者在分娩后40%的人还会患有糖尿病。新生婴儿的重量也非越重越好，3～3.5千克为最标准的体重。2.5千克是及格体重，从医学角度看，超过4千克属于巨大儿，巨大儿产后对营养的需求量大，但自身摄入能力有限，所以更容易生病；此外，巨大儿母亲产道损伤、产后出血概率也比较高。

★不宜饮糯米甜酒

糯米甜酒含酒精的浓度虽不如烈性酒高，但即使是微量酒精，也可以毫无阻挡地通过胎盘进入胎儿体内，使胎儿大脑细胞的分裂受到阻碍，导致其发育不全，并可造成中枢神经系统发育障碍，而形成智力低下和造成胎儿的某些器官畸形，如小头、小眼、下巴短，甚至可发生心脏和四肢畸形。

孕妇宜与忌

孕晚期仍须摄入充足的维生素

孕晚期需要充足的水溶性维生素，尤其是B族维生素。如果缺乏，则容易引起呕吐、倦怠，并在分娩时子宫收缩乏力，导致产程延长。

三、本周注意事项

特殊状况的孕妇需要特殊的保健，下面就以下几种特殊情况进行介绍。

★高龄初产妇怎样加强孕期保健

35岁以上的孕妇首次分娩，称为高龄初产。高龄初产妇较非高龄者的难产率高。因此高龄初产妇应该比一般孕妇更需加强孕期保健，做好产前检查；一般孕龄妇女，要求在怀孕27周前每月检查一次；28～35周时，每半个月检查一次；36周以后，每周一次。高龄初产妇则应缩短检查间隔时间，并要特别注意血压和尿的检查，以便及时发现异常。整个孕期应比一般孕妇更为谨慎，从衣食住行等方面加强保健。在饮食上，既要保证充足的营养供应，又不要吃得过多，并要适当进行体力活动，防止胎儿长得过大，不利于正常分娩。

★肥胖孕妇需要特殊保健

肥胖孕妇是指体重超过标准体重20％的显著肥胖孕妇，而不是一般的偏胖或稍胖者。临床统计资料表明，这类孕妇的产科并发症明显增多。妊娠毒血症、分娩时宫缩无力和流血过多，孕期合并糖尿病、静脉炎、贫血、肾炎，以及巨大胎儿和围产期胎儿死亡率均比一般孕妇显著增高。因此，肥胖孕妇必须认真加强孕期自我保健。

★瘦弱孕妇需要特殊保健

瘦弱孕妇是指明显瘦弱的孕妇。这类孕妇发生贫血、低钙和营养不良的倾向明显增加，而对胎儿的危害更为严重，流产、早产、胎儿发育不良乃至畸形者，均多于正常孕妇。因此，瘦弱孕妇自怀孕前就应该对自己的健康状况进行一次全面、系统的检查，如瘦弱由疾病引起，必须认真治疗，治愈后方可怀孕。

爱心小贴士

消除疲倦妙法

孕妈妈常发生脚部抽筋或水肿，所以，当孕妇做家事而站立一段时间后，一定要适度休息。至于休息方式，则要尽量把双脚抬高。例如，坐着休息时，可以拿张椅子，将双脚平放在椅子上，这样疲倦感就可以慢慢消失了。

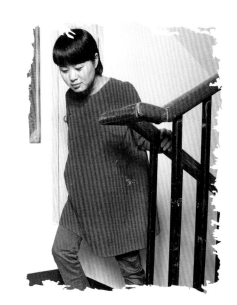

爬楼梯对孕妈妈张映来说，已经成了一件很痛苦的事。

★矮小孕妇需要特殊保健

矮小孕妇这里是指身高不足 150 厘米、身材明显矮小的孕妇。据调查，这类孕妇由于骨盆比较狭小，难产的发生率比一般孕妇要高。因此，矮小孕妇的保健重点是预防难产。首先，孕期增加营养不要过多，以免胎儿长得相对过大，会增加难产的可能性。其次，应坚持适宜的锻炼，以增强腹肌和其他与分娩有关肌肉的力量。第三，加强产前检查，认真进行骨盆和胎儿大小的测量，判断胎儿能否顺利娩出，如需剖宫产或其他助产方法，应提前 1 周左右入院待产。

★孕晚期不宜长时间坐车

孕晚期，孕妇生理变化很大，对环境的适应能力也降低，长时间坐车会给孕妇带来诸多不便。

长时间坐车，车里的汽油味会使孕妇感到恶心、呕吐，食欲降低。

长时间颠簸使孕妇休息不好、睡眠少、精神烦躁。

疲劳也影响食欲。

长时间坐车，下肢静脉血液回流减少会引起或加重下肢水肿，行动更加不便。

乘车人多一般较拥挤，晚期妊娠腹部膨隆，容易受到挤压或颠簸而致流产、早产，万一在车上发生流产、早产等意外，将会给孕妇及胎儿带来生命危险。

车内空气污浊，各种致病菌较多，增加了孕妇感染疾病的几率。

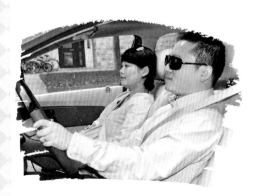

孕晚期不宜长时间坐车。

因此，孕妇在妊娠晚期应尽量避免长时间坐车。

爱心小贴士

慎用西瓜霜润喉片

西瓜霜润喉片具有清热、解暑、生津、润喉等功能，对咽部干燥、肿痛且伴有声音嘶哑的咽喉疾患疗效较好。此外，还可用于防治口舌生疮、急性扁桃体炎、口腔溃疡、口腔炎、牙龈肿痛等病。

需要注意的是，西瓜霜润喉片中含西瓜霜、冰片等孕妇慎服的成分，为保险起见，不主张孕妇，特别是有流产史、孕早期的妇女使用。

此外，金嗓子喉宝、复方草珊瑚含片、健民咽喉片等药物中也含有冰片，孕妇在使用时也应慎重。

四、本周胎教课堂

有些孕妈妈做过一段时间胎教之后，就没有耐性了，热情降低，或半途而废，这样，胎教自然不会成功。胎教要持之以恒。

★让宝宝熟悉父母

孕妈妈还在给胎儿讲故事或听音乐吗？觉得他是不是有所反应呢？这时他应该已经非常熟悉孕妈妈的声音了。孕妈妈也可以让丈夫抚摸着自己的肚子，和胎儿说说话，让未来的宝宝也熟悉一下准爸爸的声音。

★宝宝的营养胎教

孕晚期胎儿的营养需求达到了最高峰，孕妈妈需要摄入大量的蛋白质、维生素 C、叶酸、B 族维生素、铁质和钙质，每天大约需要 200 毫克的钙用于胎儿的骨骼发育。这时胎儿的骨骼、肌肉和肺部发育正日趋成熟。

抚摸胎教

抚摸时要注意胎儿的反应，如果胎儿是轻轻地蠕动，说明可以继续进行；如胎儿用力蹬腿强烈反应，说明抚摸得不舒服，胎儿不高兴，就要停下来。抚摸顺序由胎头部开始，然后沿背部到臀部至肢体，要轻柔有序，请记录下胎儿的反应情况。

★ 避免恐怖镜头

电影电视剧小说往往故弄玄虚，弄些稀奇古怪的幻想，虽然明知是演戏，但是恐怖凶惨的镜头，看后往往时常留在脑海里，甚至因为深刻的印象而入不了梦。女性想象力丰富，特别在孕期，往往把幻境与事实混淆，自己吓唬自己。这种恐怖的景象对胎儿有很大的不良影响。怀孕期间最好避免这类东西。平常生活中已经有了不少扰乱情绪的事务，何必再增加不必要的烦恼呢？若自己无聊找这些消遣，实犯了胎教之大忌。

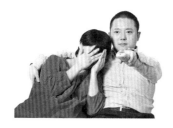

当和妻子一起看电视时，每当遇到恐怖镜头，丈夫赵智敏就会及时换台。

五、本周准爸爸必读

在孕期过程中，孕妈妈可能由于生理和心情上的变化，一些生活上的细节并不能注意到，或者不能坚持做的，这便需要准爸爸时时提醒，时时鼓励。

★ 提升妻子艺术修养

丈夫应主动为妻子每日播放几次音乐，可以用组合音响或录音机放音乐，也可将耳机放在妻子腹部，每次 15 ~ 30 分钟。除了音乐外，丈夫还可陪妻子作画、看画、观赏摄影、画展、养花、养鱼、观看艺术表演，以提高艺术修养。

★ 鼓励妻子进行"专业"学习

丈夫应鼓励妻子加强"专业"学习，培养妻子多方面的兴趣。妻子妊娠以后，难免有惰性心理，而丈夫的责任就是要千方百计地把这种惰性心理加以转化，特别是在妊娠后期还可与胎儿一起学习，如看儿童读物，读读外语等。

★ 给宝宝取个名字

准爸爸可以和妻子一起为宝宝取个好名字，给宝宝取名字是父母给宝宝的第一份珍贵礼物，可以多取几个，再和长辈讨论哪一个更适合宝宝。

给宝宝取名时，要注意字义。父母必须先了解自己所选字的意义，因为有些字并不常见，或者换了偏旁部首，意义就不一样了，所以最好在取名字前，查阅《辞海》、《辞源》确定字义，并且注意音韵。好的名字悦耳，不佳的名字会影响形象；好名字不仅会令人印象深刻，自己也感觉好。

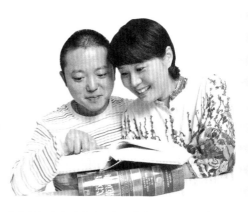

赵智敏把和妻子张映一起给未来的宝宝取名字，当做一件非常重要的事。

别让孕妈妈发怒

怒是由强烈的刺激引起的一种紧张情绪。准爸爸要尽量避免让孕妈妈受到这种强烈的刺激，引导孕妈妈学会自我放松和自我平衡。同时，准爸爸要多动脑筋，丰富妻子的业余生活。

★ 孕晚期爱妻守则

孕妈妈已经进入孕晚期了，腹部迅速增大，会感到很容易疲劳，有的孕妈妈还会出现脚肿、腿肿、静脉曲张等状况，很不舒服。准爸爸在孕晚期3个月里应该更加体贴妻子。

陪同妻子参加产前培训课程，了解有关分娩的正确知识。

与妻子商量决定分娩的医院。

多与妻子谈心，交流彼此的感受，帮妻子克服心理上的恐慌和无助。

帮妻子按摩，揉揉后背、肩，按摩腿和脚，减轻她的不适。

★ 别让妻子感冒

孕妈妈是最害怕感冒的人群之一，准爸爸要预防孕妈妈感冒，应从家庭做起。在妊娠期间，家庭中的每位成员都要预防感冒，首先注意居室卫生，多运动锻炼，吃含有丰富营养的食物，增强抵抗力，避免感冒。

有孕妈妈的家庭，如有条件，全家集体打流感疫苗；并且要记着在感冒盛行的季节，家人都要尽量避免去人多的地方。如果家里有人感冒，最好及早与孕妈妈隔离；并采用一些有效的措施进行屋内消毒，如醋熏法、紫外线杀毒法等。

同时还要教导孕妈妈自己作好保健，注重饮食，注意卫生，并保证充足睡眠，保持居室清洁，可经常通风换气，并根据天气变化注意合理的衣着，避免感冒。

如果孕妈妈不慎感冒，一定要带她去医院诊治，切不可让她自己乱服药。

★ 帮妻子提高睡眠质量

一般来说，孕妈妈每天至少应保持8个小时的睡眠，并且要注意睡眠质量，睡得越沉、越香越好。那么，怎样让孕期的睡眠达到一定的时间和深度呢？

应保持室内安静和空气新鲜，卧具要整洁、舒适。

睡前2小时内不要大量吃喝。

不要饮用有刺激性的饮料。

睡前不要做剧烈运动，避免过度兴奋、劳累。

用温水泡泡脚，或冲个热水澡。

先上个厕所，排空膀胱。

如果妻子辗转难眠，你却独自入睡，她会很伤心的。孕育宝宝就应做到"有难同当"，你可以陪她聊聊天；或者为她做一些按摩：用双手食指推抹其前额30次左右，或用拇指推擦太阳穴。试一试，这些方法都可以帮她解除失眠的烦恼。另外，还可以让她与其他准妈妈和有经验的妈妈多交流，学习一些经验。这样可以让她更自信，摆脱烦恼，从而保证睡眠，促进健康。

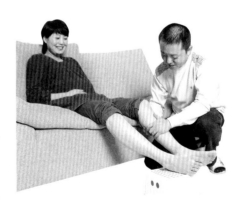

张映每天晚上泡过脚后，丈夫赵智敏都要为她做按摩，以帮助妻子入眠。

第三十二章 难以施展的拳脚
——怀孕第31周

　　31周的时候，孕妈妈只要感到宝宝在腹中偶尔的活动，就说明他很好。因为，胎儿双腿已蜷缩到胸部，这里已经没有空间让它们伸直了。

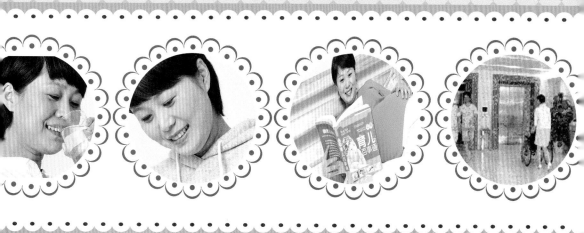

一、本周怀孕历程

> 宝宝身体和四肢继续长大，直到和头部的比例相当。他已经开始学习尿尿了。

★胎儿发育情况

宝宝这时候各个器官继续发育完善，肺和胃肠接近成熟，可以有呼吸能力和分泌消化液。胎儿喝进去的羊水，经过膀胱排泄在羊水中，这是在为出生后的小便功能进行锻炼。

宝宝每天都吞咽羊水，过多的羊水则表明宝宝可能没有正常的吞咽或有肠胃障碍；羊水不足则说明宝宝没有正常排尿，意味着脾或排尿管有问题。在以后几个星期，宝宝将继续努力增重。

★孕妇身体状况

31周的时候，孕妇会发现胎儿的胎动越来越少了，但是孕妈妈不用担心，只要感到宝宝在腹中偶尔地活动，就说明他很好。原因很简单，胎儿越来越大了，活动的空间在减少，手脚不能自由地伸展了。

随着宝宝越长越大，孕妈妈腹部的空间显得有些紧张，同时肋下觉得酸痛。夜里孕妈妈可能要起来几次以使胎儿回到下腹，减轻肋下的压力。此阶段孕妈妈可能已经注意到乳房分泌有微黄色的乳状液——初乳。初乳在怀孕期间和分娩后几日内出现，比正常母乳厚浊。此时子宫收缩更为平常，每次持续30～60秒或长达2分钟。这是为真正的分娩做好准备。

二、本周营养指南

> 怀孕后的最后3个月胎儿生长发育最快，饮食质量要好，品种要齐全。

★建议三餐三点心

还是建议孕妈妈每天5～6餐，还可以多吃一些有养胃作用、易于消化吸收的粥和汤菜。在做这些粥汤的时候，孕妈妈可以根据自己的口味和具体情况添加配料，或配一些小菜、肉食一起吃；可以熬得稠一些，也可以熬得稀一些。早中晚三餐外，在10点、15点、21点准备一些点心。

★瓜类帮助消除水肿

孕妇足部出现水肿，可能是因为摄食过多盐分或者饮用过多的水，假如休息后水肿仍不消失，孕妇就可选择食疗方法，食些冬瓜、西瓜以及南瓜等帮助消水肿。冬瓜鱼汤、冬瓜蒸菌等菜肴中的冬瓜性寒味甘，水分丰富，有止渴利尿的功效，可以减轻孕妇的下肢水肿。另外，南瓜的营养也很丰富，不但可以促进胎儿的脑细胞发育，还可以防治妊娠水肿。

★每周吃次海带

孕妇在孕晚期应保证每周吃一次海带。

海带富含碘、钙、磷、硒等多种人体必需的微量元素，其中钙含量是牛奶的10倍，含磷量比所有的蔬菜都高。海带还含有丰富的胡萝卜素、维生素 B_1 等，有美发，防治肥胖症、高血压、水肿、动脉硬化等功效，故有"长寿菜"之称。

海带不仅是孕妇最理想的补碘食物，还是促进宝宝大脑发育的好食物。

孕妇宜与忌

鸡丝粥

做法：将母鸡宰杀，用沸水烫过，煺毛及去内脏，用清水洗净，放入沙锅内，倒入适量水，置于文火上熬鸡汁，将鸡汁倒入一个大汤碗内。把粳米淘洗干净，放入锅内，加入鸡汁、撕成丝的鸡胸肉、精盐，锅加盖置于火上，煮至成粥。离火前撒一些油菜或小白菜，营养更佳。

特点：滋补五脏、补益气血。

图解怀孕圣经

最适合孕妇的海带吃法是与肉骨或贝类等清煮做汤，清炒海带肉丝、海带虾仁，或与绿豆、大米熬粥，还有凉拌也是不错的选择。

在用海带煮汤时需注意，海带要后放，不加锅盖，大火煮 5 分钟即可。炒海带前，最好先将洗净的鲜海带用开水焯一遍，这样炒出来的菜才更加脆嫩鲜美。

海带性寒，对于孕妇来说，烹饪时宜加些性热的姜汁、蒜蓉等，而且不宜放太多油。

★少吃鱼腥食物

这段时间内要少吃鱼腥食物，而大量食用菌类、豆腐及粉丝和少量牛肉。原因在于这一时期是胎儿脑神经的突出发育期，鱼腥食物的蛋白质经母体转换之后，容易产生一种微量的毒素，对胎儿脑神经有害。

三、本周注意事项

离小天使的到来越来越近了，孕妈妈在兴奋与幸福之余，仍不能忽视巩固和继续学习孕期的注意事项。

★预防肾盂肾炎

肾盂肾炎是妇女妊娠期最常见的泌尿系统并发症，多发生在妊娠后期。肾盂肾炎发生后，急性期患者可有高热、腰痛、尿急、尿频等症状。如发生在妊娠早期可引发流产，发生在妊娠晚期可引起早产。此病可反复发作，并可引起高血压。孕妇应注意预防肾盂

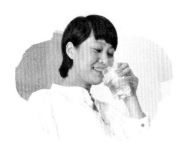

多喝水能预防肾盂肾炎。

肾炎，在妊娠期多喝水，保持大便通畅。如发现有尿急、尿频症状及早彻底治疗。

★学会计算预产期

1 按最后月经

预产期日期为：月份 = 最后月经月份 +9（或 -3） 日期 = 最后月经日期 +7

例如：最后月经日期为 2001 年 5 月 13 日，预产期应是 2002 年 2 月 20 日。

2 按引起妊娠的性交日期

从性交日期算起第 266 天，即分娩之预定日期。

3 按初觉胎动日期

最后一次月经不清楚或月经不顺的人，上面的方法不可靠，就以母体第一次感到胎动的日子加 22 个星期（第一次分娩的产妇），或加 24 个星期（已有分娩经历的产妇）。第一次分娩的产妇一般在 18 个星期后会感到胎动，已有分娩经历的产妇一般在 16 周后会感到胎动，但此法较不可靠。

四、本周胎教课堂

与胎儿对话时，要使自己的精神和全身的肌肉放松，精力集中，呼吸顺畅，排除杂念，心中只想着腹中的宝宝，把宝宝当成一个站在你面前的活生生的孩子，这样才能收到预期的效果。

★今天听音乐了吗

今天给宝宝听音乐了吗？音乐是情感的表达，是心灵的语言。它能使人张开幻想的翅膀，随着优美的旋律翱翔于海阔天空，音乐可唤起胎儿的心灵，打开智慧的天窗。

《欢乐颂》所表现的不是缠绵的情意，而歌颂仁爱、欢乐。自由的伟大理想："欢乐女神圣洁美丽，万丈光芒照大地，我们心中充满热情，来到你的圣殿里。你的力量能使人们消除一切分歧，在你光辉照耀下面，人们团结成兄弟。"这表现出了的一种崇高、

圣洁的美，孕妇除可产生欢乐之情外，还可增添信心和勇气。

★听些摇篮曲

在妊娠晚期，因接近临产，孕妇有些急躁，这时期可多听些摇篮曲、幼儿歌曲，以增加母爱，使孕妇感受到为人之母的幸福。例如，勃拉姆斯的《摇篮曲》："安睡吧！小宝贝，你甜蜜地睡吧！睡在那绣着玫瑰花的被里；愿上帝保佑你，一直睡到天明。"这类歌充满母爱，充满做母亲的自豪感，语言优美，旋律轻柔，是孕妇和胎儿都能接受的。

★阅读相关书籍

书是知识的源泉，是孕妇文化修养的基础，也是胎教必不可少的精神食粮。你可以为孕妇选择一些趣味高雅，使人心境平和，有益于身心健康的书籍。此外也可选择一些有关胎教、新生儿和婴幼儿营养和早期教育的书，以便积累知识，为将来培养孩子之用。

五、本周准爸爸必读

> 到了孕晚期，准爸爸会觉得时间变得漫长，着急要跟宝宝见面，但是，在这段时间里，准爸爸需要做的还有很多。

★把生活的美好传递给宝宝

父亲轻轻地抚摸胎儿，同时与胎儿对话"哦，小宝宝，爸爸来了，起来活动活动吧，对啦，小手在哪里，小脚丫在哪里呢？让爸爸摸一摸。啊，会蹬腿了，再来一个……"最好每次都以相同的词句开头和结尾，这样循环反复，不断强化，效果比较好。可以适当增加对话的次数，可以围绕父母的生活内容，逐渐教给胎儿周围的每一种新鲜事物，把所看到的、所感觉到的东西对胎儿仔细说明，把美好的感觉反复传授给胎儿。

★将胎教进行到底

如果妻子是三分钟热度的人，丈夫就要在胎教过程中发挥重要作用。首先，要鼓励妻子适时地进行胎教，同时激发妻子进行胎教的热情。其次，丈夫要积极参与胎教，每天与妻子一起进行胎教，用自身的信心和持之以恒的精神带动妻子把胎教进行到底。

★定期检查日一起去医院

每到一个月1次定期检查的时间，丈夫最好陪妻子一起去医院，向主治医生陈述妻子的妊娠情况，直接听取必须注意的有关事项，这样对理解妻子会有很大的帮助。同时在妻子接受超声波检查的时候，丈夫要一起进去观察胎儿的样子，以加深即将为人父的真实感。

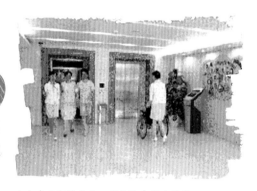

丈夫在定期检查日一定要陪妻子去医院。

爱 心 小 贴 士

孕晚期准爸爸要坚持岗位

现在孕妈妈可是行动很不便，就要靠准爸爸啦，拉拉链、系鞋带、拎物品等，一样都不能少。另外，夫妻还应学习产前准备的知识，比如临产的征兆、产前的物品准备等，以免临盆时手忙脚乱。

图解怀孕圣经

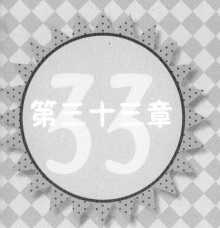

第三十三章 生命在走向完善

——怀孕第32周

进入孕32周时，胎儿皮下脂肪已较前大为增加，皱纹减少，身体开始变得圆润。胎儿的呼吸系统、消化系统发育已近成熟。有的胎儿头部已开始降入骨盆。

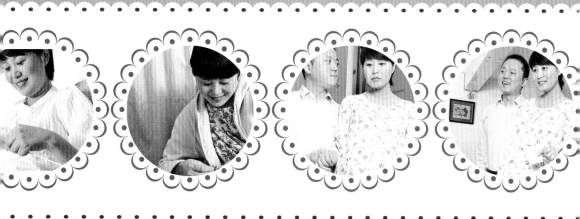

一、本周怀孕历程

这时宝宝的生殖器发育接近成熟，是不是发现他（她）不爱动了呢，别担心，那是因为宝宝长大，活动空间小了。

★胎儿发育情况

在本周宝宝的运动达到高峰。皱纹已从脸上消失，可能长出了茂密的头发。不过宝宝出生后头发的浓密稀疏并不取决于这时候胎儿头发的密疏。如果宝宝是男孩，他的睾丸可能已经从腹腔进入阴囊，但是有的宝宝可能会在出生后当天才进入阴囊；如果是女孩，她的大阴唇明显的隆起，左右紧贴。

★孕妇身体状况

32周时孕妇会发现胎儿的胎动越来越少了，但是不用担心，只要感到宝宝在您腹中偶尔地活动，就说明他很好。原因很简单，胎儿越来越大了，活动的空间在减少，手脚不能自由地伸展了。

由于宫缩的频率有所增加，孕妈妈会想知道分娩到底是怎样的——多数孕妇都有这种想法。到本周为止，孕妈妈的血容量增加了40%～50%，这既可保证供应给宝宝足够的养分，同时也是对分娩时出血的补偿。

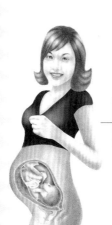

1 子宫已经超过肚脐大约12.5厘米。

2 胸部疼痛和呼吸急促症状加重。

二、本周营养指南

由于胎儿各器官组织迅速增长，尤其是大脑细胞的增长和胎儿体内营养素贮存速度进一步加快，故胎儿对营养需求也较前二个孕期更为重要。

★孕晚期宜食食品

多吃含有丰富胶原蛋白的食品，如猪蹄等，有助于增加皮肤的弹性。

多吃核桃、芝麻和花生等含不饱和脂肪酸丰富的食物，以及鸡肉、鱼肉等易于消化吸收且含丰富蛋白质的食物。

多选用芹菜和莴苣等含有丰富维生素和矿物质的食物。

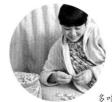

多吃花生对孕妈妈有好处。

★孕晚期饮食禁忌

忌食苋菜等寒凉、对子宫有刺激作用的食物。

不能吃霉变的食物。

慎食大补食品。

★应多喝牛奶豆浆

假如孕妇缺钙的话，可能引起腿部抽筋、肢体麻木等症状，因此孕妇在平时的膳食中可以适量喝些牛奶，对乳糖不耐受的人则可以选择喝酸奶、奶粉、奶酪等。另外，豆浆也是不错的选择。

★选择些水果菜肴

夏天艳阳高照，孕妇还可以选择一些水果菜肴，比如蜂蜜水果粥、香蕉百合银耳汤、水果沙拉等等。比如蜂蜜水果粥，准备好半个苹果、半个梨、少许的枸杞，然后放入粳米煮成的粥里，水滚后熄火，等温热的时候加入一匙蜂蜜。这样的粥含有丰富的膳食纤维，具有清心润肺、消食养胃润燥的作用。

对宝宝视力有帮助的水果

山桑子被称为眼睛的保护神。山桑子能够加速视紫质再生的能力，以促进视觉敏锐度，山桑子中的花青素成分能有效抑制破坏眼部细胞的酵素。除了山桑子之外，也可多吃其他富含花青素的食物如红、紫、紫红、蓝色等颜色的蔬菜、水果或浆果，如红甜菜、红番茄、茄子、黑樱桃皮、巨峰黑葡萄、加州李、油桃。最重要的是吃下深色的部分。因此，不要把深色的部分去掉。

★零食选择干果

干果是一种方便的、美味的零食，可以随身携带，随时满足想吃甜食的欲望。孕妈妈可以选择像杏脯、干樱桃、酸角一类的干果，但是不要吃香蕉干，因为经过加工的香蕉干，脂肪含量很高。

★加餐变着花样吃

在孕晚期，孕妇需要更多的营养，以往一日三餐的饮食习惯不能源源不断地提供营养，加餐是补充营养的好方法。加餐要注意食物的多样化和营养的均衡。一般来说，在早餐和午餐之间或者下午4点钟左右，吃25克左右芝麻糊，能够为孕妈妈提供能量。

孕妈妈还可以将煮鸡蛋、牛肉干、鱼片干、豆腐干、全麦饼干、青稞粉、藕粉都增添到加餐的食谱当中。每顿加餐中，尽量将蛋白类的食物，包括蛋、肉等控制在25克以内，淀粉类的食物也应控制在25克左右，同一类的食物不要重复食用。变着花样地吃最好。每天都换换样儿，既补充营养又不会吃腻。如果孕妈妈想吃甜食，那么水果应该是首选，但是每日吃水果的数量不应该超过500克，不然会摄入过多的糖分，进一步加重机体糖代谢负担。

★适量食用酵母片

酵母片是在制造啤酒过程中，由发酵液中滤取酵母，洗净后加入适量蔗糖，再经干燥粉碎后制成的。

酵母片中的维生素 B_2 可促进胎儿视觉器官的发育，并营养胎儿的皮肤，使其细腻柔嫩，防止皮肤疾患；维生素 B_6 对孕早期的呕吐现象有明显的治疗效果；维生素 B_1 可促进消化液的分泌，增强孕妇的食欲，进而促使胎儿的健康成长。

★黄瓜可防止增重过多

黄瓜含有相当丰富的钾盐、胡萝卜素以及维生素、糖类、钙、磷和铁等矿物质。鲜黄瓜含有抑制糖转化为脂肪的丙氨酸、乙酸等成分，有抑制糖转化为脂肪的作用，故对防止孕期增重过多有益。黄瓜中还含有较多的水溶性维生素和纤维素，能促进胃肠蠕动，加速体内粪便的排泄，并有降低胆固醇的作用。黄瓜富含水分，可以当做水果食用，既补充维生素，防治便秘，又可以减少糖分的摄少，是适宜孕妇食用的果蔬。

孕妇宜与忌

鸡汁玉米羹

材料：玉米羹（鲜玉米用豆浆机打碎）200克，熟鸡肉50克，蛋1个，鸡汤适量，盐、淀粉水、糖各适量。

做法：

1.将蛋打散；熟鸡肉撕碎；玉米羹放入鸡汤中，加适量清水煮熟后加糖和盐调味。

2.用淀粉水勾芡，羹熟后倒入蛋液，轻轻搅动使蛋液凝固成蛋花即可。

特点：玉米含有丰富的钙质和脂肪酸，很适合脾胃虚弱、气血不足的人食用；蛋有良好的养血生精长肌壮体、补益脏腑之效。这两者结合，对孕晚期的孕妈妈有良好的滋补功效。

三、本周注意事项

★警惕胎膜早破

正常情况下，胎膜在临产期破裂，羊水流出，胎儿也在数小时内娩出。如果胎膜在临产之前（即有规律宫缩前）破裂，这就叫胎膜早破。

胎膜早破是妊娠晚期的常见异常，如果被忽视，常常会给孕妇和胎儿造成严重的后果。

首先，细菌可沿着阴道上行进入羊膜腔内感染胎宝宝，使胎宝宝发生缺氧；其次，细菌也可经胎盘进入母体血液循环，引起菌血症、败血症，还会增加产后出血、产褥感染和羊水栓塞的几率，使妈妈生命受到威胁；除此之外，羊水外流致使子宫变小，刺激子宫发生收缩，如果此时尚不足月，就会引发胎宝宝早产，由于器官功能不全，因此生活能力差，对胎宝宝生存很不利；另外，还可造成严重威胁胎宝宝生命的脐带脱垂。

孕妈妈可突然感到有水从阴道内流出，时多时少，连续不断地往外流。如果胎膜破口较小，或破裂的地方较高时，则羊水的流出量少，如果从阴道内往上推动先露时有羊水流出，即可确定是胎膜早破；反之，推动先露部但并不见流液增多，往往可能是尿失禁。

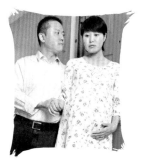

胎膜早破没什么痛苦，很容易被忽视，准爸爸和孕妈妈要提高警惕。

胎膜早破对母子二人都有危险，必须赶快去就医。

胎膜早破在产科中的发生率为2.1%～10.7%，大多发生于家中。由于胎膜早破没有什么痛苦，孕妇往往不予重视，因而常延误了诊治，以致造成悲剧。

★怀孕晚期胎盘的过早脱离

通常情况下，胎盘都是在胎儿娩出后才从子宫壁上剥离，继而在宫缩作用下排出体外。胎盘早期剥离（简称胎盘早剥）则是指妊娠中、晚期，正常位置的胎盘在胎儿娩出前，就部分或全部从子宫壁剥离。它是产科的严重并发症，常常起病急，进展快，来势凶险，若处理不及时时常可危及母子生命。

★胎盘早剥的后果

胎盘早剥能够引起凝血功能障碍，流出来的血液呈血水状，没有凝血块，医学上称为弥漫性血管内凝血（DIC）。DIC常可导致产妇发生难治性大出血，产妇常因此而死亡。由此可见，胎盘早剥是一种后果严重、死亡率高的产科并发症。

★胎盘早剥的预防

胎盘早剥确诊后应及时处理，过长时间的等待、观察，易造成胎盘剥离面不断扩大，胎盘后血肿继续增大，导致子宫卒中，使病情更加严重，更加复杂。所以，早期诊断、及时处理是减少损失，争取较好后果的关键。

胎盘早剥的后果虽然凶险，但还是可以预防的，主要从以下几方面着手。

妊娠晚期禁忌性生活，工作中或生活中注意安全，不要到人员密集、拥挤的公共场所，避免腹部招致碰撞等外伤，导致胎盘早剥。

妊娠期，尤为妊娠晚期应避免长时间仰卧，采取侧卧位休息。

妊娠中、晚期，出现腹痛和阴道出血时，应及时就诊，有胎盘早剥的高危因素者更应及时就诊，千万别贻误就诊时间，以免酿成严重后果。

羊水破出，你该怎么做

妊娠期的任何阶段，羊膜都有可能破裂，不要以为只在分娩的时候羊膜才破裂。羊膜一旦破裂，立刻通知医生。这期间应避免房事，否则会增加子宫和胎儿受感染的几率。

四、本周胎教课堂

这个月的胎宝宝活动有力，听觉功能完善，对外界声音反应灵敏。所以，对话、朗读、音乐、唱歌等胎教显得越来越重要。孕晚期是胎教的巩固时期。此阶段，胎儿各器官、系统发育逐渐成熟，对外界的各种刺激反应更为积极。

★重视孕晚期产前检查

一般来说，孕 32 ～ 36 周，每 2 周去医院检查一次，孕 36 周以后每周检查一次。

产科检查：测血压、体重、宫底高度和腹围，听胎心，查胎位，注意有无水肿，估计胎儿大小，测量骨盆（24 ～ 36 周），预测分娩方式。

辅助检查：复查血常规、尿蛋白、肝功能；腹部超声检查，了解胎儿成熟度及胎位；做胎儿心电图监护。指导孕期卫生营养及自我监护（每天胎动计数）。

住院分娩时应携带病历及保健卡，由医师负责将分娩及产后母婴情况填写完整。

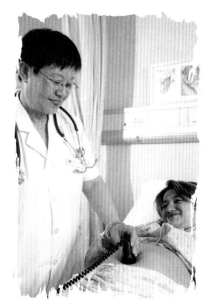
重视孕晚期的产前检查。

★用美妙的联想感染宝宝

联想胎教可以贯穿于所有胎教方法中。母亲在阅读文学作品、欣赏绘画作品时，也可以展开场景的联想和画面意境的联想；母亲在欣赏音乐时，就可以借助乐声，对乐曲所描述的画面展开联想；孕妇在大自然中也可以展开对美景诗情画意的联想。通过联想，孕妇把这些意识的信息传输给胎儿，达到对胎儿影响的作用。

联想胎教要求，孕妇联想的内容一定要是比较美好的，那些不好的千万不要想，因为联想坏的事物不仅起不到胎教的作用，还有可能起到相反的效果。孕妇所听的音乐、所读的作品、所欣赏的画面都要保证是美妙的。只有这样，胎儿才能接收到良好的意识信息，从而促进意识的萌芽和心智的发育。

★编织艺术与胎教

经胎教实践证明，孕期勤于编织的孕妈妈，所生的孩子会比在孕期不喜欢动手动脑的孕妈妈所生的孩子，在日后的教育培养上更"手巧、心灵"一些。

运动医学研究证明，在进行编织时，会牵动肩膀、上臂、小臂、手腕、手指等部位的 30 多个关节和 50 多块肌肉。

这些关节和肌肉的伸屈活动，只有在中枢神经系统的协调配合下才能完成。管理和支配手指活动的神经中枢在大脑皮质上所占面积最大。手指的动作精细、灵敏，可以促进大脑皮质相应部位的功能发展，通过信息传递的方式，以促进胎儿大脑发育和手指的精细

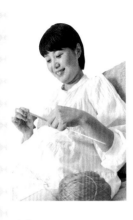

为你的小宝贝提前编织点儿玩具吧。

动作。

编织的物品：

设计图案，给宝宝织毛衣、毛裤、毛袜或线衣、线裤、线袜。

用钩针钩织宝宝生活用品等。

绣花，在家可以做点十字绣，给宝宝绣条方巾也可以。

编织其他美术品，如壁挂（各种娃娃等）等。

五、本周准爸爸必读

妊娠晚期，做妻子的更需要丈夫的支持和关心。这也是做丈夫的义不容辞的责任。

★帮助妻子与朋友相聚

如果妻子恰是那种羞于到公共场所，不愿拜访别人的人，那么准爸爸可以时常邀请几位亲朋近友到家中小聚。热烈的气氛、开心的畅谈，有利于孕妇情绪的调节，也十分有利于胎儿的发育。

★丰富家庭业余生活

和谐乐观的家庭氛围，可使胎儿在这种快乐轻松的胎教环境中获得良好的心灵感受，从而健康地成长。准父亲要创造良好的家庭氛围，丰富家庭业余生活。业余假日，夫妻可以共赏音乐，畅谈感受，或者是一起垂钓河边，郊外踏青，散步谈心，欣赏摄影作品，使孕期生活充满高尚情趣，富有活力。此外还要为孕妇创造一个适宜修养的家居环境。家庭内的环境要整洁，空气新鲜，家具的布置、装饰品的陈设都应符合胎教环境。

★妻子回家分娩要当心

孕妇不宜长途旅行，走远路及登高坡。但是，因考虑到产褥期的照料问题，常常选择回公婆或父母家中分娩。为了孕妈妈和宝宝的安全，准爸爸要帮孕妈妈留意旅途中的问题。

乘飞机：健康孕妇乘飞机无危险。以往有些人认为孕妇乘飞机，胎儿在飞行中可能受到低氧的威胁。研究表明：孕妇在高空时，一氧化碳分压下降25%，并靠加快心率和增加每分钟的呼吸量来补偿；心脏收缩压和舒张压仅有很轻微的增加，胎心率仅出现正常范围内的生理波动；胎动正常。需要注意的是：高空气温、气压的改变，需要消耗较多的热量，所以孕妇上飞机前1到1个半小时之前，可以吃一点热量高的食品。

乘火车：携带好新生儿的包裹用品以备急需。专人护送，乘坐卧铺。上车后立即与乘务员联系，预防在列车运行途中分娩，可以得到及时照料。不要在车厢里来回走动，避免碰撞或者跌跤。睡觉时头部向走道的一边，因为列车是靠车轮在铁轨上进行的，这样可避免头部震动，而且走道一侧空气比较新鲜。

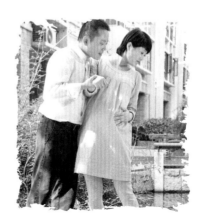

在孕晚期，赵智敏经常陪妻子张映散步谈心。

第3+4章

一切都在期待中
——怀孕第33周

为了减轻对分娩的紧张情绪，准妈妈们可以从现在开始学习一些分娩技巧，这对顺利生产可是很有帮助的。

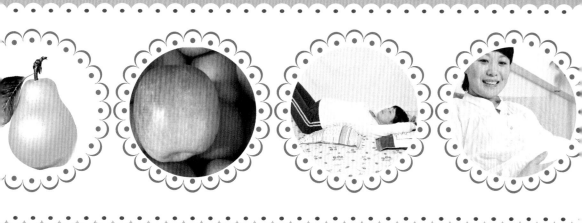

一、本周怀孕历程

在本周，除了头骨，宝宝全身的骨头正变得越来越结实，头骨这种状态更有利于分娩。

★胎儿发育情况

胎儿的呼吸系统和消化系统发育已经接近成熟。这时应当注意头的位置，胎位正常与否直接关系到是否能够正常分娩。

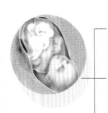

1 胎儿重量达到了2000克。

2 胎儿继续蓄积皮下脂肪，皮肤也不再又红又皱了。

3 胎儿现在头骨很软，每块头骨之间有空隙，这是为在生产时候头都能够顺利通过产道做准备。但是身体其他部位的骨骼已经变得很结实了。

★孕妇身体状况

虽然由于身体的长大，宝宝的活动受到限制，但是孕妈妈已能分辨宝宝的小膝盖、小脚和胳膊肘了。同时孕妈妈也会注意到一些有节奏的轻微的碰撞，那是宝宝在打嗝呢。此时孕妈妈可能会有胎膜早破的情况发生，

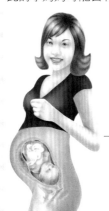

1 体重已经增加了12千克左右。

2 子宫压迫膀胱，造成排尿次数增多。

尤其是睡觉时。不过也有可能是尿液。孕妈妈要仔细分辨，一旦认为是胎膜破裂请立即与医生联系。

33 周的时候，如果是初产妇，这时候宝宝的头部已经降入骨盆，紧紧的压在子宫颈上；而对于经产妇，胎儿入盆的时间会较晚些。

二、本周营养指南

在孕晚期，孕妈妈的营养要求更加严谨了，每天吃几餐，每餐吃什么，都需要特别注意。

★孕晚期一日食谱

在孕晚期，怎样合理地安排每天的饮食呢？这可是很有学问的！这里介绍一种 1 日食谱，孕妈妈可以参考一下(全日用油 25 克)。

早餐：牛奶 250 克，加白糖 10 克；麻酱烧饼 1 个，用标准粉 100 克、芝麻酱 10 克。

早点(上午 10 点左右)：鸡蛋羹，用鸡蛋 1 个。

午餐：米饭，用大米 150 克；肉末雪里红，用瘦猪肉 70 克、雪里红 100 克；素炒油菜薹，用油菜薹 150 克；鱼汤，用鲫鱼 50 克、香菜 10 克。

孕妇宜与忌

茄汁味菜牛柳

材料：牛柳肉 150 克，味菜 200 克，葱段、青红椒、洋葱各 10 克，生抽 5 克，糖 3 克，生粉 8 克，甜茄汁 30 克。

做法：将牛肉切成长 6 厘米、厚 1 厘米的粗丝，用腌料拌匀，腌制 10 分钟。

把葱段、青红椒及洋葱切成丝状。

将味菜切成薄片，放入滚水中煮 3 分钟，捞起待用。

下油 50 克，放入牛柳肉用慢火煎至八成熟，捞起，再放入葱段、青红椒丝、洋葱丝及味菜爆炒片刻，加入调料及甜茄汁略煮，最后放入牛柳肉炒匀上碟即成。

图解怀孕圣经

午点（下午 3 点左右）：牛奶 250 克，加白糖 10 克。

晚餐：米饭，用大米 150 克；炒鳝鱼丝，用黄鳝 100 克、柿子椒 50 克；素炒菜花，绿菜花 150 克；紫菜汤，用紫菜 10 克、虾皮 10 克。

晚点：橘子 100 克。

★每天不超过两个鸡蛋

孕妇在妊娠晚期每天吃 1 ～ 2 个鸡蛋足够，若同一天吃了豆制品或吃了鱼虾，那么就要减少鸡蛋的摄入量。每天摄入的总蛋白量是一定的，吃别的多时，吃鸡蛋就应少点。鸡蛋最好是煮熟吃，煮熟的鸡蛋比油煎少损失蛋白质，煮开锅后再煮 5 ～ 7 分钟即可，这样的鸡蛋较嫩。也可做荷包蛋，这两种做法都易消化吸收。

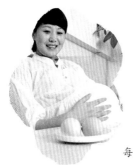

每天不超过两个鸡蛋。

★这些水果营养好

在孕晚期，孕妈妈应继续保持原来的良好饮食方式和饮食习惯。另外，可以在妊娠期适当地吃些下列对人体有益的水果。

1 梨

可以清热降压、利尿、清心润肺，可治疗妊娠水肿及妊娠高血压。

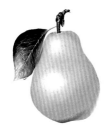

梨具有镇静安神、养心保肝、消炎镇痛等功效，所以准妈妈可适当地吃些梨。

2 苹果

有开胃健脾、治疗腹泻等功效，很适合准妈妈食用。

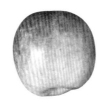

对于准妈妈来说，苹果也是一种非常适宜的水果。

3 香蕉

几乎含有所有的维生素和矿物质，对准妈妈和胎宝宝来说很有益。

4 柑橘

可补充维生素 C 的不足，常吃还可以开胃理气、润肺宽胸、顺气健脾、止咳化痰，对于妊娠食少、呕吐、胸腹胀满者尤为适宜。

有条件的家庭要适当地吃些这样的水果。不过，还需提醒的是，准妈妈吃水果每天不要超过 200 克，尽量选择含糖量低的水果。吃水果最好在两餐之间，并注意食用卫生，由于现在污染比较严重，在你无法确定是否洗得干净时，最好削皮吃。

★预防孕晚期便秘的食物

进入孕晚期，由于孕妇活动减少，胃肠的蠕动也相对减少，食物残渣在肠内停留时间长，就会造成便秘，甚至引起痔疮。那么，有哪些食物可以预防便秘呢？

含纤维素的食物：各种蔬菜，如芹菜、扁豆、白菜、油菜等。

含水多的食品：如果汁、牛奶、清凉饮料、酸奶等，也可多饮水。

润肠食品：含油食物，如植物油、蜂蜜、核桃仁等。

含镁的食品：如香蕉。

其他食品：蘑菇、豆制品、水果等。

如果便秘严重的话，就要去医院。究竟什么状况下要去医院，这需要比照平时的情况，如果解大便的间隔比平时长很多，且大便很硬，很难解，腹部感觉便胀，甚至便血，这时就需要去医院。

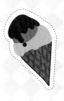

三、本周注意事项

> 为了孕育健康的宝宝，准妈妈很辛苦。坚持就是成功，到了怀孕后期，准妈妈应注意哪些事项呢？

★改变胎儿臀位有方法

怀孕30周以后，如果胎儿还是臀位，请孕妈妈不要过于担心，但此时孕妇应不能硬行伸展腹部。可征求医生意见，使身体呈胸膝卧位或仰卧位，通过改变胎儿的重心增加胎儿转为头位的几率。需要注意的是，体操的方法和做操时间要遵照医嘱。

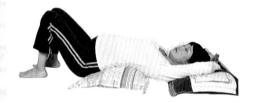

仰卧位：将枕头堆叠至35厘米左右，将腰部压在上面，仰卧。肩膀和脚底贴住地面，膝部蜷曲。

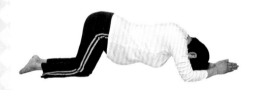

胸膝卧位：在床上进行，做时解开腹带，使腹部不受束缚并排空小便。胸部贴在床上，双膝及小腿也贴在床上，两腿分开，小腿与大腿呈90°直角，从5分钟开始，逐步加长至10～15分钟，每天早上各做1次，做完后静静地侧着身子躺在床上休息。这是改变胎儿臀位的运动方式。

★孕妇吸氧要谨慎

夏天，天气炎热，正常人都会出现气短的情况，更何况是怀孕的孕妇呢？在怀孕期间，孕妇的心脏负担会加重，如果心脏代偿能力差，可能出现缺氧现象，尤其是怀孕晚期的孕妇通常会有心慌的感觉。如果孕妇缺氧，到底应该怎么办呢？能不能吸氧呢？

如果出现孕妇缺氧，建议大家还是先到妇产医院去做个检查，看胎儿在体内是否正常，如果胎儿在体内正常，只是孕妇自己感觉不舒服，呼吸不畅，应遵照医生的指导，进行吸氧治疗，一般吸氧治疗的原则是：

吸氧时间不宜太长，一般半小时以内。吸氧次数一般两天一次，吸氧可以增加胎盘供血量。

吸氧最好在医院内进行，氧气应是医院用的纯净氧，浓度不要太高。

★佩戴隐形眼镜应注意

孕妇在孕晚期是可以佩戴隐形眼镜的，但是要严格按照隐形眼镜配戴时的注意事项进行佩戴。如每日取放镜片时应洗净双手，取出的镜片应放入专用的有清洁液和营养液的容器中，保持镜片的清洁，以防眼部感染。如果自觉双眼不适，眼部红肿或分泌物增多，应及时到医院眼科诊治，在医生指导下再继续佩戴。

★孕晚期不宜骑车

孕晚期孕妇躯体比较笨重，肢体又不灵活，应付紧急情况的能力差，所以孕晚期骑车危险性比较大，一旦发生撞伤很可能引起软组织损伤或者早产，特别危险的是外伤有可能引起胎盘早剥、阴道大出血，很有可能发生宫内窒息、死亡等危险。所以建议孕妇在孕晚期不要骑车。

★练习分娩时的短促呼吸

随着分娩的进程，当胎儿的头从产道露出来时，就使用短促呼吸的方法。

具体方法：姿势同腹式呼吸法相同；两手交叉放在胸前；鼻子吸气，嘴呼气。

这样呼吸的特点是一遍又一遍地快速进行，呼吸时有无声音、是深呼吸或浅呼吸都无关紧要。这种呼吸方法可以消除会阴的紧张，在胎儿娩出阴道时，不致使阴道撕裂。产妇自身要放松，这样疼痛会减轻。

★减轻腰部压迫

方法：仰卧，两腿弯曲呈45°左右；两手向腰的上部及背部方向揉捏；两手握拳，手背向上，放在背后用力压。

当分娩第一阶段腰痛开始时，用这种方法可减轻腰部疼痛。

缓解腰部疼痛方法

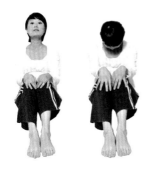

屈膝而坐，双手环腿一边呼吸一边向前弯腰，注意不要压迫到肚子。

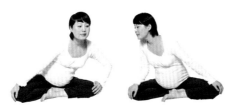

盘腿而坐但不重叠，呼气转动腰部，吸气转回来。

四、本周胎教课堂

怀孕晚期，孕妇常常动作笨拙、行动不便。许多孕妇因此而放弃孕晚期的胎教训练，这样不仅影响前期训练对胎儿的效果，而且影响孕妇的身体与生产准备。因此，孕妇在孕晚期最好不要轻易放弃对胎儿的胎教训练。

★与宝宝沟通

在学习辅助分娩的方法时，一定要与胎儿进行沟通。例如：在运动之前可以告诉你腹中的宝贝，"再过2个月就是10个月的胎龄了，爸爸、妈妈所做的一切努力都是为了迎接你来到这美丽的世界，这里很美，你一定喜欢"。

★保持心情安宁

随着妊娠天数的一天天增加，尤其是到

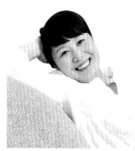

孕妈妈在这时切忌急躁，要注意保持情绪稳定。

爱心小贴士

宝宝对音乐的偏好

催眠曲不仅能使婴儿安睡，同样也能使胎儿安静下来。胎儿喜欢柔和的音乐，摇摆舞曲，热烈、悲怆、愤怒的交响乐，格调较低的通俗歌曲，胎儿是难以承受的，有些可使胎儿烦躁。

了妊娠后期，孕妇开始盼望孩子早日降生。越往后孕妇的这种心理越是强烈，临到预产期，有的孕妇会变得急不可待。要知道，新生儿所具有的一切功能，产前的胎儿已完全具备。一条脐带，连接了母子两颗心，无论是在感情上，还是在品性上，母亲都会无可辩驳地影响着胎儿心智的发育。母亲着急，心境不好，也会影响到胎儿，在最后一段时间里生活不宁，这实在要不得。

★和抑郁情绪说"不"

胎儿、新生儿的记忆虽然难以持久，但胎儿期形成的个性特征类型却是难以改变的。孕妇的抑郁情绪对将来孩子会产生不良影响。短时间的情绪低落倒无关紧要，长时间的精神压抑，孩子出生长大以后就会表现为群体意识差，活动能力提高较慢。

五、本周准爸爸必读

> 每一个未来的父亲都应充分意识到自己的责任，及时准确地进入角色，用博大深厚的父爱滋润、培育母腹中那个幼小的新生命。

★用父爱滋润小生命

父亲在与胎儿对话过程中也可得到感情的升华，充分体察到身为人父的责任，从而激起对孩子的爱。父亲的这种与胎儿交流做法，对做母亲的心理是一种极大的安慰和鼓励，使她确信夫妻深厚的感情在对待胎教上取得了共识，而且对创造良好的胎教家庭气氛也具有积极的作用。

★和妻子一起迎接小宝宝

妊娠晚期，孩子快降生了，准备婴儿房间是很累的。孕妈妈只要说清自己的心愿，自己不要动手。这时，准爸爸要抽点时间与妻子一同搞好迎接宝贝的准备，让胎儿在母体内就能感受到父爱。

★帮助妻子洗头

洗头对一般人来说，是再简单不过的事情，不过对于挺着大肚子的孕妈咪来说，可就不那么简单了。淋浴的话，弯腰会很不舒服，站太久也很累。有些人会选择盆浴，但这样细菌容易侵入阴道，不适合孕妇。如果想在洗面盆的地方洗，更不可能弯下腰了。

这时准爸爸应该主动出手帮忙。孕妈妈可以躺在躺椅上，由准爸爸来帮着洗头，这对于准爸爸来说是举手之劳，不仅解决了孕妈妈洗头难的问题，也能让在洗头过程中充满爱意，是交流感情的好机会。

★禁止性交

孕晚期，妊娠28周至出生，由于这一时期的阴道和子宫的黏膜变得柔软，并因充血而容易被伤害，性交时由于精液中的前列腺素具有引产作用，使宫颈变得柔软，对催产素变得更敏感，而容易引起早产。此外，也容易引起子宫出血和产褥热。

有研究发现，产褥期发生感染的妇女中，有50%与妊娠末月过性生活有关；尤其在妊娠晚期，因性交引起胎膜早破率增加是肯定的。同时，还可引起羊膜炎，严重的还可发生胎儿宫内感染。所以在这一时期，尤其是在妊娠33周以后要禁止性交。

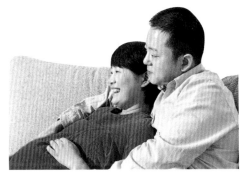

张映依偎在丈夫赵智敏的怀里，一起用美好的心情迎接宝宝的到来。

图解怀孕圣经

第三十五章 对自由的向往
——怀孕第34周

进入孕34周了，离预产期又近了一周，这个时候，孕妈妈的内心已经开始期盼了吧。不要着急，现在你还需要耐心地做好饮食、保健、胎教等事情。

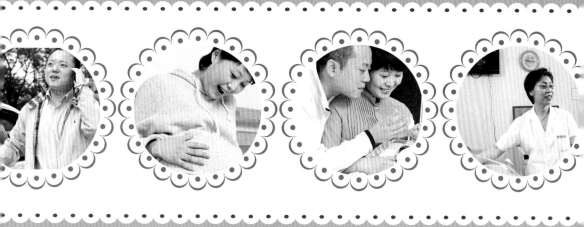

一、本周怀孕历程

此时胎儿应该已经为分娩做好了准备，将身体转为头位，即头朝下的姿势，头部已经进入骨盆。这时起医生会格外关注胎儿的位置，胎位是否正常直接关系到是否能正常分娩……

★胎儿发育情况

在第34周宝宝的中枢神经系统继续发育，肺部已经发育得相当良好，即使离开孕妈妈的子宫也可以生存。每天宝宝都排出大约600毫升的尿液。

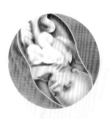

1 胎儿重量达到了2300克，身体长度为33厘米左右。

2 胎儿皮肤上的胎脂越来越厚，而胎毛几乎已经全部脱去。

3 胎儿的头部向骨盆方向下降，为出生做准备。

★孕妇身体状况

34周的时候医生会对胎位特别的关注，因为胎位正确与否关系到孕妇能否正常分娩。胎位如果是臀位，即胎儿的臀部朝下，就是胎位不正，要在医生的帮助下进行纠正，以便顺利生产。

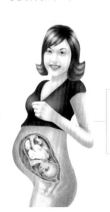

1 子宫的顶部已经超过肚脐大约13.75厘米。

2 体重变化不大，但会感觉到胎儿下坠。

二、本周营养指南

孕妇肥胖可导致分娩巨大胎儿，并造成妊娠糖尿病、妊娠中毒症、剖宫产、产后出血等并发症增多。因此，妊娠期一定要合理营养，平衡膳食，不可暴食，注意防止肥胖。已经肥胖的孕妇，不能通过药物来减肥，可在医生的指导下，通过调节饮食来减轻肥胖。

★控制进食量

主要控制糖类食物和脂肪含量高的食物，米饭、面食等粮食均不宜超过每日标准供给量。动物性食物中可多选择含脂肪相对较低的鸡、鱼、虾、蛋、奶，少选择含脂肪量相对较高的猪、牛、羊肉，并可适当增加一些豆类，这样既可以保证蛋白质的供给，又能控制脂肪量。

★多吃蔬菜水果

主食和脂肪进食量减少后，往往饥饿感较严重，可多吃一些蔬菜水果，注意要选择

孕妇宜与忌

冬瓜海鲜卷

材料：冬瓜500克，鲜虾180克，火腿、香菇、芹菜、胡萝卜各25克，水淀粉、盐、味精、白糖、食用油各适量。

做法：将冬瓜洗净，切薄片；鲜虾洗净剁蓉；火腿、香菇、芹菜、胡萝卜洗净切条待用。

将冬瓜片用滚水烫软，将虾蓉、胡萝卜条、芹菜条、香菇条分别在沸水中烫熟。

将除冬瓜外的全部材料拌入盐、味精、白糖，包入冬瓜片内卷成卷，刷上食用油，上笼蒸熟取出装盘，菜汤用水淀粉勾薄芡淋在表面即可；火腿可事先蒸熟再切条。蒸火腿之前，将火腿皮上涂些白糖，容易蒸烂，味道也更鲜美。

图解怀孕圣经

冬瓜可治妊娠水肿

含糖分少的水果，既缓解饥饿感，又可增加维生素和有机物的摄入。

★ 养成良好的膳食习惯

有的孕妇喜欢吃零食，边看电视边吃东西，不知不觉进食了大量的食物，这种习惯非常不好，容易造成营养过剩。肥胖孕妇要注意饮食有规律，按时进餐。可选择热量比较低的水果作零食，不要选择饼干、糖果、瓜子仁、油炸土豆片等热量比较高的食物作零食。

三、本周注意事项

孕晚期孕妈妈一定要小心行动，心平气和，不急不躁，并准备好自己及胎儿出生的必备品。

★ 建议进行彩超检查

超声波检查可以准确了解胎儿发育情况，因此，一般医院都会要求怀孕妇女定期做 B 超检查。彩色 B 超的优点是能够辨别出动静脉血流，对准确了解胎儿血管系统有不可替代的作用。如果孩子患有先天性心脏病、肾脏血管畸形等严重疾病，可以通过彩色超声波检查发现，而普通的超声波检查则无法发现血管系统的疾病。

胎儿发育到 8～9 个月，血管系统已经成形，这时做彩色超声波检查，就可以清晰地了解孩子的心脏、脑部、肾脏等重要器官血流情况，如果有严重疾病或者其他病变能够及时采取合理措施，因此，这种检查有重要意义。

★ 建议进行彩超检查

孕妇不要随便服用利尿药，如氢氯噻嗪，可促进肾脏钠、钾、氯的排泄，易造成电解质紊乱。对于妊娠高血压综合征孕妇来说，其体内有效血容量不是多而是少，利尿过多会更减少血容量，使肾及子宫胎盘更为缺血。所以除非出现脑水肿、心力衰竭、肾衰竭等严重并发症，一般不宜大量长期使用利尿药。

★ 孕晚期进行适宜运动

妊娠后的头两个月，胎儿尚处于胚胎阶段，孕妇活动量不宜过大，不宜做跳跃、旋转和突然转动等剧烈的大运动量的运动，以免引起流产。妊娠最后两个月也不宜参加剧烈运动，以免早产，尤其是那些有过流产史的妇女更应注意。这一时期，可以散散步，打打太极拳，做做广播操。

爱 心 小 贴 士

继续注意个人卫生

在日常生活中要继续注意外生殖器卫生，此期分泌物多，容易污染，每日清洗后，要注意勤换内衣裤。

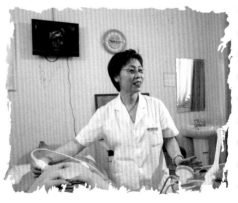

做彩超检查。

★练习分娩时的松弛法

松弛法的练习首先从身体的一部分开始：握紧拳头；拳头张开，整个手放松下垂，反复进行；做掰手腕动作，力气要均匀，往回掰再放松。脚、腹肌、头等身体的主要部位一松一弛反复进行。

松弛法与分娩时的用力方法完全相反。在开口期的子宫收缩时，放松得当，可收到较好的效果。分娩辅助动作，应当坚持每天抽一点时间练习。但是如果已被医生认为有早产可能的孕妇，就绝对不能练习分娩辅助动作。

★为宝宝准备衣服

婴儿的衣服不用准备得太多，因为孩子很快会胖起来。婴儿在出生以后的几个月内很怕冷，因此无论是在夏天出生还是冬天出生，都应该准备毛织品。给孩子用的毛织品应选购质量好的毛线，在多次洗涤后不会发硬，失去弹性。婴儿的衣服应该肥大，料子要纯棉的，颜色要浅，应该非常柔软。孩子的内衣接触皮肤的一面不要缝针脚，不要用带子或纽扣，可选用尼龙搭扣。

★准备小宝宝的袜子

给宝宝做两双小袜子或毛绒鞋，刚出生的孩子可不穿裤子，穿上袜子既可保暖，又可防止孩子踢蹬时把脚擦伤。

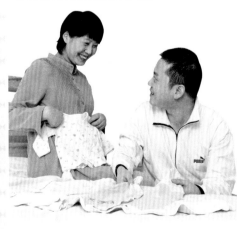

孕妈妈和准爸爸要提前准备好宝宝的衣物。

★提前准备尿裤

给孩子准备尿裤2～3条，尿裤内层是塑料的，给孩子垫上尿布再穿上尿裤，就不会尿湿被褥。当孩子活动时，也不会把尿布踢掉。如果没有尿裤，可用三角尿布。

★准备尿布很必要

准备尿布很必要。虽然有纸尿布，但也要准备尿布20～30块，要柔软、吸水性强。可以用浅色的旧棉布床单、被里、棉毛衫等制作尿布，但一定要清洁卫生。

爱心小贴士

孕妈妈不要在置办物品上过于劳神

孩子出生前，孕妈妈总是积极准备孩子的东西，为孩子编织毛衣毛裤，购买鞋帽衣衫，缝制童被等，希望尽可能地为孩子准备得齐全一些，其实这样做大可不必。亲朋好友会赠送孩子一些必需品，所以用不着在这方面太劳神。

四、本周胎教课堂

子宫内的小生命具有出色的学习能力，他将利用一切可能的机会学习。当然，他还是一个小小的"心理学家"，通过母亲传递过来的一切信息揣摩着母亲的心绪，学习心理感应。

★游戏中开发宝宝智力

父母对胎儿做游戏胎教训练，不但增进了胎儿活动的积极性，而且有利于胎儿智力的发育。通过胎儿超声波的荧屏可以看到胎儿在母体内的活动情况，胎儿在某一天醒来伸了一个懒腰，打了一个哈气，又调皮地用脚蹬了一下妈妈的肚子。一个偶然的机会使胎儿的手碰到了漂浮在旁边的脐带，"这是什么东西？"很快脐带成了游戏对象，一有机会便抓过来玩弄几下，有时还抓住脐带将它送入嘴边，这个动作使他产生了一阵阵快意。从胎儿这些动作和大脑的发育情况分析，胎儿完全有能力在父母的训练下进行游戏活动。

★和宝宝一起投入

在听胎教音乐时，母亲应取舒适的位置，精神和身体都应放松，精力要集中，必须强调的是，母亲应与胎儿一起投入，逐渐进入艺术氛围，而不能以局外人的身份出现，认为胎儿自己听就行了。于是一边听，一边胡思乱想，或是一边做一些与此无关的事情。母亲可以听着乐曲唱歌，一方面，母亲在自己的歌声中陶冶性情，获得了良好的胎教心境，另一方面，母体在唱歌时产生的物理振动，和谐而又愉快，使胎儿从中得到感情上和感觉上的双重满足。

★让宝宝感受更多的爱

妊娠不是丑事，不必害羞，参加集体活动，孕妈妈可以告诉同伴自己的情况，这样同伴会在多方面给予关心和照料，对于不适于参加的活动项目，大家自会开绿灯，谁也不会让孕妈妈为难。孕妈妈会发现，妊娠使自己变得比任何人都重要，大家都会给予一份额外的关怀和爱，胎儿也处于这种浓浓的友爱之中。

五、本周准爸爸必读

丈夫在孕晚期要从生活上多关心妻子，保证妻子的营养和休息，让妻子为分娩积蓄能量。注意保护好妻子的安全。做好家庭自我监护，以防早产。

★解除妻子的心理压力

在孕晚期准爸爸要理解妻子此时的心理

状态，解除妻子的思想压力。对妻子的烦躁不安和过分挑剔应加以宽容、谅解。坦率陈述自己对孩子性别的态度，表明生男生女都是一样喜爱的思想。

★和妻子做些角色扮演游戏

如果到了孕期的最后一个月，孕妇身边自然也会有一大堆说安慰之言、经验之谈的人。但是，这个时候最有意思的游戏还是夫妇两人预先做一些角色扮演游戏。另外，对待这个游戏的态度应该非常严谨，而不是小孩子玩家家。

★孕妻爱穿丈夫的衣服

怀孕使得孕妇原有的生理结构和心理状态遭到破坏，自然就会表现出许多属于特殊心理发展时期的特殊心理。突出的是，依赖性增强，恐惧感增加。她们中的大多数人会变得脆弱、敏感；同时又富于幻想，在无外部刺激的情况下，有时出现心理亢奋，有时又会陷入虚幻的猜疑之中。有些孕妇常常感到笨拙和乏味，甚至出现心理障碍，这对孕妇本人和胎儿的身心均极为不利。

在这种情况下，孕妇强烈希望别人把她们当做特殊保护对象，因此比平时更渴望关怀和爱抚，特别是来自丈夫的关怀和爱抚。但由于种种原因，丈夫又不可能时时刻刻和自己形影不离，一旦丈夫不在身边的时候，只要穿上他的衣服，就宛若依偎在丈夫温暖的怀抱之中。穿用丈夫的衣物对孕妇来说，不仅仅是为了方便、舒服，更重要的是可以从中得到爱的鼓舞和抚慰。自然，这也有利于腹中胎儿的身心教育。

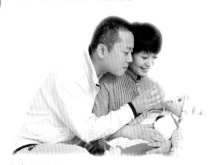

赵智敏总是乐此不疲地和妻子做些角色扮演游戏。

★与妻子保持联系

孕晚期，孕妈妈特别担心孩子发生意外，如早产。因此，孕晚期以后，特别是临近预产期时，孕妇的丈夫应留在家中，使妻子心中有所依托。做不到这一点的话，丈夫也应该按时回家，有要事外出时能随时与妻子保持联系；不要让妻子担忧，更不要让妻子在发生情况时处于孤立无援的境地。

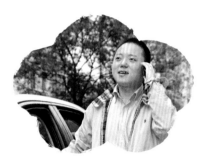

无论工作多么繁忙，赵智敏总会时不时地打电话问候妻子。

★睡觉时帮妻子关灯

很多准妈妈喜欢开着灯睡觉，认为这样更有安全感，尤其是在妊娠后期，这一阶段，准妈妈整天忧心忡忡，更容易失眠，夜里开盏灯，心里踏实。可是这样做，却会减弱准妈妈的免疫力（人体大脑中松果体的功能之一，就是在夜间当人体进入睡眠状态时，分泌大量的褪黑激素。褪黑激素的分泌，可以抑制人体交感神经的兴奋性，使得血压下降，心跳速率减慢，心脏得以喘息，使机体的免疫功能得到加强，机体得到恢复，甚至还可能有毒杀癌细胞的效果。但是，松果体有一最大的特点，即只要眼球一见到光源，褪黑激素就会被抑制，命令停止分泌。一旦灯光大开，加上夜间起床频繁，那么褪黑激素的分泌，或多或少都会被抑制而间接影响人体免疫功能），干扰准妈妈的生物钟，不利于其身体健康；如果形成恶性循环，会导致准妈妈心力不及，给妊娠、分娩带来危险。

所以，做准爸爸的就要注意了，在帮准妈妈做好睡眠安抚工作以外，当准妈妈睡觉时，一定要帮她把灯关掉。即使真的需要，也只在房间里装一个小夜灯即可。

★和妻子一起写怀孕日记

很多孕妈妈都写起了怀孕日记，准爸爸们也不要落后！通过细心观察，准爸爸可以记录下妻子怀孕以来点点滴滴的改变；通过妻子的描述，可以记录下宝宝一天天的成长；隔一段时间就给未来的孩子妈拍一些照片，贴在日记里面，图文并茂。这些都将成为夫妻共有的美好的回忆。在宝宝15岁生日的那一天，可以把这些记录当做礼物送给他。这将是一份多么珍贵的礼物啊！

★尽量满足孕妈妈的心理需求

孕妈妈的心理很脆弱，因而依赖性增强，心里对准爸爸有很多的希望。准爸爸应尽力满足这种特殊时期的情感需要，使孕妈妈保持安定平稳的情绪，这对于母子的健康非常有益。

爱 心 小 贴 士

做个细心的准爸爸

为妻子分娩、为小宝贝的到来做好经济上、物质上、环境上的准备。可以和妻子共同学点抚养婴儿的知识，检查宝宝出生后用具是否准备齐全等。

图解怀孕圣经

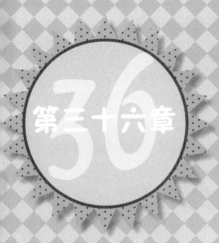

第三十六章

珍惜最后的阶段
——怀孕第35周

日益临近的分娩会使孕妈妈感到忐忑不安，甚至有些紧张。和丈夫、朋友或自己的妈妈聊一聊，也许可以稍稍缓解下内心的压力。

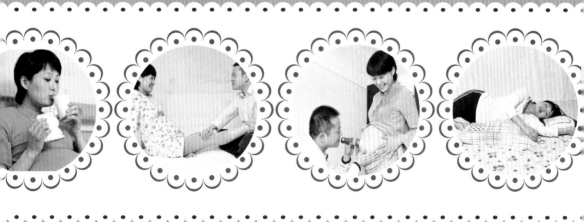

一、本周怀孕历程

现在，光亮照进腹部的时候，宝宝会开始活动；到了晚上的时候，宝宝也会休息，逐渐地建立起了宝宝的每日活动周期。

★胎儿发育情况

由于宝宝快速生长，子宫变得很挤，胎宝宝运动减少，但他（她）正变得越来越强壮有力。肾已经发育完全，肝也开始具备排毒能力。胎儿的皮下脂肪形成后将会在宝宝出生后调节体温。

★孕妇身体状况

由于胎宝宝开始更深入地进入骨盆而压迫膀胱，孕妈妈不得不增加排便的次数，这也导致孕妈妈睡眠不佳。相当多的孕妈妈还会觉得骨盆后部附近的肌肉和韧带变得麻木，甚至有一种牵拉式的疼痛，以至行动更为艰难。

35周的时候，孕妇可以在胎儿在腹中活动时看到宝宝手脚、肘部在腹部突显的样子，这是因为子宫壁和腹壁已经变得很薄的缘故。由此可以知道，光亮照进腹部的时候，宝宝会开始活动，到了晚上的时候，宝宝也会休息，逐渐地建立起了宝宝的每日活动周期。

医生可以通过B超测量出宝宝的体重，不过在未来的几周中宝宝的体重还会发生变化的。同时孕妇在这几周中身体会越来越感到沉重，因此要注意小心活动，避免长期站立等。

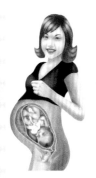

1 子宫顶部已高出肚脐15厘米，体重增加11～13千克。

2 子宫底的高度达到35厘米，上升到胸口下端。

二、本周营养指南

对怀有双胞胎或者多胞胎的妈妈来说，身体里的营养确实会消耗很大。怀单胎的孕妈妈每天需要增加1256焦的热量，而怀多胞胎的妈妈则需要比1256焦更多的热量来满足宝宝的营养需要。

★多胎妊娠需要更多营养

多胎妊娠比单胎妊娠身体的负担要大，在很多方面的需要都会增加。因此，孕妈妈要多吃，并且要吃营养含量较高的食物。孕妈妈需要更多的蛋白质、矿物质、维生素和必需的脂肪酸，还要保持体重，补充铁，因为多胎妊娠的孕妈妈常常会患有缺铁性贫血。

有时，多胎妊娠的孕妈妈通常比单胎妊娠孕妈妈更频繁地感到胃灼痛。这是因为增大的子宫底部上升，压迫到胃部附近，影响了消化功能或有少量的胃酸反流进入食管，

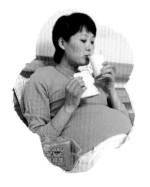

张映对付孕晚期呕吐的法宝就是在睡前吃点牛奶和面包。

爱心小贴士

适当的营养补充剂

建议孕妇要补充镁和锌，因为镁能使肌肉放松，并且能够减少早产的几率；而锌对于抵抗感染和病毒十分重要，并且能够减少妊娠纹的出现。

图解怀孕圣经

令人不适。要减轻这些不适症状，就要减轻胃肠的负担，维持少食多餐的饮食习惯，睡前不进食，少吃酸味重及含强烈香料的食物，以免刺激肠胃。其次睡时在床上用软垫把自己垫起来，对缓解不适症状也有帮助。

★睡前吃点心减缓恶心

有些孕妈妈，在妊娠晚期会再度发生食欲不振、妊娠呕吐的情况。如不及时纠正，就会造成胎儿营养障碍。因此，被恶心、呕吐所困的孕妈妈最好能在正餐之间吃些小吃和点心，如牛奶、面包、饼干等，尤其是在睡前，不要空着肚子上床。

★傍晚以后少饮水

水，维持着人体功能正常运作，怀孕后由于肾血流量和肾小球滤过率增加，排尿次数增多，如不及时补充水分，容易造成缺水。但由于体内水分增多，孕妈妈容易出现尿频和夜尿增多的现象，为减少夜间起床上洗手间的次数，最好在上午多喝水，下午和晚上相应减少水的摄入量。

三、本周注意事项

经过漫长的怀孕过程，一旦预产期快到了，孕妈妈们的心情是既期待又害怕。未曾身历其境的初产妇，难免有些茫茫然不知所措；经产妇纵使有过生产的经验，也不要掉以轻心，应趁早做好随时可能分娩的准备。

★选定生产医院

首先必须选定即将要前往生产的医院，通常就是孕妈妈平时接受产前检查的医院。但是有些孕妈妈因为在外地工作就近做产检，或者打算回娘家或婆家附近生产后顺便坐月子，可于预产期前一二个月告知产检医师，并且要求在孕妇手册上详细填写先前产前检

查的相关资料。若经诊断为高危妊娠者，应该选择较大规模的医院，方能让母子俩都得到万全的照顾。

★准备待产应携带的物品

怀孕后期发给孕妈妈的待产须知上，除了列举即将生产的各种征兆外，还应注明住院待产时应携带的物品，包括挂号证、夫妻双方身份证、保健卡、孕妇健康手册，以及个人日常用品、换洗衣物、产垫等，提早准备妥当才不至于临时手忙脚乱。

★穿戴宜宽松

怀孕后期整个子宫压迫所产生的不适症状达到最高点，眼看着妊娠纹急剧增加，孕妈妈经常抱怨下肢水肿、静脉曲张、痔疮出血、尿急又尿频、腰酸、抽筋、阴道分泌物增多、起床时手麻等，行动迟缓之余，最好穿宽松衣裤和平底鞋，避免不小心跌倒或碰撞肚子，亦不宜安排长途旅行。

爱心小贴士

进行阴道内诊

只要稍有怀疑是产兆出现，孕妈妈应立刻前往医院的产房接受阴道内诊，不论是白天或晚上，均无须先行挂号等候，经产房的医护人员判定还不需要住院者，即可返家观察，因此千万不要嫌麻烦。

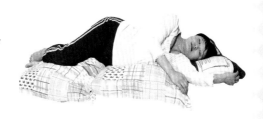

倘若睡觉平躺时感觉呼吸困难，可将枕头垫高成半坐卧姿势，或者侧躺抱个枕头以方便翻身。

★孕晚期格外留意胎动

胎动是准妈妈把握和了解胎宝宝现状的最好信号，孕晚期准妈妈的并发症会对宝宝产生影响。胎儿有异常情况时，往往是先无胎动再没有胎心，因此胎动对宝宝的存活有着很重要的意义。如果一发现没有胎动应立刻去医院，及时采取措施，以免胎死腹中的悲剧发生。

数胎动的方法：一般从怀孕的第 28 周开始数胎动，直至分娩。每天早、中、晚固定一个自己最方便的时间数 3 次胎动，每次数 1 小时。数胎动时可以坐在椅子上，也可以侧在床上，把双手轻放在腹壁上，静下心来专心体会胎儿的活动。用纽扣或其他物品来计数，胎动一次放一粒纽扣在盒中，从胎儿开始活动到停止算一次，如其中连续动几下也只算一次。1 小时完毕后，盒中的纽扣数即为 1 小时的胎动数，将 3 次数得的胎动数相加，再乘以 4，即为 12 小时的胎动数。如果孕妈妈无法做到每天数 3 次，也可以每天晚上胎动较频繁时数 1 小时，然后乘以 12，一般来说应在 20 次以上。

★分娩时的辅助动作训练

压迫：仰卧位，屈膝，握拳放在腰下压迫，再把两手置于骨盆和髂骨两侧，拇指向内，其余四指向外，吸气时松开，呼气时加强压迫。压迫法用于腰部酸痛时。

按摩：两手轻放于下腹部，缓缓深呼吸的同时，用手掌向季肋部按摩，随即呼气，

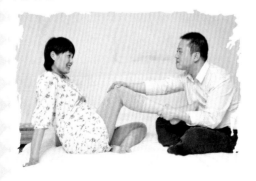

右手握住膝盖，左手握住脚腕。

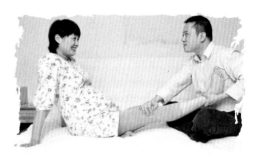

按关节运动的方向将膝部蜷曲再伸展。

两手还原，手掌可先做直线来回按摩，然后再做圆形按摩。按摩时仰卧，屈膝。

★分娩中放松法的训练

放松法可使产妇身体的肌肉和关节放松，在阵痛间隔可用此姿势休息。放松的体位是，侧卧位，上侧手臂在前，下侧手臂伸向后方，下肢上腿屈膝向前，下侧腿轻度屈曲。无论哪一侧在下，只要感觉舒服即可，或经常改变方向。

爱 心 小 贴 士

尽可能地放松

孕妈妈可能出现周期性子宫收缩，焦虑不安，期待分娩，这些都是普遍的。试着尽可能地放松，任何时候只要觉得累就休息。

四、本周胎教课堂

胎教的方法很多，从始至终坚持胎教不是件容易的事情。但有理由相信，所有计划要宝宝的夫妇，都会为了自己的孩子付出爱、耐心与时间。

★语言胎教与家务活巧妙结合

制订做家务事的计划，不失为语言胎教的一种好方法。合理地安排家务，既能融语言胎教于家务活中，又能使夫妻的生活规律

舒适。既能留出一段安静的时间进行语言胎教，又能节省时间去郊外观光野营。下面举例介绍一周内的安排计划。

星期一和星期四外出，但要注意改变路线，并且花一定的时间观察并向胎儿讲解生活中的各种现象，有意识地去幼儿园或学校观察学生上课以及在操场上玩耍的情景。星期二打扫起居室、卧室、家具，给胎儿讲述这个温馨的家。星期三擦拭窗户和门框，冲洗厕所和浴室，教胎儿爱劳动、讲卫生的科学知识。星期五打扫和整理厨房，安排星期六和星期日的食谱，给胎儿讲述各种营养素的作用，告诉胎儿自己怎样安排每天的膳食以保证孕期的营养需要。星期六和星期日这两天主要是在家里休息或者去植物园、动物园、花园、田野、沙滩等地方，除了享受日光浴外，还要向胎儿传授自然界的知识。

★光敏感训练

孕晚期阶段，胎儿各器官、系统发育逐渐成熟，对外界的各种刺激反应更为积极。例如，当光源经孕妇腹壁照射胎儿头部时，胎头可转向光照方向，并出现胎心率的改变。定时、定量的光照刺激是这个时期的胎教内容之一。

★母爱是最好的胎教

当了妈妈之后，最需要你付出的是爱心与耐心。从胎儿在你的身体里"扎根"那一天起，你就可以与他"谈情说爱"，使用爱的语言，充满爱的心情，传递爱的信息。

与胎儿保持"心"的接触吧！让他每一天都能得到充足的母爱。

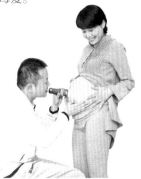

在孕晚期，对宝宝进行光敏感训练是赵智敏的重要任务之一。

五、本周准爸爸必读

准妈妈就要生孩子了，在这个关键时刻，作为孩子的父亲、妻子的老公，准爸爸可以做些什么呢？这个无法自己生孩子的大男人，他在女人的生育过程中，可以起到怎样的作用呢？

★建立紧急联络方式

唯恐家中无人时突然发生阵痛或破水，准爸爸必须事先建立紧急联络方式，手机一定要随身携带，住家距离医院较远者，应预留出租车的电话号码，或者告知附近的亲朋好友，必要时伸出援手。延误送医可能会导致急产的不幸结果，特别是经产妇如果自恃经验丰富，拖延到有便意感时，可就真的来不及了。

★学会放松自己

第一次迎接新生命，任何人都会感到紧张，准爸爸虽然只能旁观，但他的紧张、忧虑也是很自然的。然而，在妻子面临分娩时，作为她的精神支柱，如果丈夫自己先紧张起来，就一定会影响到妻子的情绪，使她更加不安、惶恐。因此，准爸爸一定要学会放松自己，自己先放松，才可能去放松临产阵痛的妻子，给予她最大的安慰与支持。准爸爸应该了解足够多的有关生育方面的知识，平时多与妻子所在医院的医生交流、沟通，做到胸有成竹，心中不慌。

爱心小贴士

和妻子一起慢舞

搂着妻子在音乐下慢舞，想象着孩子在肚子里很快乐的样子。这种方式不仅能帮助妻子克服紧张、害怕的情绪，还能帮助胎儿旋转，让它调整好胎位，从而更有利于他的顺利降生。

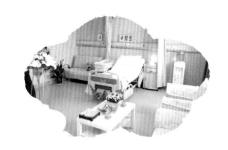

提前了解病房环境。

★帮孕妈妈调节环境

在分娩前后，大多数准妈妈都希望自己处在一个舒适的环境下：光线柔和，室温适宜，环境清静，有亲人陪伴，有舒缓的音乐……在家中待产时，准爸爸就可以根据妻子的喜好，把家中环境调节到最佳。

在临产前，和妻子一起去了解一下病房、产房的环境，熟悉自己的医生。熟悉的环境能让人感觉舒服、放松。

★放松妻子的身体

妻子在宫缩时，腹部肌肉紧张是很正常的，此时，身体其他地方要尽量放松，这就需要丈夫来帮忙了。

时断时续的宫缩要持续8～10个小时。在宫缩刚开始时，妻子还不需要入院，家里的环境可以让她感觉更好些。当她或坐或躺时，她的身体需要一些支撑，比如枕头、靠背。丈夫要确保妻子的肘、腿、下腰、脖子都有地方支撑，并检查她身体各部分是否完全放松。妻子可能无法顾及到这些，甚至懒得说话，所以丈夫要主动帮忙。等到了医院，丈夫也要随时关心妻子是否躺（坐）得舒服。

如果妻子因疼痛而感觉很紧张，丈夫可在一旁带她深呼吸，提示她一些保持轻松的要点。丈夫还可以为妻子按摩，以缓解她临产时的紧张与不适反应。

★给予妻子积极的心理暗示

生孩子前，切忌自己吓自己。如果自己把分娩过程想象成可怕的经历，那么你在迎接挑战之前就已经打败了自己。

因此，作为妻子精神上的支撑者，丈夫一定要经常给予妻子积极的心理暗示，让她积极地面对这个自然的生理过程，而不要总是给她带来坏的消息，让她未战先怯。

如果妻子认为生孩子是痛苦的，那么在临产前，她就会不自觉地想到疼、想到各种危险与不顺利，各种痛苦就会被她扩大化。这是一种心理暗示，无形中给分娩加大了难度。

所以，丈夫要经常给妻子带来好消息，不要去听信别人说的某某人生孩子的时候痛得死去活来，这些往往是事后被扩大了的，而且这些人也往往在分娩前就听信了类似的传闻。

★送妻子小礼物

怀孕中期肚子会变大，乳房也会变大。怀孕前的内衣会显得小，胸罩也要穿大一号的。这时期买内衣送给妻子作为礼物，最好连出生后穿的内衣也一起买。

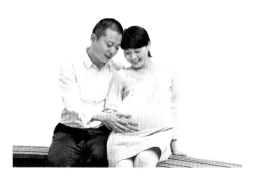

每当张映感到紧张时，丈夫赵智敏就成为她精神上坚定的支持者。

爱心小贴士

细心关怀

记得提醒你的妻子，在临产时，她需要大量喝水，注意排尿，适当走动，不要让她一直平躺着。如果她觉得不舒服，洗个澡也许有所帮助，适当的冷敷、热敷也可起到一定作用。

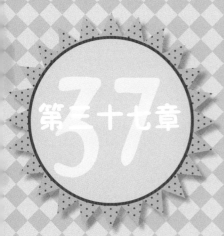

第三十七章

生命能够承受之重
——怀孕第36周

随着体重的增加，孕妇的行动越来越不方便，有的孕妇甚至会时时有宝宝要出来的感觉。随着预产期逐渐临近，随时可能出现生产的变化，孕妈妈要时时留意，处处当心了。

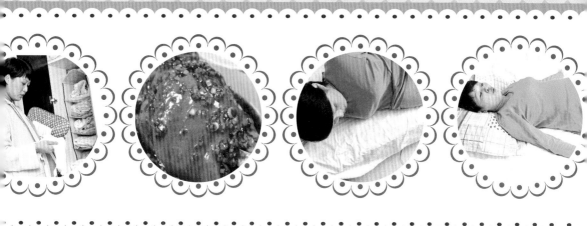

一、本周怀孕历程

随着颚下脂肪的增多，脸部吮吸肌的增强，那个皱皱、瘦小的宝宝已经不见了，取而代之的是个脸圆圆的小家伙。

★胎儿发育情况

在这一周，有一个好消息要告诉孕妈妈，那就是宝宝从本周末起就已经可以称作是足月儿了 (36 ~ 40 周)。因此从现在开始要注意休息和保持个人卫生，随时准备和小宝宝见面。

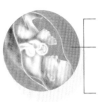

1 胎儿重量达到了2800克。

2 胎儿的头骨之间尚可相对地移动和交叠，这有利于其顺利通过产道。

3 胎儿的皮肤变得细腻柔嫩。

★孕妇身体状况

虽然胎宝宝的体重继续增加，大约每周增重 28.5 克，而孕妈妈可能察觉不到自己体重有什么变化。同时宫缩的次数增加，有时就像分娩前夕，但很令人沮丧——这多数是假的。有些孕妈妈会担心子宫里供宝宝生长的空间不够，同时因为肚子太大而倍感疲倦，请记住——在产期之前，宝宝在子宫待的时间越长就越安全。

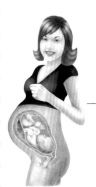

1 体重渐渐停止增长或增长变缓。

2 腹部有下沉的感觉，下腹部和大腿感到疼痛。

二、本周营养指南

孕妇临产前 3 个月，为妊娠晚期，或叫围产期、孕晚期。在此期间胎儿发育迅速，需要更多的营养。同时孕妇还要为分娩和产后积蓄体力，打好身体基础，所以孕妇的食欲明显增强，此时应特别重视营养的补充。

★最好不要吃油性大的食物

临产前，由于睡眠的不足，产妇胃肠道分泌消化液的能力降低，蠕动功能也减弱，吃进的食物从胃排到肠里的时间 (胃排空时间) 也由平时的 4 小时增加至 6 小时左右，极易存食。因此，最好不吃不容易消化的油炸或肥肉类油性大的食物。

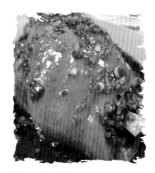

孕妈妈不要吃油腻食物。

★进食宜采取 "灵活战术"

饮食以富于糖分、蛋白质、维生素，且易消化的食物为好。根据产妇自己的爱好，可选择蛋糕、面汤、稀饭、肉粥、藕粉、点心、牛奶、果汁、苹果、西瓜、橘子、香蕉、巧克力等多样饮食。每日进食 4 ~ 5 次，少吃多餐。

★早晨一杯白开水

经研究，白开水对人体有 "内洗涤" 的

作用。早饭前30分钟喝200毫升25～30℃的白开水，可温润胃肠，使消化液得到足够分泌，促进食欲，刺激肠胃蠕动，有利于定时排便，防止痔疮、便秘。早晨空腹饮水还会使血液稀释，血管扩张，从而加快血液循环。

孕妇宜与忌

双耳牡蛎汤

原料：水发木耳、牡蛎各100克，水发银耳50克，料酒10克，葱姜汁20克，精盐3克，鸡精2克，味精、醋各1克，胡椒粉0.5克，高汤500克。

做法：将木耳、银耳撕成小块。牡蛎入沸水锅中焯一下捞出。

另在锅内加高汤烧热，放入木耳、银耳、料酒、葱姜汁、鸡精煮约15分钟。

下入焯好的牡蛎，加入精盐、醋煮熟，加入味精、胡椒粉调匀，出锅装碗即成。

特点：味道鲜美，含有丰富的钙、铁、锌。

三、本周注意事项

孕妈妈进入临产期了，这个时候一定要坚持之前所坚持的，并继续为宝宝的出生做努力，小可爱马上就要来了！

★做些力所能及的运动

这段时期，孕妈咪常常会感到腰痛、脊背痛，有时甚至肋间也痛。沉重的身体加重了腿部的负担，时常出现抽筋和疼痛。尽管你的身体越发沉重，但是一定要记住，产前经常做力所能及的活动对即将到来的分娩会大有帮助。这时的孕妈咪最适宜的运动莫过于散步了，这给她们带来很多益处：肌肉力量得到锻炼加强，可帮助骨盆运动，有助于分娩时减轻疼痛；改善脚部血液循环，刺激足下穴位，调理脏腑功能，

进而促进全身血液循环，使宝宝血液供应更充足；还能安定神经系统，增加肺部换气功能，促进孕妈咪的消化、吸收及排泄功能。

★腹部瘙痒应警惕

随着腹形的增大，腹部皮肤随之扩展以适应不断长大的胎儿的需要。这种伸展可引起皮肤瘙痒。用些面霜、炉甘石液及浴后油可以滋润皮肤，有助于减轻瘙痒。严重时会出现全身瘙痒，并伴有失眠、疲劳、恶心、呕吐、食欲减退等症状，如果在孕晚期时出现要引起注意，尽快到医院就医，因为这可能提示孕妈妈会患有一种肝脏疾病。

★不宜提早入院

毫无疑问，临产时身在医院，是最保险的办法。可是，提早入院等待时间太长也不一定就好。首先，医疗设置的配备是有限的，如果每个孕妇都提前入院，医院不可能像家中那样舒适、安静和方便；其次，孕妇入院后较长时间不临产，会有一种紧迫感，尤其看到后入院者已经分娩，对她也是一种刺激。另外，产科病房内的每一件事都可能影响住院者的情绪，这种影响有时候并不十分有利。

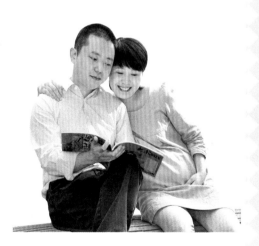

虽然肚子已经很大了，但适当的外出散步还是有必要的。不过每走一会儿，赵智敏总会陪妻子张映坐下休息一会儿。

★保证孕晚期的睡眠质量

孕晚期的心理压力影响睡眠质量，如有的孕妇信心不足，担心不能顺利生产、宝宝不健康及以后难以抚养等等。以下一些措施可能可以改变孕妇的睡眠质量。

在睡前2小时内不要大量吃喝。

睡前不要做剧烈运动或令你兴奋、劳累的事情。可以冲个热水澡，喝杯自己喜爱的热饮料。

如果努力入睡却怎么也睡不着，还不如干脆起床，做点事情。可以读读书，听听音乐，看看电视，写写信或电子邮件什么的，但不要做令你兴奋的事。这样一段时间过后，就会因劳累而自然入睡了。

多与其他准妈妈或有经验的妇女交流，她们会给你很好、实用的建议。特别是在心理压力大、自己难以克服的情况下，更要与别人多交流，多学一些相关的知识，加强自信，摆脱烦恼，从而保证睡眠，促进健康。

★维持自己的职业女性形象

在怀孕后3个月，孕妇会比较容易疲劳，感觉不太舒服或者感到有些茫然。

既然想继续保持工作中严肃的职业女性形象，那么尽量少在同事面前抱怨或是谈论怀孕。如果一天中能抓到一些属于自己的时间，那么可以做任何想做的事……做做白日梦，猜想宝宝的样子，抚摸日渐隆起的腹部。但是当和同事在一起的时候，就要谨慎行事了。

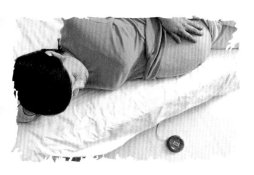

采取多种措施避免孕妈妈被蚊虫叮咬，但尽量不要采用蚊香驱蚊。

专家咨询台

避免蚊虫叮咬

专家提示，孕妈妈被蚊子叮咬以后，最好不用风油精或清凉油，可以抹一点苯海拉明药膏，反复涂抹后，一般次日可消肿。

蚊子之所以爱叮咬孕妈妈，可能是因为孕妈妈在妊娠后期，呼气量比非妊娠妇女大，呼出的潮湿气体与二氧化碳对蚊子具有相当的吸引力。另外，孕妈妈腹部温度相对高，皮肤表面所散发的挥发性物质多，这种由皮肤细菌产生的化学信号很容易被蚊子嗅到。为避免被蚊子叮咬，尽量不要用蚊香等。

★谨防子宫内感染

什么是子宫内感染？怎样预防？孕妈妈只有提前了解了相关知识，一旦出现紧急情况，自己才能做到心中有数。

1 什么是子宫内感染

正常的妊娠和分娩，子宫内可保持无菌，不易发生感染。这是因为子宫颈内有黏稠的黏液起到阻塞作用，使细菌不能进入子宫腔。

羊水也具有抗菌能力，细菌即使进入子宫腔也不能生存；但在孕晚期，羊水的抗菌能力会减弱，有些情况可以引起子宫内感染。如胎膜早破，超过24小时以后未临产，或产程延长，以及产妇贫血体弱，抵抗力差；也有少数产妇的羊水抗菌能力较差，阴道内的致病菌可乘虚突破防线进入子宫内，发生感染。严重的子宫脱垂、产妇其他部位如有急性感染等也可导致子宫内感染。

2 子宫内感染的症状与影响

产妇一旦有子宫内感染，会出现体温升高，白细胞增多，心率增快，子宫体有压疼。胎膜已破者，可有混浊的羊水流出，味臭。当临产羊水流出时，胎心可增快。出现以上情况，须入院检查、治疗。

早期感染时如采取及时的治疗，对产妇一般没有太大的影响。如果感染严重，不及时应用药物，致病菌可经过胎盘进入母体血循环，导致产妇败血症、中毒性休克，以至死亡。羊水中的细菌进入胎宝宝体内后，可发生子宫内肺炎、败血症、脑膜炎等。有的虽然在出生时看上去没有什么异常，但到新生儿期时，可出现上述感染现象，甚至会导致死亡。

3 如何预防子宫内感染

子宫内感染是可以预防的。当妊娠末期时，应严禁性生活，还要注意休息、情绪和营养。当发现有阴道流水时，切不可粗心大意，应及时到医院检查，以便采取及时的防治措施。分娩前还要注意避免过多的肛门与阴道检查，以防由于检查工具不卫生等原因造成宫内感染，也可减少检查对宫体造成的刺激。

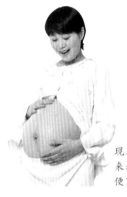

现在，孕妈妈的身体越来越重，行动也更不方便了。

四、本周胎教课堂

胎儿，尤其是妊娠中后期的胎儿，能够感受到一些外界活动，这时以一定方式进行胎教，可以促进胎儿身心健康发展。

★提高胎教效果有诀窍

胎儿的接受能力取决于母亲的用心程度，胎教的最大障碍是母亲持有杂乱、不安的心情。

这里介绍一种呼吸法，这种呼吸法在胎教训练开始之前进行，对稳定情绪和集中注意力是行之有效的。

进行呼吸法时，要尽量使腰背舒展，全身放松，微闭双目，手可以放在身体两侧，只要没有不适感，也可以放在腹部。衣服尽可能穿宽松点。

准备好以后，用鼻子慢慢地吸气，以5秒钟为标准，在心里一边数1、2、3、4、5……一边吸气。肺活量大的人可以6秒钟，感到困难时可以4秒钟。吸气时，要让自己感到气体被储存在腹中，然后慢慢地将气呼出来，以嘴或鼻子都可以。总之，要缓慢、平静地呼出来。呼气的时间是吸气时间的2倍。也就是说，如果吸时是5秒的话，呼时就是10秒。就这样，反复呼吸1~3分钟，你就会感到心情平静，头脑清醒。实施呼吸法的时候，尽量不去想其他事情，要把注意力集中在吸气和呼气上。一旦习惯了，注意力就会自然集中了。

★何时运用胎教呼吸法

不仅胎教前，而且要在每天早上起床时，中午休息前，晚上临睡时，各进行一次这样的呼吸法，这样，妊娠期间动辄焦躁的精神状态可以得到改善。掌握呼吸法有利于胎教前集中注意力，进一步提高胎教效果。

★了解胎儿的感觉

当胎儿碰到子宫中的一些软组织，如子

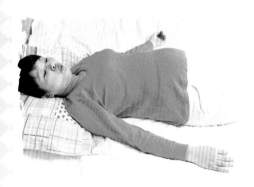

孕妈妈在每天起床前，都可以练习胎教呼吸法。

宫壁、脐带或胎盘时，会像胆小的兔子一样立即避开。随着胎儿的逐渐长大，特别是到了孕后期，胎儿变得"胆大"起来，不但不避开，反而会对其产生一定反应，如有时母亲抚摸腹壁时，胎儿会用脚踢作为回报。

五、本周准爸爸必读

随着预产期的越来越接近，孕妈妈很自然会对分娩有一种恐惧感。这里介绍一些准爸爸帮助孕妈妈顺利度过分娩前期注意的事项。

★父亲式胎教

妻子妊娠期间曾经有人做过"父亲式的胎教"的实验。每天晚上临睡前，丈夫都把手放在妻子的腹部，跟胎儿搭话："你今天又长了这么多，我是你爸爸哟！"父亲抚摸妊娠中的母亲的腹部，对情绪不稳定的母亲来说，是一件令人感到舒畅的事情，母亲可以体会到丈夫对自己的爱，对孩子的爱。这种良好情绪的信息还会进一步传递给腹中的胎儿，让胎儿分享父亲的爱。我们说妊娠期间，母亲身心健康状况完全取决于父亲的力量，也许这不算是言过其实的。父亲完全可以同

胎儿对话，特别是妻子不舒服的时候，更应给予关怀，因为母亲不适时，胎儿也常常不安。在这时丈夫可把手放在妻子的腹部，对胎儿说："宝宝，振作起来！"，"你一定能战胜任何困难，会变得更加坚强。"

★应该开始思考的问题

宝宝的降生可能导致家庭中心的转移，爸爸的权威将受到挑战，是时候考虑宝宝出生后想要怎样的生活，尤其是必须兼顾上班的时候。宝宝一旦降生，准爸爸是否有足够的时间与孩子、孕妈妈交流？是否在某种程度上可以在家里办公？这些都是准爸爸和准妈妈应该提前考虑的问题。

★营造放松环境

人们常说："眼睛是心灵的窗户。"我们所看到的会影响到我们的心情和行为，因此准爸爸要尽量为孕妈妈创造一个放松的环境：柔和的太阳光线、烛光等都能够带来宁静、安全和温暖，同时这也能减少注意力分散的几率。同时也可以将一些风景画放在屋里让孕妈妈可以随时放松，而放一些宝宝的图片也能让她感觉更加温馨。

★气味具有放松功能

如果妻子决定要在医院里面分娩的话，准爸爸就可以尽量将妻子熟悉的气味带到医院里面，如妻子最喜欢的枕头和棉被，或者衣物等。

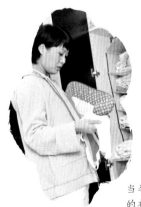

当孕妈妈使用自己最熟悉的衣物时，会感到放松。

图解怀孕圣经

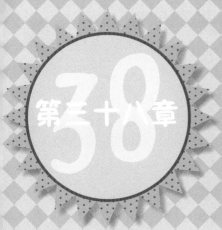

第三十八章

38

随时可能来临的见面
——怀孕第37周

　　再坚持几天，就可以和宝宝见面了，孕妈妈现在要做的是：充分休息，做好一切准备，耐心等待分娩的来临。

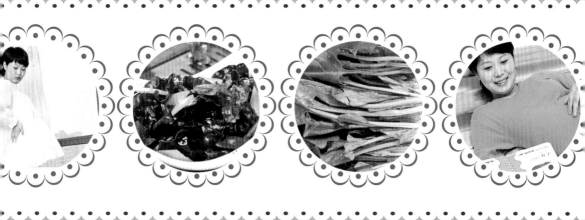

一、本周怀孕历程

现在需要每周做一次产前检查了。现在开始胎儿动得少了，医生已经可以通过B超或触诊估计出胎儿的体重，但这并不是最后结果，最后4周内胎儿体重可能还会增加不少。

★胎儿发育情况

虽然在本周末宝宝被认为已经发育完全，但在发出"我要出来啦"的信号之前，最好还是让宝宝留在孕妈妈的子宫里。宝宝还在以每天14克的速度积蓄脂肪，以便离开子宫后可以保持一定的温度。他已经可以握拳头，如果有光束照射，宝宝还会转过来面向光源。如果此时宝宝的姿势还不是头朝下，那么孕妈妈应和医师联系，有几种方法可以调整宝宝的姿势。

1 胎儿重量达到了3000克。

2 胎儿的头现在已经完全入盆。

3 胎儿的头发变得又长又密。

★孕妇身体状况

这时已经接近临产，孕妇的子宫底比起前几周有所下降，对于心脏、胃、肺的压迫感减轻，孕妇会感觉呼吸比以前顺畅，胃口也逐渐变好，有较好的食欲。

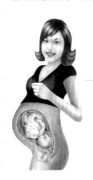

1 子宫口变软，体重和子宫大小没什么变化。

2 腹部时常有收缩和疼痛感。

二、本周营养指南

恭喜孕妈妈进入最后一个孕月！同时提醒不要由于对新生命的即将来临过于激动而忽略了营养。进入冲刺阶段后，胃部不适感会有所减轻，食欲随之增加，因而各种营养的摄取应该不成问题。

★保证足够的饮食

到了第十个月，孕妇便进入了一个收获"季节"。这时候，保证足够的营养，不仅可以供给宝宝生长发育的需要，还可以满足自身子宫和乳房的增大、血容量增多以及其他内脏器官变化所需求的"额外"负担。如果营养不足，不仅所生的婴儿常常比较小，而且孕妇自身也容易发生贫血、骨质软化等营养不良症，这些病症会直接影响临产时的正常的子宫收缩，容易发生难产。

★少食多餐

孕妇应坚持这样的饮食原则：少吃多餐。越是临产，就愈应多吃些含铁质的蔬菜，如菠菜、紫菜、芹菜、海带、黑木耳等。

因为此阶段孕妇胃肠受到压迫，可能会有便秘或腹泻。所以，一定要增加进餐的次数，每次少吃一些，而且应吃一些容易消化的食物。

★为住院准备些食物

随着住院日期的迫近，孕妈妈要准备一些零食和饮料好带去医院。不过在生孩子时能否进食，这取决于医院，最好先问问医院的规定。如果愿意，住院前吃一点东西，吃一些容易消化的东西，以免孕妈妈在初期感到饥饿。饼干、葡萄干都是理想的零食。

★增加膳食纤维的摄入

膳食纤维可加速肠蠕动，促进肠道内代谢废物的排出，减轻孕期的便秘，保证大便通畅。含有丰富纤维素的食物有糙米、全麦食品、各类果仁、干杏、豌豆、葡萄干、韭菜、芹菜、无花果等。

图解怀孕圣经

三、本周注意事项

> 现在孕妈妈可能会感到行动特别不便，这是因为胎儿在腹中的位置在不断下降，感到下腹坠胀。这时孕妈妈需要了解分娩的前兆，及时做好准备。

★这些情况需引产

在孕晚期，如果孕妈妈出现以下几种情况，为确保母体健康或使胎宝宝脱离宫内险境必须终止妊娠，实施引产手术。

妊娠期高血压疾病的子痫前期，多出现在妊娠中后期。如经过治疗后病情无好转，继续妊娠则容易发生抽搐（子痫）或胎盘早剥，继而引起子宫大出血，并会导致胎宝宝窒息甚至死胎。所以，孕妈妈如果患此病且治疗无效的，就应该引产。

孕妈妈羊水过多时，子宫底会急剧升高，压迫孕妈妈的胃，甚至使心脏移位，结果导致孕妈妈心悸、憋气、难以平卧，影响睡眠和饮食，严重者还可能存在胎宝宝畸形。这种情况下应立即引产，终止妊娠。

若孕妈妈感觉胎动已经消失，经医生检查后确定胎宝宝已死在子宫内，应立即引产，以确保孕妈妈生命安全。

此外，如果经过超声波检查测得胎宝宝发育畸形的孕妈妈，也要进行引产。引产应由医师确定执行。

★了解分娩前的征兆

在这个月里，孕妈妈随时都可能分娩，所以孕妈妈和家人都要清楚了解分娩的征兆，做好分娩前的所有必要准备。一般说，即将分娩时子宫会以固定的时间周期收缩，收缩时腹部变硬，停止收缩时子宫放松，腹部变软。另外还有一些变化：

产妇感觉好像胎宝宝要掉下来一样，这是胎宝宝头部已经沉入产妇骨盆。这种情况多发生在分娩前的1～3周或数小时。

阴道流出物增加。这是由于孕期黏稠的分泌物累积在子宫颈内，由于黏稠的原因，平时就像塞子一样将分泌物堵住。当临产时，子宫颈张开，这个塞子就不起作用了，所以分泌物就会流出来。这种现象多在分娩前数日或在即将分娩前发生。

水样液体的涓涓细流或呈喷射状自阴道流出，这叫做羊膜破裂或破水。这种现象多发生在分娩前数小时或临近分娩时，也可在产程中发生。

有规律的痉挛或后背痛。这是子宫交替收缩和松弛所致。随着分娩的临近，这种收缩会加剧。

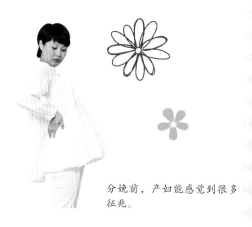

分娩前，产妇能感觉到很多征兆。

四、本周胎教课堂

> 受过胎教的孩子比没有受过胎教的孩子，其智商和情商有明显的优势。

★胎教与智商有什么关系

大脑细胞分裂增殖主要是在胎儿期完成的，它有两个高峰期。第一个高峰期是在怀孕的2～3个月，第二个高峰期是在怀孕的7～8个月。

如果在脑细胞分裂增殖的高峰期，适时地供给胎儿丰富的物质和精神营养，脑细胞的分裂便可趋于顶峰，为孩子具有高智商奠定基础。

★欣赏美术佳作

准爸爸、准妈妈可以一起去看美术展览，边欣赏边谈论自己的观点。有些美术作品要反复揣摩，才能品味出艺术的醇美，步入艺术的境界，才能油然而生美的感受和遐想。通过对这些美术作品的欣赏，潜移默化中也让你的胎宝宝受到了熏陶。

另外，如果能在孕妈妈卧室挂一两幅名画，床头放几本漫画、幽默画，夫妇俩一边欣赏，一边谈笑，也能给生活带来情趣和欢乐。儿童画册也很有趣，买几本儿童连环画册，放在床旁，不时翻翻，也会产生童趣，使自己依稀感到宝宝就依偎在身边，由衷地体会到将要做爸爸、妈妈的自豪感和幸福感。

★当心物极必反

有的孕妈妈实施胎教，期望过高，心太急切，使得物极必反，收不到好的效果。例如，在进行语言胎教时，如果时间过长，造成胎宝宝烦躁，胎宝宝生下来就会变得十分神经质，以至于对语言有一种反感和敌视态度。听音乐时，也不能没完没了地听，连孕妈妈本人都感到疲惫不堪，那胎宝宝的感觉也绝对不会好。

胎教的每项内容都会使胎宝宝受益，但如果不能适度地对胎宝宝实施，恐怕胎宝宝不但不能获益，还会受害。因此，孕妈妈对胎宝宝进行胎教的过程中，要按胎教的方法去做，不要认为无论什么方法比规定的多做一些，就会更有效，不能热情过度。

五、本周准爸爸必读

最后阶段孕妇往往因为心理紧张而忽略饮食，很多孕妇会对分娩过程产生恐惧心理，觉得等待的日子格外漫长。这时丈夫应准备些可口的食物，以减轻孕妇心理压力，使其正常地摄取营养。

★为妻子冲杯脱脂牛奶

怀孕的时候，孕妈妈需要从食物中吸取的钙大约比平时多1倍。多数食物的含钙量都很有限，因此孕期喝更多的脱脂牛奶就成了聪明的选择。孕妇每天应该摄取大约1000毫克的钙，只要3杯脱脂牛奶（200克）就可以满足这种需求。

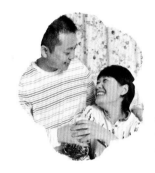

赵智敏已经将为妻子张映冲脱脂牛奶养成了习惯。

★将绿叶蔬菜加入菜谱中

菠菜含有丰富的叶酸和锌。甘蓝是很好的钙的来源。把沙拉的原料改变一下，加入一些深颜色的莴苣，一定会提高这道菜的营养价值，因为颜色越深的蔬菜往往意味着它的维生素含量越高。也可以随时在你的汤里或是饺子馅里加入一些新鲜的蔬菜。

★为妻子准备全麦饼干

这种小零食有很多用途：早上可以让妻子在床上细细地咀嚼它，能够非常有效地缓解孕吐反应；上班的路上，在车里吃上几块，可以帮助孕妈妈打发无聊的时间；当突然有了想吃东西的欲望，它就在身边，方便而且不会引人注意。它是一种货真价实的迷你食品，并且会忠实地保证你一天的血糖平稳、精力充沛。

★食用动物胎盘没必要

动物胎盘、卵巢里也含有黄体酮，这种激素在孕妇出现阴道少量流血等流产先兆时，能够起到稳定妊娠的效果。但是，一旦过量，就可能影响胎儿生殖器官的发育。

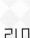

图解怀孕圣经

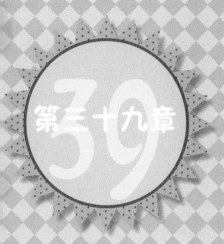

第三十九章

时刻准备着
——怀孕第38周

在临产1个月前，孕妇和丈夫既要做好充分的精神准备，又要做好必要的物质准备。孕妈妈现在可能会既紧张又焦急；既盼望宝宝早日降生，又对分娩的痛苦有些恐惧。

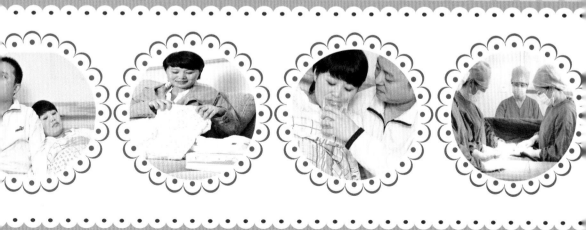

一、本周怀孕历程

在这个时期，胎儿以心脏、肺脏及肝脏为主的体内循环、呼吸、消化等器官已经全部形成，胎儿已经具备在母体外独立生存的能力。

★胎儿发育情况

胎宝宝虽然生长速度比之前有所下降，但仍在努力囤积体脂，此外大脑和肺部仍未发育成熟。孕妈妈可能也察觉到自己的体重有些许减少或停止增加。废物开始在宝宝的肠道内蓄积。脱落的肠道细胞、死皮细胞以及胎毛组成了部分胎便。这些黑绿色的物质组成了宝宝肠道运动的第一批产物。

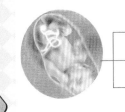

1 胎儿重量达到了3200克。

2 胎儿的身体充满了子宫。

3 胎儿的背部已经弯成弓形，双手向前合拢。

★孕妇身体状况

孕妈妈可能又开始经历腿部水肿，这是怀孕必经之路，尤其是在末期。尽管如此，如果是额外的手、脸水肿或是突发的严重的脚部、脚踝水肿，孕妈妈还是要尽快咨询医师，这很可能是由于患上了妊娠高血压综合征或血毒症所致。由于宝宝进入骨盆，膀胱受到挤压，孕妈妈不得不增加去卫生间的次数。

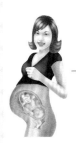

1 腹部不再增大，但是行动不便。

2 常常出现近似于阵痛的假宫缩。

二、本周营养指南

准妈妈的饮食规则里有重要的一条：少食多餐。这就意味着孕妈妈挑选的食物个个都要"精明强干"。

★苹果是补锌好食品

苹果素有"益智果"与"记忆果"之美称。它不仅富含锌等微量元素，还富含脂质、糖类、多种维生素等营养成分，尤其是粗纤维含量高，有利于胎儿大脑皮质边缘部海马区的发育，有助于胎儿后天的记忆力。孕妇每天吃1~2个苹果即可以满足锌的需要量。

血锌水平还会影响到孕妇子宫的收缩。血锌水平正常，子宫收缩有力；反之，则子宫收缩无力，影响正常分娩。

★早上一份麦片粥

为了让自己有一个充满活力的早晨，赶快把早餐的烧饼、油条换成麦片粥吧！为什么？因为麦片不仅可以让你保持一上午都精力充沛，而且还能降低体内胆固醇的水平。不要选择那些口味香甜、精加工过的麦片，最好是天然的，没有任何糖类或其他添加成

孕妇宜与忌

黄豆炖猪蹄

材料：猪蹄2只，水发黄豆100克，料酒、酱油、盐适量，葱花、姜末各1小勺。

做法：将猪蹄去毛，收拾干净后切成块，放入开水中烫一下，捞出，冲净。

将葱花、姜末、酱油、盐和适量清水放入锅中煮开。

将猪蹄块和黄豆放进锅中，大火烧开后改用小火炖烂猪蹄肉和黄豆。加入料酒和酱油，煨尽汤汁后即可出锅。

特点：黄豆营养丰富，猪蹄中含有丰富的胶原蛋白。黄豆炖猪蹄是民间常用来给孕产妇滋补的美味。

分在里面。可以按照自己的口味和喜好在煮好的麦片粥里加一些果仁、葡萄干或是蜂蜜。

★香蕉迅速提供能量

香蕉可以快速地提供能量，帮你击退随时出现的疲劳；而且在你时常被呕吐困扰的时候，很容易为你的胃所接受。你可以把它切成片放进麦片粥里，也可以和牛奶、全麦面包一起做早餐。

三、本周注意事项

分娩和怀孕一样是女人很正常、自然的经历。孕妈妈应该相信自然的力量和自己的潜力，坚定自然分娩的信心，去体验一个女人、一个母亲的完整经历。当走过这段路程后，孕妈妈会为自己的坚强和勇敢感到骄傲！

★自然分娩效果好

从阴道分娩出的宝宝是人类的自然本能，也是分娩最可靠的方式，如果没有特殊情况，最好不要选择剖宫产。

从分娩过程来看，自然分娩有以下好处。

阴道分娩时，胎宝宝头部虽然受到阴道的挤压可拉长变形，但这是一种适应性变化，出生后1～2天即可恢复，不会损伤大脑，相反还是对大脑的一种有益刺激。

在阴道自然分娩过程中，胎宝宝有一种类似于"获能"的过程。自然分娩的婴儿能从母体获得一种免疫球蛋白，出生后机体抵抗力增强，不易患传染性疾病。

临床证实，产妇阴道分娩产后感染、大出血等并发症较少，产后体力恢复很快。阴道自然分娩的产妇下奶快，母乳喂养的成功率也高。

胎宝宝经阴道自然分娩，子宫有节奏地使胎宝宝胸部受到压缩和扩张，使出生后婴儿的肺泡富有弹性，容易扩张。当胎宝宝经过阴道时胸部受压，娩出后，胸腔突然扩大，有利于胎宝宝娩出后的呼吸建立。

★剖宫产并不可取

剖宫产手术是经腹部切开子宫取出出生后可成活胎宝宝的手术。该手术应用适当能使母婴安全，但不可轻率实行。剖宫产术毕竟是一次手术，孕妈妈出血较多，术中可能发生周围脏器损伤，术后可能发生感染、晚期产后大出血等并发症。

由于子宫上有瘢痕，再次妊娠时容易发生子宫破裂，所以应慎重确定手术适应证。虽然剖宫产避免了自然分娩过程的疼痛等，但是相对于它给母婴的并发症和后遗症而言，剖宫产便显得不可取：

手术增加产妇大出血和感染的可能性，产后出现各种并发症的可能性是自然分娩的10～40倍。

胎宝宝未经产道挤压，有部分胎肺液不能排出，出生后有的不能自主呼吸，容易发生新生儿窒息、肺透明膜等并发症。所以，剖宫产只能限于产妇和婴儿的病理因素的补救手术。

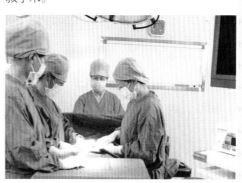

应尽量不要剖宫产。

★分娩前做好准备

分娩前的2周，孕妈妈每天可能会感到有几次不规则的子宫收缩，经过卧床休息，宫缩就会很快消失。这段时间，孕妈妈需要保持正常的生活和睡眠，吃些营养丰富、容易消化的食物，如牛奶、鸡蛋等，为分娩准备充足的体力。

临产前，孕妈妈要保持心情的稳定，一旦宫缩开始，产程启动，就要坚定信心，相

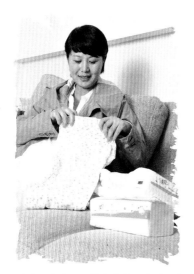

在分娩2周前，张映已经将衣物和卫生用品都准备好了。

什么是无痛分娩

无痛分娩的方式包括吸入笑气(氧化亚氮)、静脉麻醉、硬膜外和椎管内给药，其中又以硬膜外和椎管内给药为主，可大大减轻分娩痛苦。但无痛分娩的方式至今还是备受非议。因为硬膜外麻醉的无痛分娩如果操作失当会损害孕妈妈，造成宫缩乏力、新生儿窒息、产后出血率高等后遗症，因此须十分慎重。

信自己能在医生和助产士的帮助下会安全、顺利地分娩。另外，还要做一些物质准备，产妇的用品如产后用的内衣裤、卫生纸、卫生巾和小儿的用品都要准备好。

★控制对分娩的恐惧

孕妈妈可以从以下几个方面来进行自我调控，有效控制对分娩的恐惧。

*把对分娩的恐惧转移到别的方面。*这是"船到桥头自然直"的想法。不要把分娩当做一件严重的事情来考虑，生活中避免和家人谈论分娩这个话题，也不要听过来人的分娩经验。这样做可以暂时转移对恐惧的注意，但不能从根本上消除对分娩的恐惧。

*正视分娩的恐惧。*与家人反复讨论分娩的事情，将各种可能遇到的问题事先想清楚，同时找出每个问题的解决方法。做好分娩前的物质准备，这样就不会临时手忙脚乱，也会帮助稳定情绪。

*掌握与分娩有关的知识。*人的恐惧大多是因为缺乏科学知识胡思乱想而造成的。所以，在怀孕期间，建议孕妈妈看一些关于分娩的书，了解了整个分娩过程后，就会以科学的方法来取代恐惧的心理。这种方法不但效果好，而且还可增长知识。

四、本周胎教课堂

优美悦耳的音乐，可使孕妈咪产生恬静的美感和愉悦的情绪，它们就像看不见的特殊养分，流淌在胎宝宝的血液中，渗透到每一个细胞里。与此同时，孕妈咪身体里还会产生有益的激素，从而促使胎宝宝的大脑和感官发育。受过音乐胎教的宝宝，出生后喜欢音乐，反应灵敏，性格开朗，智商较高。

★胎宝宝天生喜欢音乐

胎教专家发现，有的孕妈咪每天在胎动的时间听优美的音乐，胎宝宝就会很快安静下来，好似在聆听那悦耳的旋律，而当音乐一停下来，胎宝宝便又开始活动起来；有的孕妈咪错过了每天听胎教音乐的时间，胎宝宝便会在子宫"等不及"，一阵猛动让孕妈咪感到不舒服，赶紧给他补课才会安静下来。

★给宝宝上音乐课

每次上课之前，孕妈咪先用手轻轻触压几下胎宝宝，让胎宝宝知道要上音乐课了。对活泼好动的胎宝宝，可多播放一些舒缓优美的乐曲，对文静少动的胎宝宝，则应多给听一些明快轻松的音乐。同样，音量应该控制在75分贝左右，每天听2次，每次20分钟。

★慎用胎教音乐

孕妇在保证充足营养与休息的条件下，对胎儿实施定期定时的音乐刺激，可促进胎儿的感觉神经和大脑皮质中枢的更快发展。比如一些名曲中舒缓、轻柔、欢快的部分适合胎教；但悲壮、激烈、亢奋的乐段会影响胎儿的正常发育，严重的会造成婴儿畸形或闭锁心理。因此，给胎儿听的音乐要选择经过医学界优生学会审定的胎教音乐。

爱 心 小 贴 士

胎教音乐推荐： 约翰·施特劳斯的《维也纳森林的故事》

春天的早晨，在美丽的蓝色的多瑙河畔，远处群山起伏，田野一望无际，山边小溪波光粼粼。羊儿在草地上吃草，小鸟在林间婉转啼鸣，牧童吹着短笛，猎人吹响号角，马蹄"嗒嗒"，构成一幅大自然美丽的图画。

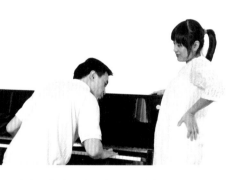

让胎宝宝听钢琴曲是一种不错的选择。

五、本周准爸爸必读

孕育一个新生儿会花费妻子的大量心血，同样也花费了丈夫的一腔热血。丈夫和妻子的共同努力一定能迎来一个可爱、健康、聪颖的孩子。

★别和孕妈妈"较劲"

对于妻子的紧张心理，丈夫一定要想办法帮助妻子消除，妻子紧张的同时也会造成胎儿心理的紧张，致使母子无法很好地相互配合，造成分娩障碍。对妻子的孕后期生活全靠丈夫照料，对妻子的挑剔和耍脾气，丈夫要尽量耐住性子。妻子找茬，很可能是心理不畅的发泄，在这个时候，可不能和妻子"一般见识"。

★和宝宝进行生命的亲昵

生命的亲昵也包括丈夫在内。做丈夫的可以用手轻抚妻子的腹部同宝宝细语，并告诉宝宝这是父亲在抚摸，并同妻子交换感受，这样能使父亲更早地与未见面的小宝宝建立联系，可加深全家人的感情。

★每天一次三人互动

每天进行一次三人互动。准爸爸抚摸妊娠中的妻子的腹部，对情绪容易陷于不稳定状态的准妈妈来说，是一件令人感到舒畅的事情，并且这种良好情绪的信息还会进一步传递给腹中的宝宝，让宝宝分享父亲的爱。

★扮好"产妇顾问"

准妈妈心理状态不佳，很多原因是担心自己和胎宝宝出现各种不测，以及害怕分娩。扮演好自己的"产妇顾问"角色，对各种异常情况的预防和处理都要有所了解。也许准爸爸的努力实际上没有多大帮助，但积极的态度却能够消除准妈妈的紧张情绪。

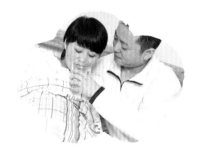

关键时刻就要来临了，准爸爸一定要照顾好妻子。

★做好孕产笔记

准爸爸要与妻子一起学习孕娩知识，帮助妻子进行乳房保健，练习分娩呼吸法等等，更要深入地了解妻子和胎儿的健康状况，做到心中有数。得到这些信息并将它们储备好随时待命的最有效、最简便的办法就是，陪妻子一起到医院做孕期检查，并将每次的情况和医生的嘱咐用本子记录下来，做成孕产笔记。

★学会急产的处理

急产比较危险，可是当面临时必须合理处理。作为准爸爸，你要学会对此的处理，纵使你认为你绝对不可能遇到此类问题，但最好还是跟我们学些面对急产的处理方法为妙！

急产的发生有很多原因，关键因素就是没有对准妈妈监护好，太大意，以至于分娩临近时还没有去医院。当急产发生时，要迅速拨打急救电话，并给准妈妈的主产医师打电话，按医生的指导操作。

1 在母体方面

让孕妇迅速半躺在床上，脱掉下身衣物，在床上和地上铺上干净的厚棉被，以防宝宝出生时滑落摔伤。为避免胎头太快冲出来，导致产道和会阴严重裂伤，家人可尝试一手拿干净小毛巾压住会阴，另一手挡着胎头并稍微向上引导，让他能够慢慢地挤出阴道口。接着胎盘自动娩出，伴随强烈宫缩，产妇可自行按摩缩小到肚脐下的子宫，通常就不会再有太多出血了。

2 在宝宝方面

保护新生儿。要注意新生儿身体表面沾有胎脂和羊水，相当滑，分娩时避免头部碰撞或滑落到地上。

断脐。最简单的方法是将脐带对折用橡皮筋或绳子绑紧，阻断血流以免新生儿血液回流到母体。

保持呼吸顺畅。先把新生儿脸上的血渍擦拭干净后，放置成头低脚高的姿势，轻拍脚底或按摩背脊，有助于排出口鼻内的羊水，并且刺激他（她）哭出声音。

保温。胎宝宝一离开母体，马上承受环境温度急剧下降的变化，擦干后用大毛巾和包被覆盖身体，抱在怀中，然后等待医生的救护。

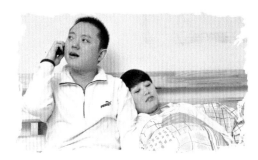

现在，赵智敏可以说是对妻子张映寸步不离。

★考虑是否陪产

现在很多医院开展了让准爸爸陪护准妈妈分娩。这是很人性化的，可是要不要陪产则要看准爸爸跟准妈妈如何沟通。

因为有些男性，在经历过小孩子从阴道分娩出来的场面以后，就再也不敢和妻子行房——准爸爸陪产时，如果他看到一个胎儿从阴道分娩出来后的血淋淋的场面，会产生不好的影响。甚至还有些人因此患上性无能。所以，准爸爸要不要进产房陪准妈妈，还有待合理的考虑。如果进去，建议准爸爸不要看产道，只陪在妻子旁边，鼓励妻子即可。

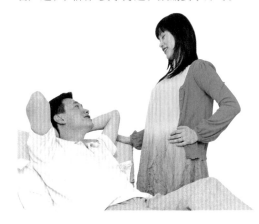

临近分娩，郭遇秋和刘波夫妻都能够以一种轻松的心态来面对。

图解怀孕圣经

第四十章 这里的黎明静悄悄

——怀孕第39周

预产期并不是宝宝出生的准确时间，只有1/4的宝宝会遵守这个约定，如期地来到家人的怀抱；但是还有1/4以上的宝宝会比预产期出生得晚，让准妈妈们等得心焦。

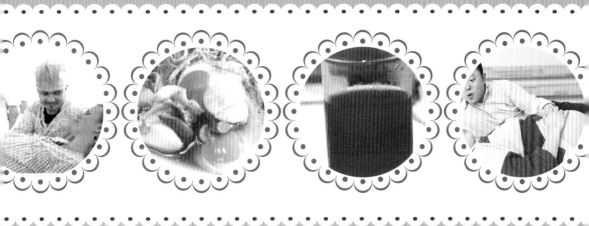

一、本周怀孕历程

进入孕39周，现在出生的宝宝早已是足月儿了，准爸爸、准妈妈们一定要随时做好准备。

★胎儿发育情况

宝宝的脐带一般有55厘米长，它负责从胎盘运送养分给宝宝。一般情况下，即使脐带缠绕在宝宝脖子上也不会发生什么问题。覆盖在宝宝身上的大部分胎脂和胎毛已经消失。孕妈妈通过胎盘向宝宝供应各种有益的抗体，这有助于宝宝的免疫系统在出生后的6～12个月里有效抵抗感染。

随着现在营养给予程度的提高，宝宝出生时体重越来越重，有的宝宝出生时体重可以到4000克以上。通常情况下，男孩出生时的体重会比女孩重一些。宝宝在本周的活动越来越少了，似乎安静了很多，这难免加重你的担忧，这都是正常现象不必担心。

★孕妇身体状况

现在，准妈妈的宫缩可能变得更加明显，其疼痛和强度有点像分娩时的情况，但不像真正分娩时那样规律，频率也不随时间而增加。另一个分娩的迹象——胎膜破裂，在此阶段随时可能发生。有些孕妇会感觉到一股水流涌出或是平稳地滴流。大多数孕妇到分娩时才会有上述现象。如果孕妈妈觉得宫缩很有规律或羊水已破，请速去医院检查。

孕妇在这几周中会感觉很紧张，心情烦躁焦急等，这都是正常现象。同时孕妇在这几周中身体会越来越感到沉重，孕妈妈要密切注意自己身体的变化，随时做好临产的准备。

二、本周营养指南

临产时，由于宫缩阵痛，有些产妇无法保持镇静，又不想吃东西，甚至连水也不喝。这些状况对于分娩是不利的。其实，临产相当于一次重体力劳动，产妇必须有足够的能量供给，才能有良好的子宫收缩力，宫颈口开才有体力把孩子排出。不好好进食、饮水，就会造成脱水，引起全身循环血容量不足，当然供给胎盘的血量也会减少，造成胎儿在宫内缺氧。

★产前吃饱吃好

初产妇从有规律性宫缩开始到宫口开全，大约需要12小时。如果您是初产妇，无高危妊娠因素，准备自然分娩，可准备易消化吸收、少渣、可口味鲜的食物，如面条鸡蛋汤、面条排骨汤、牛奶、酸奶、巧克力等食物，让产妇吃饱吃好，为分娩准备足够的能量。否则吃不好睡不好，紧张焦虑，容易导致产妇疲劳，将可能引起宫缩乏力、难产、产后出血等危险情况。

1 子宫底高度达到最大值，为36～40厘米。

2 出现有规律的子宫收缩，下身有恶露出现。

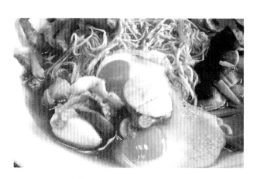

产前吃一碗营养丰富的汤面有助于孕妈妈积蓄能量。

图解怀孕圣经

★第一产程时的饮食

这个过程中由于不需要产妇用力，因此产妇可尽可能多吃些东西，以备在第二产程时有力气分娩。所吃的食物一般以糖类性的食物为主，因为它们在胃中停留时间比蛋白质和脂肪短，不会在宫缩紧张时引起产妇的不适感或恶心、呕吐；其次，这类食物在体内的供能速度快。食物应稀软、清淡、易消化，如蛋糕、挂面、糖粥等。

★第二产程时的饮食

这个过程中，多数产妇不愿进食，此时可适当喝点果汁或菜汤，以补充因出汗而丧失的水分。由于第二产程需要产妇不断用力，产妇应进食高能量易消化的食物，如牛奶、糖粥、巧克力。如果实在因宫缩太紧，很不舒服不能进食时，也可通过输入葡萄糖、维生素来补充能量。

一杯果汁能够补充产妇因出汗丧失的水分。

爱心小贴士

夏天临产饮食

在炎热的夏天，临产时出汗多，不好好进食更容易引起脱水情况的发生。产妇可选择西瓜汁、葡萄汁等含糖饮料，一方面解渴，另一方面其中的糖分可直接供应能量。

三、本周注意事项

准备分娩的时刻，每个女人都会感到无比幸福和骄傲，但同时又会有些不安。分娩痛是否能忍受？产程中应吃些什么来增加力气？怎样做到顺利分娩……

★了解分娩全过程

分娩的全过程共分为三期，也称为三个产程。

1 第一产程

即宫口扩张期。指从规律宫缩开始到宫口开全，初产妇12～16小时，经产妇6～8小时。此期子宫有规律地收缩，宫口逐渐扩张，产妇常有腰酸及腹部下坠感。

2 第二产程

即胎宝宝娩出期。指从宫口开全到胎宝宝娩出，初产妇一般1～2小时，此期宫口已开全，胎膜已破，宫缩持续时间延长达30秒至1分钟，间歇1～2分钟，再次宫缩时出现排便感。此时应深吸一口气，努力向下屏气，以增加腹压，协助胎宝宝娩出。胎宝宝娩出后产妇突然感到轻松。

3 第三产程

指胎宝宝娩出到胎盘排出的过程。一般不超过30分钟。胎宝宝娩出后，宫缩暂时停止，不久又重新开始促使胎盘排出，此时产妇只需稍加腹压即可。胎盘娩出后，产妇可放松休息，接生人员或医护人员必须检查胎盘胎膜是否完整，产道有无裂伤，并进行相应的处理。此时便完成了分娩的全过程。

爱心小贴士

分娩是个自然过程

对于分娩，不少妇女感到恐惧，犹如大难临头，烦躁不安，甚至惊慌，无所适从。这种情绪既容易消耗体力，造成宫缩无力，产程延长，也对胎儿的情绪造成刺激。其实这种恐惧完全不必要，因为生育过程几乎是每位女性的本能，是一种十分正常的自然生理过程，是每位母亲终身难忘的幸福时刻。

★分娩时与医生积极配合

分娩是一个自然的生理过程，正常分娩并没有太多危险，只要产妇与医生配合好，分娩就能顺利进行。

剖宫产并不是无痛分娩

剖宫产过程中孕妈妈没有经历自然的宫缩，手术时又用了麻药，当时不会有疼痛感，但当麻药效力过后，腹部伤口的疼痛会持续数天。

1 第一产程的配合

在此阶段，宫口未开全，产妇用力是徒劳的，过早用力反而会使宫口肿胀、发紧，不易张开。此时产妇应做到以下几点。

思想放松，精神愉快：紧张情绪可以直接影响子宫收缩，而且会使食欲减退，引起疲劳、乏力，影响产程进展。做深慢、均匀的腹式呼吸大有好处，即每次宫缩时深吸气，同时逐渐鼓高腹部，呼气时缓缓下降，这样可以减少痛苦。

注意休息，适当活动：利用宫缩间隙休息，节省体力，切忌烦躁不安、消耗精力。如果胎膜未破，可以下床活动，适当的活动能促进宫缩，有利于胎头下降。

采取最佳体位：除非是医生认为有必要，不要采取特定的体位。只要能使你感觉减轻阵痛的就是最佳体位。

乘机补充营养和水分：尽量吃些高热量的食物，如粥、牛奶、鸡蛋等，多饮汤水以保证有足够的精力来承担分娩重任。

勤排小便：膨胀的膀胱有碍胎先露下降和子宫收缩。应在保证充分的水分摄入前提下，每2～4小时主动排尿1次。

2 第二产程的配合

在第二产程时，宫口开全，胎儿随着宫

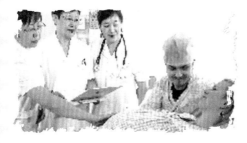

玛丽妇婴医院的专家组在为产妇做产前评估和检查。

缩逐渐下降，当胎先露部下降到骨盆底部压迫直肠时，产妇便不由自主地随着宫缩向下用力。经1～2小时，胎儿从完全开大的子宫口娩出。

第二产程时间最短。宫口开全后，产妇要注意随着宫缩用力。当宫缩时，两手紧握床旁把手，先吸一口气憋住，接着向下用力。宫缩间隙，要休息，放松，喝点水，准备下次用力。当胎头即将娩出时，产妇要密切配合接生人员，不要再用力下屏，避免造成会阴严重裂伤。

3 第三产程的配合

胎儿生下后，胎盘及包绕胎儿的胎膜和子宫分开，随着子宫收缩而排出体外。胎盘娩出时，只需接生者稍加压即可。如超过30分钟胎盘不下，则应听从医生的安排，由医生帮助娩出胎盘。胎盘娩出意味着整个产程全部结束。

在第三产程，产妇要保持情绪平稳。分娩结束后2小时内，产妇应卧床休息，进食半流质饮食补充消耗的能量。一般产后不会马上排便，如果产妇感觉肛门坠胀，有排大便之感，要及时告诉医生，医生要排除软产道血肿的可能。如有头晕、眼花或胸闷等症状，也要及时告诉医生，以及早发现异常并给予处理。

★加快自然分娩有办法

在自然分娩过程中，由于子宫阵阵收缩，会有腹痛而且相当剧烈，由此带来肉体上的痛苦和精神上的紧张，会让很多准妈妈望而却步。如何才能将阵痛感减至最小？怎样才能让自然分娩更快、更顺利呢？

1 孕妈妈应该开朗

研究发现：性格会直接影响到产妇在分娩过程中的承受力，也会直接影响她们子宫收缩的频率和强度。孕妈妈可以每天多听听轻松的音乐，主动地亲近自然，养些花草类的植物来改善自己的心情。如果有什么心事，多跟身边的亲人、朋友沟通，这可是让自己减少分娩时痛苦的好办法！

2 保证营养均衡、锌量充足

研究还发现，准妈妈自然分娩的速度与

其妊娠后期饮食中的营养是否均衡，特别是锌含量是否充足有关。据专家研究，锌对自然分娩的影响主要是可增强子宫有关酶的活性，促进子宫肌收缩，把胎儿驱出子宫腔。当缺锌时子宫肌收缩力弱，会增加自然分娩时的时间和痛苦。

3 进行自我暗示

如"痛苦是为了让宝宝更聪明"等。一般情况下，采用自然分娩方式出生的宝宝比剖宫产的宝宝更聪明。在自然分娩的过程中，如果能用"痛苦是为了让宝宝更聪明"这样的自我暗示，无疑可以让自然分娩更快速，减少自然分娩的痛苦。

4 采用科学呼吸法

为了减少生产时的紧张和压力，预先练习运用科学的呼吸方法是非常必要的。呼吸法其实不仅仅是呼吸的方法，透过神经肌肉的控制，配合产前体操，呼吸技巧还能够大大转移孕妇的注意力，从而帮助孕妇减缓产痛。

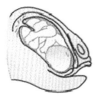

第一产程

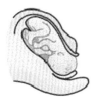
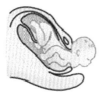

第二产程

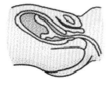

第三产程

胎儿在三个产程中的状态。

四、本周胎教课堂

可以继续以前对宝宝的胎教方式，一切尽可能按原来的方式进行。

★ 孕晚期的夫妻和睦

在孕晚期，如果夫妻感情不和，精神状态不好，则会增加胎动次数，影响胎儿的身心发育，而且孩子出生后往往烦躁不安，哭闹不止，睡眠差，消化功能不好，严重时甚至会危及孩子的生命。

★ 夫妻相互理解

妊娠期间，丈夫应承担更多的责任，处理好夫妻之间的一些矛盾，与妻子共同分担压力。夫妻双方应互相尊重，互相理解，耐心倾听对方的意见，理智地、心平气和地对待彼此间的分歧。以极大的爱心共同关注母腹中的小生命，注视着他的每一次蠕动，探寻他的每一点进步，讨论他的每一项教育。这样，随着怀孕，夫妻双方将越发相互理解，越发亲密无间，使孕期变成一个相依相伴，充满爱情的又一个"蜜月"时期。

★ 给宝宝做按摩

孕妇子宫内胎儿活动的差异能预示出生后活动能力的强弱，在正常情况下，胎儿时期活动能力强的婴儿，出生6个月以后，要比胎儿时期活动能力差的婴儿动作发展更快

爱心小贴士

定时做体操

给胎儿做体操应该定时，比较理想的时间是在傍晚胎动频繁时，也可以在夜晚10点左右。但不可太晚，以免胎儿兴奋起来，手舞足蹈，使孕妈妈久久不能入睡。每次的时间也不可过长，5~10分钟为宜。但有早期宫缩者不宜用这种办法。

些。经常抚摸胎儿可以激发胎儿运动的积极性。

按摩时，孕妇仰躺在床上，全身尽量放松，在腹部松弛的情况下来回抚摸胎儿，具体做法是用一个手指轻轻按一下再抬起。开始时，有的胎儿能立即作出反应，有的则要过一阵，甚至几天再做时才有反应。如果此时胎儿不高兴，他会用力挣脱或蹬腿反对，碰到这种情况，就应马上停止。过几天，胎儿对母亲的手法习惯了，母亲手一按压抚摸，胎儿就会主动迎去。

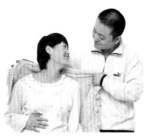

在即将分娩的时刻，赵智敏和张映夫妻相互理解，越发亲密无间。

五、本周准爸爸必读

> 太太怀孕了，身为家中的顶梁柱，当上准爸爸的老公开始扮演多重角色，一会儿是保镖，一会儿是医生，一会儿又是兼顾准妈妈的私人厨师，想偷懒？自己都不答应！

★继续做好美食大厨

以准妈妈喜欢的口味为原则调节菜单。除要保证准妈妈饮食的营养和安全外，还要考虑到准妈妈的口味偏好，毕竟只有做到妻子喜欢才是老公大厨的最高境界。所以，除了辛辣、酸度过高等高刺激性或是生冷的口味外，准妈妈基本都可以尝试。对于有妊娠糖尿病的准妈妈，甜味食品则要做到严格控制，应以清淡可口为原则。

丈夫应从各个方面研究妻子怀孕后对营养的需求，跑市场、做采购、下厨房，全心全意为妻子服务，对自己手艺不自信的准爸爸可以向身边有经验的朋发多请教多学习。

★和妻子一起呼吸

许多夫妻都会问到分娩期间应该怎么呼吸。缓慢的深呼吸对于孕妇分娩都是十分有帮助的；而深呼吸对于爸爸也同样有帮助，因为妻子会希望你能够跟她一同呼吸，而且可不断提醒她要慢慢呼吸。但随着分娩过程的进行，妻子呼吸的频率会加快。如果她十分紧张的话，你就需要守在她身旁，看着她的双眼并且跟她一起呼吸。

★做好任劳任怨的准爸爸

多分担一份家庭劳动，多为妻子考虑一些。充分发扬"我是社会主义一块砖，哪里需要哪里搬"的崇高情操，积极主动、任劳任怨地承担家务活，让妻子有充分的休息时间。

★为妻子安排安全、适度的运动

在充分保护的同时，也不可让妻子过于安逸，适当的身体锻炼是必须的。准妈妈适当的体育活动，有助于神经系统功能的调节，可促进身体对钙、磷等微量元素的吸收，同时也可防止因腹壁松弛而造成的胎位不正及难产。所以适当的运动，如每天早晚陪妻子一起做孕妇操，会让准妈妈更加神清气爽。

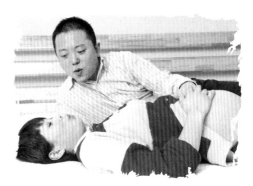

为了消除妻子张映的紧张情绪，赵智敏一直在陪她做深呼吸。

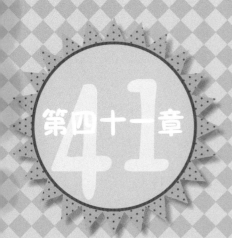

第四十一章 痛并快乐着
——怀孕第40周

十月怀胎，一朝分娩，经过了40周甜蜜与苦涩交织的旅程，小宝宝终于要降临了。准爸爸、准妈妈以前所做的一切都已有了回报。一个健康、聪明的新生儿，就是对他们最好的奖赏。

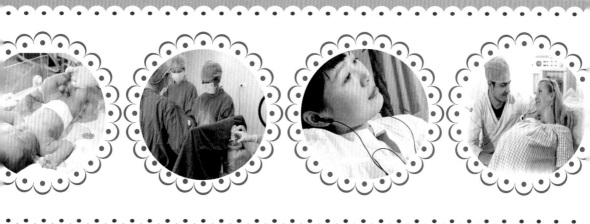

一、本周怀孕历程

> 孕妈妈觉得等待的日子变得格外漫长，不知道何时临产，气氛显得有些紧张……

★胎儿发育情况

40 周出生的宝宝平均体重在 3.3 ~ 4 千克，身长大概有 51 厘米。别指望刚生出来的宝宝像洋娃娃那么可爱，胎儿头部通常都是暂时的畸形（通过产道时挤压所致），浑身覆盖着胎脂和血液，还可能肤色不匀，有胎记或皮疹，这些异常都是正常的。

40 周是宝宝降生的时候。通常宝宝会在本周出生，但是也会提前或错后两周，这都是正常的。如果宝宝比预产期推后两周依然没有要出生的迹象，要到医院咨询医生，因为胎儿过熟有时也会有危险。

40 周时，原来清澈透明的羊水变得混浊，同时胎盘功能也开始退化，到胎儿生出后胎盘即完成了使命。

★孕妇身体状况

终于顺利等到妊娠最后一周了，孕妈妈就要迎来生命中最重要的一刻，已经度过了 40 周的漫长日子，其中经历了太多的痛苦与欢乐、煎熬与期待。不过，孕妈妈要做好思想准备，因为宝宝可能会推迟降生，这个概率是很大的。孕妈妈能做的，就是放松自己

专家咨询台

什么是过期妊娠

有的孕妇的预产期到了还不分娩，感到十分着急。其实这并不能算是异常情况。预产期是个大概的预定时间，适当的提前和推后是不频惊慌的。但是预产期超过两个星期就属于异常情况了，在医学上称作过期妊娠。一般情况下，在接近过期妊娠期限时，孕妇应住院听从医生处理，尽早采取措施把孩子生下来。

的心情，静静地等待。

等待宝宝出生的心情是忐忑不安的、焦躁的、急迫的，在这个阶段夫妻双方尽量多谈些轻松的话题，如如何将来和宝宝在一起玩耍等。

孕妇在这几天中会感觉很紧张，心情烦躁、焦急等，这都是正常现象。孕妇要好好休息，密切注意自己身体的变化，随时做好临产准备。

二、本周营养指南

> 一些孕妇一到孕晚期，担心胎儿太大，增加难产的几率，盲目地这不吃，那少吃，殊不知这样做既不利于孕妇自身健康，又直接影响胎儿生长。

★产前饮食两大要点

一是要吃得饱，吃得好，营养丰富，合理调配，起到营养互补作用以提高食物的营养价值，同时多吃含纤维的食品。二是要有规律，避免饥一顿，饱一顿，特别是早餐要保质保量。

★增加蛋白质可改善乳质

孕期对蛋白质的需要量增加，以满足母体、胎盘和胎儿生长需要。特别是最后几周，胎儿需要更多的蛋白质以满足组织合成和快速生长的需要；同时分娩过程中所带给身体的亏损及产后流血等均需要补充蛋白质。妊娠期膳食中蛋白质丰富，能使产后泌乳旺，乳质良好。为此我国营养学会建议孕末期每日膳食蛋白质摄入量应增加 20 克。应多食用动物性食物和大豆类食物。

★缺维生素B_1不利于分娩

孕晚期需要充足的水溶性维生素，尤其是维生素 B_1（硫胺素）。这是因为孕妇需要维持良好的食欲与正常的肠道蠕动，孕晚期如硫胺素摄入不足，易引起便秘、呕吐、气喘与多发性神经炎，还会使肌肉衰弱无力，

图解怀孕圣经

以至分娩时子宫收缩缓慢，使产程时间延长，增加生产的困难。

★巧克力能助产

当前，很多营养学家和医生都推崇巧克力，认为它可以充当"助产大力士"。这是因为巧克力营养丰富，含有大量的优质糖类，而且能在很短时间内被人体消化吸收和利用，产生大量的热能，供人体消耗。另外，它体积小，发热多，而且香甜可口，吃起来很方便。因此，产妇临产时吃几块巧克力可望缩短产程，顺利分娩。

三、本周注意事项

预产期前后随时都可能临产，所以应该把需要的东西准备好，做到"（临产）来之即走"，免得手忙脚乱。孕妇应去产前检查的医院分娩，不要临时变动，否则，其他医院对你情况不了解，遇到意外不利于处理。

★平静地面对分娩

分娩过程中忧虑、烦躁，是由于传统观念的影响。产妇在忍受分娩阵痛的同时，一方面期望尽快结束分娩，另一方面对自己能否生一个理想的孩子感到忧心忡忡和烦躁不安。经过医生热情、细心、耐心的照护与安慰，产妇多能平静下来，以保证分娩时有充沛的精力和体力。

孕妈妈对分娩有一点焦虑，那很正常。人们都是这样，即使知道生小孩很费力，到了临产前也很想顺利发展下去，谁也不愿意让宝宝总呆在自己的子宫里。不要着急，宝宝就要降生了，很快就可看见他了。尽量保持平静、镇定，心情焦虑不利于分娩，只会消耗体能。坚持就是胜利。

★分娩过程中不要恐惧、紧张

初产妇听亲朋好友的叙说以及目睹其他

产妇的表现后非常紧张，其中以高龄初产妇且文化程度较高者更为敏感多虑，对自己能否正常分娩持怀疑态度。另外一种是初产妇，其文化素质偏低，缺乏对妊娠及分娩的一般常识，由于宫缩所致疼痛呈进行性加剧，始料未及，心理反应很强，过分恐惧与紧张，以至于大吵大闹。这对于产妇和胎儿都是有害的。

★产前保存体力

完成正常分娩需要多方面的努力，其中也包含产妇的体力，所以孕妇在产前抓住机会能睡便睡，以保存体力。实际上，初产妇的分娩过程大多要在 12 小时以上，这个过程需要消耗大量的体力，不抓紧时间休息则会影响正常分娩。临产以后，子宫出现有规律的宫缩，有的产妇因害怕而大喊大叫，吵吵闹闹，消耗了自身的体力，甚至引起宫缩乏力。

四、本周胎教课堂

在分娩过程中，子宫是一阵阵收缩，产道才能一点点地张开，孩子才能由此生下来。在这个过程中，母体产道产生的阻力和子宫收缩帮助胎儿前进的动力相互作用，会给产妇带来一些不适，这是十分自然的现象，不用害怕、紧张。母亲的承受能力、勇敢的心理，也会传递给胎儿，是胎儿性格形成的最早期的教育。

★分娩时，宝宝也很痛苦

对于每一位女性来说，生宝宝都是一生中很重要的一个环节，不过分娩的过程却充满了痛苦。在弯曲、狭窄的产道中，胎儿的头要旋转几次，并不断向外挤出，我们可以想象，对于母亲来说这是一个非常痛苦的过程。

通过压力传感器测量胎儿在分娩时所承受的压力结果显示，母亲分娩时的压力，平均不到 70 克 / 平方厘米，这个压力相当于一个成年人平躺在床上时，对床造成的压力。

分娩过程中，当子宫收缩施加最大压力时（子宫颈部打开时，对胎儿后头部施加的压力），其压强可达到140克/平方厘米。由此可见，母亲分娩时，虽然胎儿没有母亲那么痛苦，但也是一个相当艰难的过程。

★分娩时刻影响宝宝的一生

脐带是人先天之本，人体生长发育所需的营养物质都靠脐带从母体供给，因此脐带的作用太重要了。当胎儿从母体分离出来时，胎儿的哭声开始使先天之气在胎儿体内流行，这时的脐带将会将大量的先天免疫物质输送到婴儿体内，若过早地剪断脐带，则有大量的先天免疫物质没有进入婴儿体内，造成先天免疫物质不是十分充足，因此健康状况受到影响。

★衔接胎教与早期教育

新生儿离开母体独立生活，胎教时期已完成。经过胎儿期各种人为干预刺激训练，新生儿具有了良好的感觉器官功能和反应能力，为早期教育打下了基础。如果出生后即停止了训练，胎教的效果就会逐渐地消退乃至消失，因此要重视将胎教和早期教育衔接起来。

五、本周准爸爸必读

爱情使两个人走到一起，共同经历的喜、怒、哀、乐，构成了一篇曲折又动人的乐章，而其中孕育生命、迎接生命的过程，当属这乐章中最华美的部分。

★帮助妻子适应生产环境

在家中待产时，准爸爸就可以根据妻子的喜好，把家中环境调节到最佳。去医院时，准爸爸也可以带上一些让她心理得到安慰的东西，比如她喜欢的娃娃、衣服、小摆设等等，让她即使在医院里也能感觉到家的温馨。

准爸爸的准备功课为在临产前，和妻子一起去了解一下病房、产房的环境，熟悉自己的医生。熟悉的环境能让人感觉舒服、放松。

同时要给予妻子积极的心理暗示，多把正确、实用的生育知识告诉你的妻子。

平时可以向那些有着顺利分娩经验的人请教，并把这些好的消息带给你的妻子。你还可以常和她一起想象宝宝有多可爱、有了宝宝以后家庭有多幸福等。这样就可以用精神上的美好想象来帮助妻子克服焦虑和不安了。

★妻子分娩时守在身边

一个人生的关键时刻将要到来，有些事情妻子必须要自己面对，但同时也希望丈夫能给予支持和信心。现在，很多医院的产科开展了温馨的分娩陪伴工作，孕妇分娩时允许丈夫守候在身边，这无疑给了妻子很大的支持，对产妇的心理是最好的安慰。大多数产妇在生产时希望自己的丈夫陪在身边。

妻子在产房待产时，丈夫能守候在身旁；在妻子出现阵痛时，为她按摩腰部、腹部，帮助克服生产的剧痛；在阵痛间歇时，帮助放松、休息，给妻子水喝、进食，保存体力；在生产的瞬间，帮助妻子、鼓励妻子，配合医生使孩子顺利娩出。

如果丈夫能在妻子最困难的时候守在身边，与她共同经历这一人生中的重要时刻，妻子的内心定会充满爱的力量。

★做好接产妇出院的准备

天凉可带棉衣、帽子，天暖也要带风衣等稍厚些的衣物给产妇穿着。接孩子需带有帽子的小衣服1套、1条尿裤、1块塑料布、2块尿布、1条毛巾、小毯；如天凉可带小棉被或小斗篷；如离家远，应带1个奶瓶，装好热水给孩子喝，再带1个暖水袋以备急需之用。

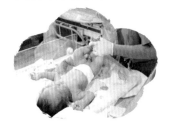

在保暖台上剪断脐带后，护士会认真地擦干净宝宝身上的胎渍。